SHENZANG NEIKE JIBING
ZHILIAO SHIJIAN

肾脏内科疾病治疗实践

主编 马西臣 王春艳 刘红 方芳 王玲

科学技术文献出版社
SCIENTIFIC AND TECHNICAL DOCUMENTATION PRESS
·北京·

图书在版编目（CIP）数据

肾脏内科疾病治疗实践 / 马西臣等主编. — 北京 :科学技术文献出版社, 2018.4
ISBN 978-7-5189-4284-8

Ⅰ.①肾… Ⅱ.①马… Ⅲ.①肾疾病—诊疗 Ⅳ.①R692

中国版本图书馆CIP数据核字(2018)第087556号

肾脏内科疾病治疗实践

策划编辑：曹沧晔　　　责任编辑：曹沧晔　　　责任校对：赵　瑷　　　责任出版：张志平

出　版　者　科学技术文献出版社
地　　　址　北京市复兴路15号　邮编 100038
编　务　部　(010) 58882938，58882087（传真）
发　行　部　(010) 58882868，58882874（传真）
邮　购　部　(010) 58882873
官方网址　www.stdp.com.cn
发　行　者　科学技术文献出版社发行　全国各地新华书店经销
印　刷　者　济南大地图文快印有限公司
版　　　次　2018年4月第1版　2018年4月第1次印刷
开　　　本　880×1230　1/16
字　　　数　402千
印　　　张　13
书　　　号　ISBN 978-7-5189-4284-8
定　　　价　148.00元

前　言

　　当前社会，肾脏疾病已成为危害人类健康和生命的头号危险因素之一，逐渐引起人们的广泛关注。伴随着科学技术的不断创新和发展，肾脏疾病的诊疗与研究也日渐活跃起来，各种理论和方法不断更新和完善，肾脏疾病的正确诊断和治疗，要求每一位医师既要有扎实的理论基础又要有丰富的临床经验，只有不断学习，才能提高诊断水平，更好地诊治疾病，减轻患者负担。

　　本书重点介绍了肾脏内科各种常见疾病的常规检查、常见症状及诊治方法。资料新颖，内容丰富，重点突出，既有肾脏疾病最新诊疗发展，又融合了各专家多年积累的丰富的临床经验。各章节详略得当，简明实用，对于临床肾内科医务工作者处理相关问题具有一定的参考价值，也可作为各基层医生和医务工作者学习之用。

　　在编写过程中，参阅了大量相关教材、书籍及文献，反复进行论证，力求做到有理有据、准确使用，与临床紧密结合。在即将付梓之际，对先后为此书付出努力的同志表示诚挚的感谢！尽管我们已尽心竭力，但唯恐百密一疏，愿专家、读者能加以指正，不胜期盼之至。

编　者
2018 年 4 月

目　录

第一章

肾脏的解剖和组织形态

第一节　肾脏的解剖和形态

肾脏具有多种重要的生理功能。肾脏通过排尿排泄体内代谢产物，维持水、电解质及酸碱平衡的作用；肾脏同时也是一个内分泌器官，可分泌促红细胞生成素、肾素、前列腺素等多种激素和生物活性物质。这些生理功能均建立在肾脏复杂的组织结构基础上。因此，对于肾脏基本结构的了解有助于对肾脏生理功能和病理表现的认识。

一、肾脏的解剖

肾脏属于腹腔外实质性器官，位于腹膜后间隙内脊柱的两侧，左右各一。肾脏长轴向外下倾斜，左肾较右肾更靠近中线。右肾上邻肝脏，所以较左肾略低。左肾上极平第11胸椎下缘，下极平第2腰椎下缘；右肾上极平第12胸椎下缘，下极平第3腰椎，所以第12肋正好斜过左肾后面的中部或右肾后面的上部。以肾门为准，则左肾门约平第1腰椎，右肾门平第2腰椎，距中线5cm。以髂嵴作为标志，距左肾下极为6cm，距右肾下极为5.5cm。一般而论，女性肾脏位置低于男性，儿童低于成年人，新生儿肾脏下端有时可达髂嵴附近。肾脏的位置可随呼吸及体位而轻度改变。

肾脏的体积各人有所不同，一般而言，正常成年男性肾脏的平均体积为11cm×6cm×3cm，左肾略长于右肾。女性肾脏的体积和重量均略小于同龄的男性，其平均重量在男性约150g，在女性约135g。肾脏分为上下两端、内外两缘和前后两面，上端宽而薄，下端窄而厚；前面较凸，朝向前外侧，后面较平，紧贴后腹壁；外缘隆起，内缘中间呈凹陷状，是肾脏血管、淋巴管、神经和输尿管出入的部位，称为肾门。这些出入肾门的结构总称为肾蒂。肾蒂主要结构的排列关系由前向后依次为肾静脉、肾动脉及输尿管，从上向下依次为肾动脉、肾静脉及输尿管。但也有肾动脉和肾静脉分支位于输尿管后方者。右侧肾蒂较左侧者短，故右肾手术较困难。肾门向内连续为较大的腔，称为肾窦，由肾实质围成。

肾窦为肾血管、淋巴管、神经、肾小盏、肾大盏、肾盂、脂肪及结缔组织所填充。

肾脏的表面自内向外有三层被膜包绕。①纤维膜：为紧贴于肾实质表面的一层致密结缔组织膜，薄而坚韧。在正常的肾脏，该膜易于剥离，若该膜粘连于肾脏表面，则提示有由肾实质疾病而导致的纤维膜与肾脏间的纤维化。剥离了纤维膜后的肾脏表面平滑、光亮，呈红褐色，若表面苍白呈颗粒状则表示有肾脏疾病。②肾周脂肪层：又称脂肪囊，位于纤维膜外面，为肾周围的脂肪层，对肾脏有弹性垫样保护作用。③肾筋膜：位于脂肪囊外面，分前后两层，包绕肾和肾上腺。另外，肾筋膜外尚有大量脂肪包绕肾脏，称肾旁脂肪，为腹膜后脂肪的一部分。肾周脂肪层、肾筋膜及肾旁脂肪共同对肾脏有固定作用，若上述结构不健全则可能导致肾下垂或游走肾。

在肾的冠状切面，肾实质分为皮质和髓质两部分。肾皮质位于浅层，占1/3，富含血管，肉眼观察可见粉红色颗粒，即肾小体；肾髓质位于深部，占2/3，主要由小管结构组成。肾髓质的管道结构有规律地组成向皮质呈放射状的条纹称髓放线，向内侧集合组成15~20个锥形体称为肾锥体，每2~3个肾锥体的尖端合成一个肾乳头，肾乳头顶端有许多小孔，称乳头孔，是尿液流入肾盏的通道。肾皮质包绕肾髓质并伸入肾锥体之间，称为肾柱。2 个或 2 个以上肾乳头伸入 1 个肾小盏，2 ~ 3 个肾小盏合成一个肾大盏，2 ~ 3 个肾大盏合成一个前后扁平的漏斗状的肾盂，肾盂出肾门后逐渐变细形成下行的输尿管。

双侧肾脏上方接肾上腺，后上 1/3 借横膈与胸膜腔的肋膈隐窝相隔，后下 2/3 与腹横肌、腰方肌和腰大肌外缘相邻。右肾前面内侧接十二指肠降部，外侧接肝右叶和结肠右曲；左肾前面由上向下分别与胃、胰和空肠相邻接，外缘上半接脾，下半接结肠左曲。

二、肾单位的组成、肾小球基底膜及其细胞成分

组成肾脏结构和功能的基本单位是肾单位，包括肾小体和与之相连的肾小管。人类的每个肾脏约由 100 万（80 万 ~ 110 万）个肾单位组成，出生时婴儿体重与肾单位数目呈正相关。根据肾小体在皮质中的位置，可分为表浅、中间和髓旁三种肾单位。表浅肾单位的肾小体位于离皮质表面几毫米之内，髓旁肾单位的肾小体位于皮质深层，靠近皮质与髓质交界处，中间肾单位的肾小体则位于以上两者之间。

肾小体由肾小球和肾小囊组成，通过滤过作用形成原尿。肾小管是细长迂回的上皮性管道。平均长度为 30 ~ 38mm，具有重吸收和排泌功能，通常分为三段：第一段与肾小囊相连，称近端小管，依其走行的曲直，又有曲部和直部之分；第二段称为细段，管径细，管壁薄；第三段称远端小管，分为直部和曲部，其曲部末端与集合管相连。近端小管的直部、细段与远端小管的直部连成"U"字形，称为髓襻或 Henle 襻。肾单位的各部在肾脏中的分布有其相应的较固定的位置。肾小体存在于肾皮质迷路，近端小管曲部和远端小管曲部分布于肾皮质迷路和肾柱，髓襻则和集合管一起分布于髓质肾锥体和皮质髓放线中。

通常，根据髓襻的长度可将肾单位分为短髓襻和长髓襻肾单位两种。表浅肾单位及大多数中间肾单位属于短髓襻肾单位，其髓襻在髓质外带返回。髓旁肾单位及少数中间肾单位属于长髓襻肾单位，其髓襻一般由髓质内带返回。长髓襻肾单位只占肾单位总数的 10% ~ 20%，它的长髓襻对尿的浓缩与稀释起着重要作用，但因其血液循环不如短髓襻肾单位丰富，故较易受损伤。

（一）肾小体

肾小体是形成原尿的主要结构，位于皮质迷路，近似球形，直径约为 200μm，近髓质者比位于皮质浅层者大 20% 左右。肾小体的中央部分是由毛细血管组成的肾小球，肾小球外面紧包着肾小囊。肾小体有两个极，小动脉出入肾小体的区域称血管极，对侧是与肾小管相连的尿极。

1. 肾小球　肾小球约占肾皮质体积的 9%，占肾重量的 5%。肾小球通过其反复分支的毛细血管系统来增加其滤过面积。成年人肾小球毛细血管长度约 13km。其肾小球基底膜面积约为 1.6m^2。入球小动脉进入肾小球后分为 5 ~ 8 个主支，使血管球形成相应的毛细血管小叶或肾小球节段。每个主支又分出数个小支，最后形成 20 ~ 40 个盘曲的襻状毛细血管网，称毛细血管襻。各小叶的毛细血管返至血管极处，又汇聚成主支，最后合成出球小动脉。肾小球毛细血管襻是体内唯一的介于两条小动脉之间的毛细血管床（其他毛细血管网都是介于一条小动脉及一条小静脉之间），这种特殊的解剖结构保证了肾小球毛细血管内的静水压较身体其他部位的毛细血管静水压高，有利于毛细血管滤过功能的发挥。另一方面，也使血液内的异常物质（如免疫复合物等）易于沉积在肾小球。肾小球毛细血管壁由内皮细胞、基底膜和上皮细胞组成，其结构较其他部位的毛细血管更加复杂。

（1）内皮细胞：内皮细胞呈扁平状，被覆于毛细血管壁腔侧，与血流接触，内皮细胞核位于毛细血管的轴心侧（即系膜侧），细胞质环绕于血管腔，内皮细胞的胞体布满直径为 70 ~ 100nm 的小孔，称为窗孔，大约覆盖毛细血管表面积的 30%。内皮细胞内有丰富的中间丝、微丝和微管，细胞表面被覆有富含唾液酸蛋白的多阴离子表面糖蛋白，所以内皮细胞带有丰富的负电荷。内皮细胞构成了肾小球毛细血管壁的第一道屏障，使血细胞及一些大分子物质受到阻拦而不被滤出；内皮细胞表面的负电荷构成了肾小球毛细血管壁电荷屏障的重要组成部分。内皮细胞可黏附细菌和白细胞、具有重要的抗凝血及抗血栓作用，还参与基底膜的合成及修复。内皮细胞可合成一氧化氮，此反应由内皮源性一氧化氮合成酶催化，该酶位于细胞质膜内陷所形成的细胞质膜囊泡。一氧化氮是内皮细胞释放的最重要的血管舒张因子，尚有抑制炎症及血小板聚集的作用。内皮细胞还可合成及释放内皮素及Ⅷ因子。内皮细胞表面具有

血管内皮生长因子（vascular endothelial growth factor，VEGF）受体，实验研究证明，由足细胞分泌的VEGF可与内皮细胞表面的VEGF受体结合，从而调节内皮细胞的功能及通透性。

（2）脏层上皮细胞：贴附于肾小球基底膜外侧，是肾小球内最大的细胞。光镜下其形态难以确认，但细胞核最大，着色较浅，并凸向肾小囊囊腔。该细胞由三个部分组成：含有细胞核的细胞体、从细胞分出的几个大的主突起和再依次分出的次级突起，称足突，故该细胞又名足细胞。用扫描电镜观察证实，来自不同细胞的足突相嵌形成指状交叉，足突顶部与基底膜外疏松层相接触。足突之间的间隙称裂孔，直径为25～60nm，由裂孔隔膜桥接。电镜下可见这种细胞具有发育完好的高尔基体和多数溶酶体，并有包括微管，中间丝和微丝在内的大量细胞骨架，对维持足细胞正常形态及跨膜蛋白和裂孔隔膜的正常位置有重要作用。

足细胞足突可分为三个特异的膜区：即基底部、顶部和裂孔隔膜三个区域。足细胞的基底部具有特殊分子，是保持足细胞与基底膜附着的主要分子。另外，足突基底部具有Heymann肾炎抗原，可与肾小管刷状缘抗体结合导致膜性肾病。足细胞顶部表面覆盖着一层带负电荷富含涎酸糖蛋白的多糖蛋白复合物，是肾小球负电荷屏障的重要组成部分，对足细胞独特结构的形成及相邻足突间的融合有重要作用。

裂孔隔膜并非一层完整的膜，从其横切面看，隔膜有许多长方形面积为4nm×14nm的小孔，形成铰链状。这些解制铰链可能是一种变性的黏性连接，是肾小球滤过孔径屏障的基础。裂孔隔膜是由多个蛋白分子组成的复合体样结构，裂孔隔膜蛋白控制肾小球的通透性。近年的研究显示，许多裂孔隔膜蛋白的基因突变，可导致肾脏疾病及大量蛋白尿。

上皮细胞本身可表达某些造血抗原。此外，上皮细胞有很强的吞饮功能。严重蛋白尿患者，上皮细胞胞质内可出现很多蛋白滴、次级溶酶体、包涵物以及空泡变性。上皮细胞除具有合成基底膜、维持肾小球通透性和对肾小球毛细血管襻起结构上的支持作用之外，也是参与肾小球疾病的主要细胞成分。

（3）系膜：位于肾小球毛细血管小叶的中央部分，由系膜细胞和系膜基质组成。它从肾小体血管极处广泛地联系着每根毛细血管，将毛细血管悬吊于肾小体的血管极，同时肾小球系膜与小球外系膜在血管极处相延续。在常规3μm厚的组织切片中，每个远离血管极的系膜区正常时不应超过3个系膜细胞。面向毛细血管腔的系膜部分由内皮细胞覆盖，与毛细血管基底膜移行的部位称副系膜，由肾小球基底膜覆盖。因此，肾小球基底膜并不包绕整个毛细血管腔。肾小球系膜的总面积可随生理和病理情况而改变，新生儿期，它占肾小球切面的6.2%，老年时可达10.4%，病理状态下可明显增宽。

系膜细胞有多种生理功能：①对肾小球毛细血管襻有支持和保护作用；②调节肾小球微循环及滤过率；③吞噬与清洁功能；④参与免疫反应；⑤对肾小球局部损伤的反应；⑥迁移功能。

（4）壁层上皮细胞：覆盖肾小囊外壁，细胞呈立方或扁平状，游离面偶见微绒毛，有为数较少的线粒体、吸收小泡以及高尔基体。壁层上皮细胞在肾小体尿极与近端小管上皮细胞相延续，在血管极与脏层上皮细胞相连。

（5）肾小球基底膜：基底膜有中间的致密层和两侧的电子密度较低的内疏松层及外疏松层组成。成年人的基底膜厚度由于检测方法及受检对象不同略有差异（270～380nm），其中男性较女性略厚。儿童基底膜较成年人薄且随年龄增长而增厚，新生儿一般小于150nm，1岁时的平均厚度为194nm，到11岁时增至297nm。肾小球基底膜可分毛细血管周围和系膜周围（即副系膜区）两部分。肾小球基底膜带负电荷，此负电荷主要由硫酸类肝素的硫酸根引起，这也是肾小球滤过膜电荷屏障的重要组成部分。基底膜的主要功能是保证毛细血管壁的完整性和一定的通透性。

基底膜的生化组成较复杂，主要由下列三类成分构成：①胶原：主要为IV型胶原；②糖蛋白：包括层粘连蛋白、纤连蛋白及内动蛋白/巢原蛋白；③蛋白聚糖：主要为硫酸肝素多糖。

（6）肾小球滤过屏障：包括四个部分：①肾小球内皮细胞表面的细胞衣，也称之为多糖蛋白质复合物；②肾小球毛细血管的有孔内皮细胞；③肾小球基底膜；④足细胞的裂孔隔膜。肾小球滤过屏障可有效地阻止血浆中白蛋白及更大分子量的物质进入尿液。

2. 肾小囊　肾小囊是肾小管盲端扩大并内陷所构成的双层球状囊，囊的外层称为壁层，内层称为脏层，两层之间的裂隙称为肾小囊腔。脏层即肾小球的脏层上皮细胞，壁层由肾小囊基底膜和壁层上皮细胞组成。肾小囊基底膜较厚，为 1 200～1 500nm，在肾小体的尿极移行为近端肾小管基底膜；在血管极，与入、出球小动脉及肾小球毛细血管基底膜相移行。

3. 肾小球旁器 肾小球旁器是位于肾小球血管极的一个具有内分泌功能的特殊结构。其主要功能包括维持肾小管-肾小球反馈系统及调节肾素的合成及分泌。肾小球旁器由致密斑、肾小球外系膜、入球小动脉的终末部和出球小动脉的起始部所组成。其细胞成分包括球旁颗粒细胞、致密斑、球外系膜细胞和极周细胞。

（1）球旁颗粒细胞：主要由入球小动脉壁上的平滑肌细胞衍化而成。然而近来有人提出与此相反的观点，认为入球小动脉的肌细胞是从球旁颗粒细胞衍化而来。一般认为，当入球小动脉接近肾小体血管极时，管壁平滑肌细胞变态为上皮样细胞，胞体较大，呈立方形或多边形，细胞核呈圆形或卵圆形，弱嗜碱性。粗面内质网丰富，线粒体较多，核糖体散在，并见较多的有膜包绕的内分泌颗粒，多数颗粒呈均质状，少数可见结晶状物质。最近研究证明，球旁颗粒细胞的这些内分泌颗粒主要含有肾素，同时也含有血管紧张素Ⅱ。肾素通过细胞排泌作用被释放到周围间质。球旁颗粒细胞受交感神经末梢支配。病变时球旁颗粒细胞甚至可延续到小叶间动脉壁，而且部分球旁细胞可位于出球小动脉管壁。

（2）致密斑：远端肾小管（髓袢升支粗段）接近于肾小球血管极时，紧靠肾小球侧的上皮细胞变得窄而高，形成一个椭圆形隆起，称为致密斑（maculadensa）。致密斑细胞之间近腔面为紧密连接，侧面为指状相嵌连接，基部有短皱褶。细胞核呈圆形，位于细胞顶部，胞质内见高尔基体，较多的线粒体，内质网和多聚核糖体，细胞顶部有胞膜内陷而成的小泡。致密斑与球外系膜细胞和入球小动脉有广泛接触。与髓袢升支粗段其他细胞不同，致密斑不含有 Tarnm-Horsfall（T-H）蛋白。致密斑表达高浓度的神经源性一氧化氮合成酶（neuronal nitric oxide synthase，nNOS）及环氧合酶 2（cyclooxygenase，COX-2）。致密斑细胞为渗透压感受器，感受流经远端肾小管滤过液中 NaCl 浓度，通过调节肾素的释放来调节入球小动脉血管张力，以此来控制肾小球滤过率，这称为肾小管-肾小球反馈机制。致密斑还可通过释放 NO 抑制肾小管-肾小球反馈。

（3）球外系膜细胞：又称 Lacls 细胞、极垫细胞或 Goormaghtin 细胞，是位于肾小体血管极的入球小动脉、出球小动脉和致密斑之间的一群细胞，它们与肾小球（内）系膜细胞相连。细胞表面有突起，细胞核呈长圆形，细胞质清晰，细胞器较少，细胞间有基底膜样物质包绕，并与致密斑的基底膜相连。在某些刺激下，球外系膜细胞可以转化为具有肾素颗粒的细胞。

（4）极周细胞：位于肾小囊壁层细胞与脏层细胞的移行处。因其环绕着肾小体血管极，故而得名。极周细胞内有大量球形分泌颗粒、白蛋白、免疫球蛋白、神经元特异性烯醇酶和 transthyretin。极周细胞的功能目前尚不很清楚。它是否是肾小球旁器的一部分，目前仍有争议。

（二）肾小管

肾小管占正常肾皮质体积的 80%～90%，是肾单位的另一个重要组成部分，与肾小体合成一个密不可分的结构和功能单位，所以肾小球和肾小管的病变是相互影响的。不同节段肾小管之上皮细胞结构有很大不同，在一定程度上与其功能相关。肾小管的上皮细胞有强大的重吸收功能，可重吸收约 99% 的肾小球滤出原尿。另外肾小管的不同节段尚有一定的分泌功能，虽然每个肾单位的小管系统可从形态及功能上分为至少，15 个节段，但通常分为三大节段，即近端小管、髓袢和远端小管。

1. 近端小管 近端小管重吸收大部分肾小球滤过的水和溶质，在肾小管的各段中最粗最长，外径约 40μm，长约 14mm，被覆单层立方或低柱状上皮。根据上皮细胞的主要形态和功能特点，近端小管又可分为曲部和直部两部分。

（1）近端小管曲部（近曲小管）：主要位于肾小体周围，构成皮质迷路的大部分。近曲小管上皮细胞呈立方或低柱状，细胞核较大，圆形，位于细胞基底部，细胞质嗜酸性，略呈颗粒状，腔面有发达的刷状缘，紧贴基底膜的基底面有垂直的基底纵纹。电镜下，上皮细胞内可见多数与基底膜垂直排列的线粒体、粗面和滑面内质网、核蛋白体、各级溶酶体及丰富的微管和微丝。其最大特点是细胞的腔面、侧面及基底面均形成复杂的形态结构，从而使细胞表面积增加，以利于它的重吸收功能。细胞的腔面有大量密集的凸向管腔的指状细长突起，称为微绒毛，相当于光镜下的刷状缘。微绒毛的轴心为细胞质，并有 $6 \sim 10$ 根纵行的微丝（直径 $1 \sim 6nm$），含有肌动蛋白，与微绒毛的收缩摆动及重吸收有关。近曲小管可重吸收原尿中滤出的蛋白，经过吞饮和细胞内消化成为氨基酸被吸收。

近曲小管上皮细胞间为复合连接，细胞基底面、细胞膜内陷形成许多基底褶，在细胞的侧面还向外伸出许多突起，称为侧突，相邻细胞的侧突相互形成指状交叉。细胞基底部侧突常分成更细小的次级侧突，伸至相邻细胞的基底褶之间，从而形成复杂的细胞外间隙。近曲小管的主要功能是重吸收原尿中的 Na^+、K^+、Cl^-、HCO_3^-、Ca^{2+}、PO_4^{3-}、水及一些有机物质（如葡萄糖和氨基酸）等。近端小管的腔面及基底侧面细胞膜上存在水通道蛋白 -1，按照渗透梯度，水分子通过此通道穿过上皮细胞。基底侧膜上存在 $Na^+ - K^+ - ATP$ 酶，将重吸收的 Na^+ 主动泵到细胞间隙，Cl^- 和 HCO_3^- 也被动向细胞间隙转移。HCO_3^- 的重吸收可通过 Na^+/HCO_3^- 的共同转运子 NaCl 完成。腔面细胞膜上尚存在 $Na^+ - H^+$ 交换器，将 Na^+ 由腔面重吸收到细胞内。另外，近端小管还是肾脏产生并分泌氨的主要部位。

（2）近端小管直部：与近端小管曲部相连，位于髓放线（medullary ray），由于它位于髓襻降支的上段，管径粗于细段，故又称降支粗段。直部也由单层立方上皮组成。只是微绒毛较短，缺少侧突和基底褶，线粒体较少，排列紊乱，顶浆小管、小泡、大泡及溶酶体也减少。上述改变表明直部的重吸收功能减弱。与此相吻合，近端小管直部 $Na^+ - K^+ - ATP$ 酶的活性较曲部明显降低。近端小管直部与有机阴、阳离子的分泌有关。

2. 髓襻细段　髓襻细段为连接近端小管直部和远端小管直部的细直管部分，这一段的长度依不同类型的肾单位有明显区别，皮质（短髓襻）肾单位的细段很短，主要位于髓质外带；髓旁（长髓襻）肾单位的细段较长，可达 10mm，起始于髓质外带，延伸至内带乃至肾乳头口近端小管直部在髓质外带内、外区交界处，骤然转变为髓襻降支细段，在不同深度反折后成为髓襻升支细段，然后移行至远端小管直部。细段的管径细，只有 $15\mu m$，管壁也薄，被覆单层扁平上皮细胞，细胞核呈椭圆形，凸向腔面，细胞质少，着色浅。

与近端小管类似，髓襻降支细段表达高浓度水通道蛋白 -1，该段细胞膜对水的通透性很高；同时，髓襻降支细段存在大量 A 型尿素转运子参与髓质的尿素循环，对尿浓缩功能具有重要作用。

3. 远端小管　远端小管包括直部、致密斑和曲部。在肾髓质外带内、外区交界处，髓襻细段升支移行为远端小管直部，入髓放线，行至皮质迷路的肾小球血管极处，形成致密斑，继而移行为远端小管曲部，迂曲分布于近端小管之间，最后又行至髓放线进入集合管。远端小管直部又称髓襻升支粗段，由单层立方上皮组成。腔面有短小的微绒毛，基底部有基底褶，众多线粒体与基底膜呈垂直排列，相邻细胞间有大量侧突呈指状交叉。大多数细胞具有一根纤毛，极少数细胞有两根，事实上，除集合管的嵌入细胞外，所有肾小管的上皮细胞均具有纤毛。近年来认为，纤毛为一个机械感受器，通过感受小管液的流量而调节细胞增生。如果此功能缺失，会出现小管细胞增生失调而导致多囊肾。另外，远端小管直部产生并分泌 T - H 蛋白，这是一种糖蛋白，其功能包括抗微生物（抵御尿路感染）等。

远端小管曲部又称远曲小管，也由单层立方上皮构成。该段细胞膜在所有小管中具有最高的 $Na^+ - K^+ - ATP$ 酶活性，其腔面细胞膜尚存在 $Na^+ - Cl^-$ 共同转换子 TSC，重吸收 Na^+ 和 Cl^- 是远曲小管的主要功能。另外，远曲小管存在有较高的 $Ca^{2+} - Mg^{2+} - ATP$ 酶活性，参与 Ca^{2+} 的重吸收。与近端小管相比，远端小管管径小，管腔大，上皮细胞体积小，故在小管切面上有较多细胞核。

4. 连接小管　连接小管为远端小管曲部和皮质集合管起始段的过渡节段，由多种细胞组成，包括连接小管细胞以及混杂的远曲小管和集合管细胞。细胞腔面有少数微绒毛，有细胞侧突和基底褶，细胞核位于细胞顶部，线粒体较少，不均匀地分布于基底褶附近。

连接小管具有明显的分泌 K^+ 的功能，而且对 H^+ 的释放也有重要作用。此外，连接小管基底侧膜存在 $Na^+ - Ca^{2+}$ 交换子和 $Ca^{2+} - ATP$ 酶，对 Ca^{2+} 重吸收起重要作用。

（三）集合管

集合管不是肾单位的组成部分。根据其所在位置，集合管可分为三段：皮质集合管、髓质集合管和髓质内带集合管。髓质内带集合管行至锥体乳头，称乳头管，并开口于肾乳头形成筛状区。集合管上皮由主细胞及嵌入细胞组成。

主细胞遍布集合管全长，占细胞总数的 60% ~ 65%，细胞界限清晰，腔面覆有一层糖蛋白复合物，胞核呈圆形，位于细胞中央，胞质浅淡，电镜下线粒体较少，分布杂乱，腔面有少数短小微绒毛，侧面有不发达的小侧突，基底褶也较浅。主细胞上存在水通道蛋白 - 2（aquaporin 2，AQP2），其活性受抗利尿激素调节。

嵌入细胞散布于主细胞之间，腔面有较长的微绒毛，基底面有很多复杂的内褶，细胞质内有丰富的线粒体、溶酶体、游离核蛋白体、粗面及滑面内质网。嵌入细胞分为 A、B 两型细胞，A 型嵌入细胞腔面表达 H^+ - ATP 酶，可分泌 H^+；B 型嵌入细胞的基底侧膜表达 H^+ - ATP 酶，可分泌 HCO_3^- 并重吸收 H^+。

集合管是肾脏调节水和电解质平衡的最后部位，对 Na^+、K^+、Cl^- 和酸碱调节起重要作用。集合管通过抗利尿激素参与尿浓缩功能的调节。

（四）肾间质

位于肾单位以及集合管之间的间叶组织称为肾间质。肾间质由间质细胞以及半流动状态的细胞外基质组成，后者由硫化或非硫化的糖胺多糖组成。肾皮质所含间质很少，但随着年龄的增长可略有增加，在小于 36 岁的人群中，肾间质约占肾皮质总体积的 11.7%，在大于 36 岁的人群约占 15.7%。肾间质的相对体积由皮质到肾乳头逐渐增加，髓质外带占髓质总体积的 20%，肾乳头部可达 30% ~ 40%。

1. 皮质肾间质　肾皮质肾小管之间的间质相对较多，而肾小管基底膜与肾小管周围毛细血管间的间质则较少，后者或许有助于将肾小管重吸收的物质向血流中转运。肾皮质含有两种间质细胞。第一种皮质间质细胞与成纤维细胞相似，又称为 I 型皮质间质细胞，主要位于肾小管基底膜与毛细血管之间，星星芒状，有形状不规则的细胞核和发育好的粗面及滑面内质网。I 型肾皮质间质细胞产生促红细胞生成素（erythropoletin，EPO）。第二种肾皮质间质细胞数量相对较少，为单核或淋巴样细胞，圆形，胞质很少，仅有少数细胞器，此类细胞来自骨髓。间质细胞之间为细胞外基质和少量胶原纤维，主要为 I 型、III 型胶原和纤粘连蛋白。

2. 髓质肾间质　髓质间质细胞有三种，第一种髓质间质细胞与 I 型皮质肾间质细胞相似，呈不规则星芒状，位于髓襻细段和直小血管之间，与细段长轴垂直排列，有如旋体状，细胞突起与肾小管及直小血管直接相连。与 I 型皮质肾间质细胞不同处是其胞质内含有类脂包涵体或脂粒，呈均质状，界膜不明显。该细胞可产生糖胺多糖、前列腺素以及其他降压物质，其中前列腺素的合成是由环氧合酶 - 2（COX - 2）所催化。第二种髓质肾间质细胞呈圆形，与 II 型皮质肾间质细胞相同，属于单核细胞或淋巴细胞，主要位于髓质外带及髓质内带的外部，无类脂包涵体，具有吞噬功能，有较发达的溶酶体。第三种髓质肾间质细胞属于血管周细胞，位于髓质外带及髓质内带的外部。其功能尚不清楚。

（五）肾盏、肾盂和输尿管

肾盂占据并附着于肾窦的内侧，是输尿管上部的囊状扩张。如前所述，肾盂向肾实质伸出 2 ~ 3 个肾大盏，继续分支形成 8 ~ 9 个肾小盏。肾小盏呈杯形，包绕肾乳头。肾乳头的数目超过肾小盏，因此，一个肾小盏可接受来自多个肾乳头的尿液。乳头管被覆单层柱状上皮，开口于肾乳头，乳头侧面逐渐变成移行上皮。肾盏及肾盂黏膜均为移行上皮，中层为两层平滑肌细胞，外膜为纤维结缔组织。肾盏和肾盂有节奏性蠕动，有促进排尿的作用。输尿管的黏膜形成许多纵行皱襞，移行上皮较厚，固有膜由致密的结缔组织构成，肌层为纵行和环形平滑肌组成，外膜为疏松结缔组织。

三、肾脏的血管、淋巴及神经分布

（一）肾脏的血管

肾脏血供丰富，心排血量的 20% ~ 25% 流经肾脏。双侧肾动脉起自腹主动脉的两侧。大约在第 1 腰椎的水平，位于肠系膜上动脉的稍下方，肾动脉发出后，向外越过膈脚的前方进入肾门。右肾动脉较左肾动脉长。肾动脉进入肾门后分为前后两支，前支较粗，供血范围较大；后支较细，供血范围较小。两支于肾盂的前方和后方在肾乳头凹陷处进入肾实质。两个主要分支再分为五支肾段动脉，肾段动脉再行分支，位于肾锥体的侧方，称叶间动脉，叶间动脉行走至皮髓质交界处，发出与叶间动脉垂直并与肾表面平行的弓状动脉，自弓状动脉向皮质表面发出多数呈放射状的分支，称小叶间动脉，进入皮质迷路。小叶间动脉多数发自弓状动脉，少数来自叶间动脉。小叶间动脉再分支则形成入球小动脉，在肾小球内形成毛细血管襻。极少数小叶间动脉分支不进入肾小球，称无肾小球小动脉，可能因所连接的肾小球退化所致。上述动脉及小动脉均为终末血管，所以一旦阻塞，会导致其所供血的部位缺血乃至梗死。

血液经出球小动脉流出肾小球。皮质肾单位的出球小动脉离开肾小体后，迅速分支形成肾小管周围的毛细血管网；髓旁肾单位的出球小动脉越过弓状动脉形成较长的直小动脉进入肾髓质。每支出球小动脉可分出数支到十数支直小动脉，成束直行下降，走向肾乳头。直小动脉主要来自髓旁肾单位的出球小动脉，少数自弓状动脉和小叶间动脉直接发出。进入髓质的直小动脉在髓质外带内区形成血管束，在走行过程中，发出分支到髓质肾小管和集合管周围，形成毛细血管网。髓质毛细血管网分为三个区带：髓质外带的外区毛细血管网稀疏，形成长菱形网眼状；髓质外带的内区毛细血管网很丰富，形成密集圆孔状；髓质内带的毛细血管网最稀疏。但在肾乳头部又变稠密。总之，髓质的肾小管周围毛细血管网较皮质少，因而对缺血的反应更为敏感。

肾脏的静脉系统与动脉相伴行，在皮质，肾小管周围毛细血管网汇入小叶间静脉，再注入弓状静脉。在髓质，直小动脉经过毛细血管网演变为直小静脉，直小静脉与直小动脉呈反方向折返注入小叶间静脉，小叶间静脉汇入弓状静脉，再注入肾段静脉，在肾门处汇集为肾静脉，最后注入下腔静脉。

肾动脉、肾段动脉叶间动脉及弓状动脉均为弹力肌型动脉，由内皮细胞、基底膜、内弹力板、肌层和外膜组成。小叶间动脉属于小肌型动脉，最内层为长梭形的内皮细胞，细胞间为紧密连接及缝隙连接，并混有肌上皮细胞，其下为基底膜及不连续的弹性纤维，向外为较厚的平滑肌层，最外为外膜。入球小动脉可分为起始段和近小球段，起始段的结构与小叶间动脉相似，近小球段为肾小球旁器的一部分。皮质肾单位和髓旁肾单位的出球小动脉的结构有显著差异，皮质肾单位之出球小动脉管径仅为其入球小动脉管径的一半；相反，髓旁肾单位的出球小动脉管径大于其入球小动脉。皮质肾单位之出球小动脉管壁薄，仅有一层平滑肌细胞，髓旁肾单位的出球小动脉管壁有 2 ~ 4 层平滑肌细胞，并形成直小动脉。肾小管周围毛细血管由内皮细胞和基底膜构成，基底膜外侧尚见血管周细胞，毛细血管内皮细胞也有窗孔，窗孔内由窗孔膜连接。髓质的直小静脉、小叶间静脉的管壁与毛细血管相似。弓状静脉和叶间静脉的管壁很薄，仅有少量不连续的平滑肌细胞。

（二）肾脏的淋巴

肾的淋巴循环分为肾内和肾周两组，肾内淋巴管与肾内动静脉相伴而行。肾皮质内淋巴毛细血管网分别位于肾被膜下及肾小管周围，淋巴液引流入小叶间动静脉周围的淋巴管。进而入弓状动静脉、叶间动静脉周围的淋巴管。肾周淋巴管主要分布于肾周脂肪层内，它们与肾内淋巴管有丰富的吻合支，在肾门处与肾内淋巴管汇合，最终引流入主动脉旁淋巴结。

（三）肾脏的神经

肾脏主要由来自腹丛的交感神经支配，交感神经纤维随肾动脉进入肾脏，逐级分布，支配各级肾脏血管、肾小球及肾小管（特别是位于皮质的肾小管）。另外，来自弓状动脉周围神经丛的神经纤维支配髓旁肾单位的出球小动脉和直小动脉，从而调节皮质和髓质间的血流而不影响肾小球的血液循环。来自迷走神经的副交感纤维，只分布于肾盂和输尿管的平滑肌。

（马西臣）

第二节　肾脏的生理功能

一、肾小球的滤过及其调节

肾脏的主要功能之一是排出由体外摄入或由代谢产生的废物，维持内环境的稳定。完成此功能的重要一环是肾小球滤过。肾小球是一个特殊的毛细血管球状结构，其滤过膜由内皮细胞、基底膜及上皮细胞组成。血浆经此滤过膜后形成无细胞的超滤液。肾小球毛细血管压力很高，需要系膜细胞支撑其结构。此外，由致密斑、出、入球小动脉及肾小球外系膜细胞形成的肾小球旁器对肾小球滤过起到重要的调节作用，它既是肾小管－肾小球反馈调节的结构基础，也是肾素分泌及调节的场所。

（一）肾小球滤过的一般概念

1. 肾小球滤过的结构基础　肾小球毛细血管的特征是肾小球滤过得以实现的结构基础。肾小球毛细血管压力高，约为 60mmHg，较其他器官毛细血管压高 1 倍左右。这是因为肾小球毛细血管远端有阻力小动脉，即出球小动脉。肾小球毛细血管近端和远端的压力相差不大。此外，肾小球毛细血管内皮的窗孔结构使其通透性非常高，可达其他器官毛细血管的 50～100 倍。

2. 肾小球滤过率　正常人的肾小球滤过率（glomerular filtration rate，GFR）是 120mL/min，这个数值受年龄、性别的影响。一般来说，40 岁之后 GFR 开始下降，每 10 年约减少 10%，80 岁之后 GFR 将减少 40% 左右，但这并不影响正常生活。通常，男性的 GFR 略高于女性。GFR 是体内约 200 万单个肾单位的单个肾小球滤过率（SNGFR）的总和。GFR（120mL/min）除以肾小球数量（200 万）即是 SUGFR，约为 60mL/min。

3. 滤过分数　滤过分数是 GFR 与肾血浆流量（renal blood flow，RBF）的比值。成年男性的 GFR 是 120mL/min，肾血流量约是 1 110mL/min，即 RBF 约是 600mL/min，因此滤过分数为：120/600 ＝ 20%。这表明流经肾脏的血浆约有 20% 由肾小球滤过形成原尿，即是血浆的超滤液。相比之下，肌肉毛细血管的滤过分数只有 1% 左右。肾小球的高滤过分数是由于肾小球毛细血管的高静水压以及高渗透性所决定的，也是维持肾小球的滤过功能所必需的。

（二）肾小球滤过的决定因素

血浆在肾小球的滤过和在其他器官的毛细血管一样，是由 Starling 力所驱动的。Starling 力由跨毛细血管膜静水压差和胶体渗透压梯度共同决定。肾小球毛细血管静水压及肾小囊内胶体渗透压驱使血浆滤过；相反，肾小球毛细血管胶体渗透压及肾小囊内静水压拮抗血浆滤过。

1. 肾小球毛细血管静水压　肾小球毛细血管静水压，简称肾小球毛细血管压，是影响 GFR 的主要因素之一。肾小球毛细血管压与 GFR 呈平行关系，当肾小球毛细血管压增高时，GFR 亦增高；反之，当肾小球毛细血管压降低时，GFR 亦降低。肾小球毛细血管压是由以下三个因素所决定的。

（1）血压：全身动脉压如有改变，理应引起肾小球毛细血管压的改变。但事实上，在生理条件下动脉血压在 80～180mmHg 波动时，对肾小球毛细血管压的影响甚小。这是因为肾小球滤过自我调节的缘故。

（2）入球小动脉阻力：肾小球毛细血管压主要是由入球小动脉阻力所决定的。入球小动脉收缩会降低肾小球毛细血管压，从而降低 GFR；反之，入球小动脉扩张会升高肾小球毛细血管压，从而升高 GFR。

（3）出球小动脉阻力：与入球小动脉阻力相反，出球小动脉收缩会升高肾小球毛细血管压；出球小动脉扩张会降低肾小球毛细血管压。出球小动脉阻力变化对 GFR 的影响则是双向的。出球小动脉轻度收缩会升高肾小球毛细血管压而不至于减少肾血流量，这时 GFR 会升高。然而，出球小动脉重度收缩不仅会升高肾小球毛细血管压，又会减少肾血流量，这时 GFR 可能变化不大，甚至会降低。

2. 肾小球毛细血管胶体渗透压　肾小球毛细血管胶体渗透压主要由血浆蛋白浓度决定。血液由入球小动脉端流经毛细血管，到达出球小动脉端，肾小球毛细血管胶体渗透压升高约 20%，这是因为约有 1/5 的血浆在流经毛细血管后被滤过，于是毛细血管内蛋白被浓缩。肾小球毛细血管胶体渗透压受以下两个因素的影响。

（1）血浆胶体渗透压：在正常情况下人体血浆胶渗压不会有太大变动，但若全身血浆蛋白浓度明显降低时，血浆胶渗压会降低，GFR 会升高。例如由静脉快速注射生理盐水时，GFR 会升高。其原因之一可能是肾小球毛细血管胶体渗透压下降。

（2）滤过分数：滤过分数增加会进一步浓缩血浆蛋白，引起血浆胶渗压升高。滤过分数是 GFR 与肾血浆流量的比值，因此，当 GFR 或肾血浆流量改变时，肾小球毛细血管胶体渗透压会随之改变。

3. 肾小球囊内静水压　微穿刺方法测到人的肾小囊内静水压约 18mmHg（2.3kPa）。肾小囊内静水压增高会降低 GFR，相反，其降低会升高 GFR。在正常情况下，肾小囊内静水压较稳定，不是调节 GFR 的主要因素。

4. 超滤系数　超滤系数（K_f）是表示肾小球毛细血管内在特性的参数，是由毛细血管通透性和滤过面积所决定。K_f 不能直接检测，一般可以间接地由 GFR 与净滤过压的比值来推算。

（三）肾小球滤过的调节

1. 交感神经对 GFR 的影响　肾脏全部的血管，包括入、出球小动脉都有丰富的交感神经纤维支配。此外，系膜细胞与交感神经末梢有直接接触。交感神经兴奋会引起小动脉收缩，从而减少 RBF 及 GFR，但这种效应只有在交感神经受到强烈刺激（如严重出血，脑血管意外等）时才会发生。在正常生理条件下，交感神经对肾小球血流动力学的影响甚微。

2. 激素及血管活性物质对 GFR 及肾血流量的影响　许多激素及血管活性物质可以调节肾小球的滤过状态，这种调节通常是通过对肾血流的影响而实现的。这些激素及血管活性物质可以由肾外产生，通过血循环到达肾脏，作用于肾脏血管，例如心钠素（atrial natriuretic peptide，ANP）、抗利尿激素（antidiuretic hormone，ADH）等；也可由肾脏局部合成后再对肾脏血管发生作用，例如前列腺素（prostaglandin，PG）、一氧化氮（NO）；还可由肾内、肾外同时产生，例如血管紧张素（angiotensin，Ang）Ⅱ。这些物质通过收缩或扩张肾血管对 GFR 产生不同的影响。除了影响 GFR，它们还会影响肾小管的重吸收。通过对肾小球和肾小管的综合作用，它们可对体液平衡状态进行调节。

3. 肾小球滤过及肾血流量的自我调节　动脉血压随生理活动而随时发生变化。当血压升高时，肾脏血管尤其是肾小球入球小动脉阻力会随之升高；相反，当血压下降时，肾血管阻力亦下降，从而使肾血流量和 GFR 保持在一个恒定的水平，动脉血压在 80～180mmHg 波动，而肾血流量及 GFR 变化幅度很小。这种现象称为自我调节。自我调节是由肾脏内在的机制决定的，而不需神经系统或全身体液因子的参与。

（四）肾小球对大分子溶质的滤过

肾小球超滤液中小分子溶质（如电解质、葡萄糖及尿素等）的浓度与血浆中的浓度几乎相同，而超滤液中大分子溶质如蛋白质的浓度很低。正常血浆白蛋白的浓度约是 45g/L，而超滤液中白蛋白的浓度约是 0.01g/L。肾小球毛细血管对不同分子量物质的滤过具有不同滤过率的特点，称为选择性滤过作用。肾小球滤过屏障对大分子溶质的滤过取决于分子大小（孔径屏障）及电荷性质（电荷屏障）。

1. 孔径屏障　肾小球滤过屏障由内皮细胞、基底膜以及足突细胞组成。内皮细胞的窗孔径为 70～100nm；基底膜为胶原纤维形成的可变凝胶，滤过的物质在一定压力下可变形通过；足突之间的裂孔膜形成很多平行的丝状结构，丝状结构的间距约为 4nm。基底膜为粗的滤过器，仅能限制较大的蛋白质（如球蛋白）通过，而裂孔膜则为细筛，可限制较小的白蛋白通过。足突裂孔膜形成肾小球滤过屏障的最外一层结构，而且裂孔之间的孔隙非常细小，因此对于限制蛋白质的滤过最为重要。

2. 电荷屏障　应用相同半径的葡聚糖对肾小球选择滤过情况进行研究时发现，在同等半径情况下，带正电荷的葡聚糖清除分数较中性葡聚糖更高，而带负电荷的葡聚糖清除分数较中性更低，说明有电荷屏障存在。

二、肾小管重吸收和分泌功能

肾小球每日滤过的原尿可达 180L，其中电解质成分与血浆基本相似。但正常人每日排出的尿量仅 1 500mL 左右，其中 99% 以上的水和很多物质被肾小管重吸收。

近端肾小管主要承担滤液的重吸收功能，滤的葡萄糖、氨基酸 100% 被重吸收，通过 Na^+/K^+-ATP，Na^+ 在近端肾小管中主动重吸收，主要的阴离子碳酸氢根 HCO_3^- 和 Cl^- 随 Na^+ 一起转运。HCO_3^- 重吸收还继发于 H^+ 的分泌。这样 90% 的 HCO_3^-，约 70% 的水和 NaCl 被重吸收。

髓襻在逆流倍增过程中起着重要作用，维持髓质间质的高张及尿液的浓缩和稀释。升支对 Na^+ 和 Cl^- 非常容易透过而不透过水，小管腔中 NaCl 浓度降低，即滤过液被稀释，越靠近皮质浅部其浓度越低。从升支转运出去的 NaCl 在相邻肾间质中，可以把降支的水析出，而降支上皮对水易透过，对 Na^+ 和 Cl^- 低透过，于是降支管腔中渗透浓度升高，当降支内的液体再次到达升支时，NaCl 再次被转运出去，结果除继续稀释管腔液外，还使同一平面肾间质 NaCl 梯度更高，这样反复循环，相同间质渗透梯度朝髓质深部不断上升，最后形成一个从浅部到深部梯次增大的渗透梯度。加之，直小血管排列呈发夹样，与髓襻平行走向，因此也有逆流交换，使髓质已形成的渗透梯度不致因为水的重吸收而明显改变。髓质间质渗透梯度的存在是精氨酸升压素（arginine vasopressin，AVP）起抗利尿作用的条件之一。

远端肾小管，特别是连接小管是调节尿液最终成分的主要场所。连接小管上有 AVP 的 V_2 受体及加压素调节的 AQP-2 表达。集合管管腔膜在 AVP 作用时通透性明显增高，但 AVP 仅能促使皮质部小管透过水而不透过尿素，这样，尿素得以浓缩；而在髓质部集合管，AVP 既可使水通透又可使尿素通透，在间质高渗透梯度的吸引下，大量水被重吸收，高浓度的尿素则进入间质，尔后进入髓襻降支，再逐段循行至集合管，此即尿素再循环。

三、肾脏内分泌及血管活性物质

肾脏不仅是激素作用的靶目标，还是一个重要的内分泌器官，分泌的激素有血管活性激素和非血管活性激素。前者作用于肾本身，参与肾的生理功能，主要调节肾的血流动力学和水盐代谢，它包括肾素、血管紧张素、前列腺素（PG）、激肽类系统等。非血管活性激素主要作用于全身，它包括 1α-羟化酶和促红细胞生成素（EPO）等。

（一）促红细胞生成素（EPO）

EPO 是由肾脏皮质和外髓部分小管周围的纤维母细胞产生的，肾脏产生 EPO 受肾脏皮质和外髓局部组织氧含量的调节。人类 EPO 是一个分子质量为 34kD 的酸性糖蛋白。测定血浆或其他生物体液中 EPO 的浓度对判断贫血或红细胞增多原因有重要价值。目前，测定方式有 3 种：体内生物活性测定、体外生物活性测定和免疫分析。临床检测 EPO 水平，需要将待测标本与已知浓度的标准品进行对照，而标准品要用公认的参照标准校正。公认的参照标准，即国际卫生组织提供的重组 EPO 国际标准。EPO 的单位是根据其体内生物活性定义的，为了方便，一般使用每毫升多少毫单位（mU/mL），并定义 1U EPO 对红系祖细胞的刺激作用相当于 $5\mu mol$ 钴的作用。由于 EPO 的分子质量不固定，因此，人类尿液活性和质量换算大概是 7 万 U/mg，而重组 EPO 往往可达到 10 万~20 万 U/mg。这个不同主要是因 EPO 的侧链不同引起的。正常血浆 EPO 浓度为 5~25mU/mL，失血或缺氧可导致血浆 EPO 浓度升高 100~1 000 倍。血浆 EPO 水平和血细胞比容（hemocrit，Hct）呈负相关。EPO 的主要作用是促进红细胞增生，还能帮助非红系细胞存活和分化。

（二）1α-羟化酶

肾脏是产生 1α-羟化酶的最重要场所，1α-羟化酶主要分布于肾脏近端小管上皮细胞线粒体内膜，该酶也属于细胞色素 P450 加单氧酶。25 羟维生素 D 在 1α-羟化酶的作用下，其第 1 位侧链的碳被羟化生成 1, 25 - 二羟维生素 D [1, 25 (OH)$_2$D$_3$]，即骨化三醇，它是最具生物活性的维生素 D。近年来发现除了肾脏可产生 1α - 羟化酶外，胎盘、角质细胞、单核/巨噬细胞系及骨细胞等也有 1α - 羟化酶活性，提示一些组织局部可调节 1, 25 - 二羟维生素 D 的生成，但是这种作用可能仅仅是对肾脏合成 1, 25 - 二羟维生素 D 不足时的一种代偿。此外，肾脏内还有 24 羟化酶，它可将 25 羟维生素 D 转变为活性很低的 24, 25 二羟维生素 D [24, 25 (OH)$_2$D$_3$]。

（三）肾素 - 血管紧张素系统

肾素 - 血管紧张素系统（renin - angiotensin system，RAS）是机体极为重要的调节血压及维持水、电解质平衡的系统，RAS 主要由肾素（renin）、血管紧张素原（angiotensiogen，AGT）、血管紧张素转化酶（angiotensin converting enzyme，ACE）、血管紧张素（Ang）Ⅰ、Ⅱ、Ⅲ、Ⅳ 和其他一些短肽及相关受体等组成。有时也将醛固酮归为这一系统，而称为肾素 - 血管紧张素 - 醛固酮系统（renin - angiotensin - aldosterone system，RAAS）。

RAS 与其他生物活性物质的联系：RAS 的许多生物学作用是通过其他一些生物活性物质介导实现的，而多种生物活性物质也能通过 RAS 介导发挥一定的作用。

1. 一氧化氮　RAS 促进 NO 合成，而 ACE 则可通过降解缓激肽和 Ang Ⅰ - 7 使 NO 合成减少。与此相反，NO 也可影响 RAS 的表达。NO 可以拮抗血管紧张素 Ⅱ（Ang Ⅱ）引起的血管收缩、细胞增殖及保钠的作用，甚至可以下调 AT$_1$ 和 ACE，从而在高血压及肾脏疾病中起到重要的保护作用。

2. 前列腺素　PGs 是甘油磷脂经磷脂酶 A$_2$、COX 及相应前列腺素合酶的作用生成的一组小分子脂类物质。在多种组织或细胞，Ang Ⅱ 可通过上调 COX - 2 来促进 PGE$_2$ 和 PGI$_2$ 的产生，这两种物质具有舒血管及利钠利尿等拮抗 Ang Ⅱ 的作用。而 PGE$_2$ 和 PGI$_2$ 又可通过增强肾脏球旁细胞 β - 肾上腺素受体活性来促进肾素释放。

3. 缓激肽　ACE 可以使缓激肽（bradykinin，BK）降解，来抑制 BK 的舒血管及利钠利尿作用，ACE 抑制药（ACEI）可阻断这一过程，使 BK 降解减少。而且 ACEI 还能增强缓激肽 β$_2$ 受体对 BK 的敏感性。Ang Ⅱ 作用于 AT$_2$ 也能促进 BK 产生，ATIRA 阻断 ATI 后，可增强 AT$_2$ 活性，增加 BK 生成。另外，AT$_1$ 可以与缓激肽 β$_2$ 受体形成异源二聚体，并增强自身的活性。使磷脂酰肌醇和 Ca^{2+} 浓度升高。ACE$_2$ 酶解产生的 Ang Ⅰ - 9 和 Ang Ⅰ - 7 都能够在极低水平增强缓激肽 β$_2$ 受体的敏感性，提高 PGs 和 NO 的释放。此外，有证据表明 BK 也可上调肾素的表达。

（王春艳）

第二章

肾脏的生理

第一节 肾脏的基本生理功能

肾脏基本生理功能包括排泄废物、调节体液以及酸碱平衡、分泌激素，以维持机体的内环境稳定，使新陈代谢正常进行。

一、肾脏对代谢废物的排泄

机体在代谢过程中产生多种废物，其中除少量蛋白质代谢产生的含氮物质可从胃肠道排泄外，绝大部分代谢产物均由肾脏排出。尿素、肌酐为主要的含氮代谢产物，这些物质可被肾小球滤出。肌酐不被重吸收，但当血浓度增高时，少部分可经肾小管分泌，尿素则有相当一部分可被重吸收，特别是在肾脏血流下降时，尿素的重吸收分数增加，使血中尿素水平上升，该现象称为肾前性氮质血症。

代谢中还可产生一些有机离子，另一些药物也属有机阴离子或阳离子，这些有机离子也主要经肾脏排泄；肾小管的分泌作用对这些物质的排泄起重要作用。当肾功能不全时，可引起代谢产物的潴留，这与尿毒症症状的产生有一定关系。

二、肾脏在维持机体体液平衡、酸碱平衡中的作用

内环境（包括渗透压、电解质、酸碱度等）的稳定是机体细胞与组织进行正常代谢，完成正常功能的前提。肾脏在维持内环境稳定中起重要作用。包括肾脏对细胞外液量的调节，肾脏对细胞外液渗透浓度的调节以及肾脏对酸碱平衡的调节。

三、肾脏的内分泌功能

（一）分泌激素

如肾素、前列腺素、激肽、活性维生素 D、促红细胞生成素等。肾脏可通过产生与分泌这些激素影响全身或肾脏本身的代谢与功能。

（二）为机体部分内分泌激素的降解场所

如胰岛素，许多胃肠道激素中的很大部分由肾脏降解。当肾功能不全时，这些激素的生物半衰期明显延长，从而引起代谢紊乱。

（三）为肾外激素的靶器官

如抗利尿激素（ADH）、甲状旁腺素（PTH）、降钙素、胰高血糖素等，可影响与调节肾脏功能。

（刘　红）

第二节　肾血流量及肾小球滤过率

在成年人，双肾重量占体重的 0.4%，但他们的血流量占静息状态下心输出量的 25%，高于心脏、肺、脑等器官的血供量。肾脏的血供大部分分布在含有肾小球的肾皮质，约 10% 分布在外髓部，仅 1%~2% 到达内髓乳头部。肾血流及其分布特点对排泄废物，调节机体电解质、酸碱度、渗透压的相对稳定有重要意义。

一、肾小球滤过率

血液流经肾小球时，血浆经肾小球滤过膜滤出，形成肾小球滤液。单位时间内肾小球滤液的形成量为肾小球滤过率（GFR）。肾小球滤过膜由 3 层结构组成：①含有窗孔的毛细血管内皮细胞；②基膜；③上皮细胞或由其形成的足突。该滤过膜具有高度的通透性，除血浆中大分子物质（如蛋白质）外，所有小分子物质均可自由通过，故肾小球滤液又称超滤液，除不含血浆蛋白外，其余成分均与血浆相似。正常人肾小球滤液形成量很大，每日约 150L。

二、肾小球滤液形成的决定因素

影响肾小球滤过率的因素主要有以下几个方面。

（一）毛细血管内压

主要由入球、出球小动脉阻力控制。毛细血管内压增加，GFR 亦增加，毛细血管内压对 GFR 的影响呈线性关系。

（二）肾血浆流量

血浆流量对 GFR 的影响主要通过影响血浆胶体渗透压上升速度而实现。血浆流量减小，血浆胶体渗透压上升速度加快，使压力平衡点前移，因而在毛细血管后段可无滤液形成。但如肾血浆流量增加超过一定值，血浆胶体渗透压上升很少，这时如血浆流量再增加，对 GFR 的影响则甚小。

（三）动脉血清蛋白浓度

主要受机体清蛋白的合成与降解速度影响。血浆胶体渗透压与 GFR 呈反比，表现为双曲线关系。

（四）滤过膜的通透系数（Kf）

Kf 代表滤过膜的通透系数，指滤过膜对水的通透性与整个滤过面积的乘积。Kf 增加，GFR 增加，但当肾小球内滤过压已达平衡，Kf 再增加，只能使压力平衡点前移，而不再增加 GFR；反之，Kf 减少，则 GFR 减少。

三、肾小球滤过率及肾血浆流量的调节

（一）自身调节

当肾脏的灌注压在一定范围变化时 [10.7~24kPa（80~180mmHg）]，肾血流量（RBF）及肾小球滤过率基本保持不变。

当灌注压的变化超过一定范围后，自身调节将失去作用，GFR 及 RBF 将随灌注压的改变而变化。

（二）管球反馈

到达远端肾小管起始段 NaCl 发生改变，可致该肾单位血管阻力发生变化，从而引起肾小球滤过率改变，此现象称为管球反馈（TGF）。该反馈的感受部位为致密斑，效应器主要为入球小动脉和出球小动脉。高速灌流髓襻时，主要表现为入球小动脉收缩；低速灌流时，入球、出球小动脉同时收缩。此外，肾小球滤过率的改变也可能与 Kf 的改变有关。

TGF 的生理意义为在肾单位水平上，通过调节肾小球滤过率，使远端肾小管流量维持在一个狭小的

变化范围内，以使远端的肾小管作更为精细的调节。

TGF 的敏感性可受多种因素的影响。入球小动脉的张力是决定 TGF 敏感性的主要因素，各种入球小动脉扩张的因素如降低血压、多巴胺、组胺、心钠素等可抑制 TGF；而使入球小动脉收缩的因素，如血压升高、去甲肾上腺素、血管加压素可增强 TGF。呋塞米（速尿）由于抑制致密斑 NaCl 的重吸收，故可抑制 TGF。

（三）肾神经

肾脏有丰富的神经支配，神经末梢主要分布在入球小动脉、出球小动脉、小球系膜区以及肾小管。刺激肾神经可引起入球、出球小动脉收缩，但对入球小动脉作用更为明显，还可引起系膜细胞收缩，导致 GFR、RBF 下降。肾神经兴奋还可刺激肾素释放，通过血管紧张素 II 影响肾功能。肾神经主要为肾上腺素能纤维，其直接的缩血管作用与刺激 α 受体有关。在正常情况下，肾神经对 GFR、RBF 影响小，但在出血、麻醉、心力衰竭、疼痛等情况下可引起神经介导的肾血管收缩，使 GFR、RBF 下降。

（四）血管活性物质

1. 血管紧张素　血管紧张素 II（AT）可引起入球、出球小动脉收缩，引起系膜细胞收缩，Kf 下降。同时 AT 可刺激肾脏释放前列腺素 E_2（PGE_2）。PGE_2 可对抗 AT 引起的入球小动脉收缩，使 AT 对入球小动脉的作用不表现出来。在正常情况下，AT 为调节出球小动脉阻力的主要因素。外源性灌注 AT 可引起 GFR、RBF 下降，但 GFR 下降的程度明显小于 RBF，使滤过分数（FF、GFR/RBF）升高。

2. 腺苷　腺苷为 ATP 的代谢产物，刺激 AT 受体可引起入球小动脉阻力增加，出球小动脉阻力下降，使 GFR 下降，滤过分数下降。刺激 AT 受体可抑制肾素释放。刺激 A2 受体，可引起入球、出球小动脉扩张。小剂量腺苷可刺激 TGF，而大剂量则抑制 TGF。目前认为腺苷为调节肾血管阻力的重要因素。

3. 前列腺素　前列腺素（PG）为花生四烯酸的代谢产物。在基础情况下，PG 产生甚少，对肾脏血流动力学的作用小。当有 AT、肾神经兴奋等缩血管作用因素存在时（如低血容量、慢性失钠、充血性心力衰竭、肝硬化），PGE_2 产生增加。此时如使用阿司匹林、吲哚美辛（消炎痛）等可使 RBF、GFR 明显下降。

4. 激肽　激肽（如缓激肽）可使肾血管扩张，离体的预先用去甲肾上腺素收缩的出球小动脉舒张。激肽系统可与肾素血管紧张素系统、PG 系统相互作用。

5. 心钠素　灌注心钠素可引起 RBF、GFR 升高，滤过分数增加。心钠素主要使出球小动脉收缩，入球小动脉舒张，同时使 Kf 值增加。

6. 内皮素　内皮素具有很强的缩血管作用，主要产生于内皮细胞的多肽。内皮素可引起 GFR、RBF、Kf 的显著下降，但滤过分数升高。内皮素还可与各种血管活性物质相互作用，促使前列环素（PGI）、内皮细胞源性舒张因子、心钠素分泌。在活体实验时，内皮素可引起肾素产生增加。

四、肾小球滤过膜对大分子物质的屏障作用

正常情况下，血浆蛋白等大分子物质不能通过肾小球滤过膜。滤过膜的屏障作用由以下两部分组成。

（一）机械性屏障

分子直径 <2nm 的物质可自由通过。肾小球滤过膜，随着分子直径的增大，通过滤过膜的能力减小，当分子直径达 4nm 时，通透性接近"0"。机械性屏障的能力与滤过膜上的孔径大小以及构型有关。

（二）电荷屏障

正常情况下，血浆清蛋白不能通过肾小球滤过膜，而与清蛋白分子直径相同的中性右旋糖酐则较易通过。这是因为清蛋白在正常血浆 pH 时带负电荷，而肾小球滤过膜含有盐酸、硫酸肝素等多

糖，也带负电荷，形成电荷屏障，阻止带负电荷的清蛋白滤出。在某些病理状态下，滤过膜上的负电荷消失，大量清蛋白经滤过膜滤出，形成蛋白尿。

（方　芳）

第三节　肾小管的重吸收作用与排泄作用

一、肾小管重吸收作用

肾小管的主要功能在于有选择性重吸收原尿中的内容物。原尿中水分的 99% 由肾小管重吸收，其中约 80% 在近曲小管与钠一起呈等渗重吸收，其余的水分由肾小管其余部分及集合管根据体内需要呈高渗性重吸收原尿中的糖、氨基酸、维生素、微量蛋白等在近曲小管重吸收。原尿中的钾和 70% ~ 80% 的钠由近曲小管和髓襻重吸收，其余的钠主要在远曲小管重吸收。其他电解质如钙、镁、氯、碳酸盐、无机磷等也大部分在肾小管重吸收。故原尿和最后排出体外的尿液不仅在量上有差异（一般尿量仅为原尿量的 1/100），而且在质上也有很大不同。肾小管不仅对原尿中的水分重吸收，而且对人体水分和细胞外渗的渗透压也有重要的调节作用。

二、肾小管排泄作用

（一）远曲小管排泌氢离子

远曲小管和集合管的管壁细胞中有碳酸酐酶存在，它能催化二氧化碳与水结合成碳酸，碳酸游离出氢离子，从远曲小管的上皮细胞排泌入管腔中，并与尿中的钠离子进行交换，把氢排泌出去，将钠吸收回来。这一过程可使尿液酸化，从而调节人体的酸碱平衡。

（二）远曲小管产生并排泌氨

远曲小管上皮细胞中的谷氨酰胺酶及氨基酸氧化酶能分别使谷氨酰胺及氨基酸脱胺并与氢离子结合成氨（NH_3），排入肾小管腔中，再与氢离子结合成铵（NH_4^+）用于交换管腔中的钠，起到保钠排氢的作用，以调节人体酸碱平衡。

（三）远曲小管排泌钾离子

在远曲小管腔中，钾离子也能与钠离子交换，形成碳酸氢钾，从而排钾保钠。在血浆钾离子浓度高的情况下，远曲小管上皮可以多排钾离子、少排氢离子；反之，在人体缺钾时，远曲小管排钾减少，排氢则增加。

此外，肌酐、尿酸、有机酸及不少药物、毒物亦由肾小管排出。

（王　玲）

第四节　肾脏的内分泌功能

肾脏具有以下内分泌功能：通过近球旁器分泌肾素，调节血压；产生红细胞生成素，促进红细胞的生成；产生前列腺素，具有扩张血管及排钠作用；产生 1 - 羟化酶，生成 1，25 - 二羟维生素 D_3 [1，25（OH）$_2D_3$]，调节钙、磷代谢。

一、调节血压

在肾小球的入球小动脉壁与远曲小管接触部位，有一特殊结构称肾小球旁器，它是由来自入球小动脉壁的球旁细胞、从远曲小管方形上皮细胞转化而成的柱状的致密斑以及位于入球小动脉与出球小动脉之间的间质细胞组成。球旁细胞是一种牵张感受器，能感受血容量和血压的变化，分泌肾素。致密斑是一种钠感受器，当肾小管液中钠浓度减少时，致密斑就兴奋，促使球旁细胞分泌肾素。当间质细胞遇到刺激时，可转化为球旁细胞，分泌肾素。肾素可使血液中的血管紧张原转变为血管紧张素Ⅰ，并经肺及肾的转化酶作用生成血管紧张素Ⅱ，它直接使小动脉平滑肌收缩，引起血压上升；同时通过刺激肾上腺皮质，增加醛固酮分泌而促进肾小管对水和钠的回吸收，扩张血容量，也可升高血压。

二、促进红细胞生成

主要通过肾脏产生肾性红细胞生成因子，能使肝脏合成的促红细胞生成素原转变为促红细胞生成素，作用于骨髓干细胞，促进定向干细胞向红细胞系列发展，并促进幼稚红细胞的成熟和释放，当肾脏广泛损害时，分泌减少。

（战　帆）

第三章

肾脏病的实验室检查

第一节　尿液检查

一、尿标本的收集与储存

清晨首次尿液较浓，不受运动和食物影响，是收集尿液送检的理想时间。也可随时留新鲜尿做尿常规检查。留尿前应清洗尿道口及外阴，留中段尿尽快送检，储尿容器应清洁。

如需作代谢及内分泌等检查，则需留24小时尿，并记录总量，摇匀后取其中一部分尿液送检。尿液需留于干燥清洁容器中，容器应加盖置于4℃冰箱内保存。如在室温下储存，需加防腐剂，目前甲醛和盐酸防腐效果较好。

二、尿常规检查

尿常规检查包括物理检查、化学检查及显微镜检查。

（一）物理检查

包括尿色、量、比重、透明度。正常尿液淡黄、透明，每天尿量1 000～2 000mL，比重1.010～1.015。尿呈红色者，除血尿外，利福平、苯妥英钠、酚磺酞等药物均可使尿呈红色，并注意与血红蛋白尿、肌红蛋白尿鉴别。乳糜尿为乳白色，脓尿、结晶尿则呈现混浊。

（二）化学检查

1. pH　正常尿pH为4.5～8，平均5.5～6.5。尿pH在4.5～5.5为酸性尿；6.5～8则为碱性尿。一般情况下，尿pH反映了血清pH，在代谢性酸中毒或呼吸性酸中毒时，尿呈酸性；在代谢性碱中毒或呼吸性碱中毒时尿呈碱性。另外酸性尿见于食肉后及糖尿病、尿酸结石、结核患者；碱性尿除久置外可见于感染尿、食用大量蔬菜及草酸钙结石并发肾小管酸中毒者。餐后尿pH变化是由于进食后大量胃酸分泌造成体液偏碱，形成所谓"碱潮"。而通常尿pH随细胞外液pH的改变而改变，尤其午餐后改变较明显，尿pH可达8.0。若酸血症患者出现碱性尿，常提示肾小管酸中毒；碱血症患者出现酸性尿往往提示低钾。临床上常通过调节尿pH来预防结石、增加某些抗菌药物疗效和促进药物排泄以减轻药物的肾毒性作用。

2. 尿蛋白　正常人尿中含微量蛋白，24小时尿蛋白排出量<150mg。尿蛋白定性为阴性。尿蛋白定性检查常用+/－表示，±表示蛋白含量<0.1g/L，+为0.1～0.5g/L，2+为0.5～2.0g/L，3+为2.0～5.0g/L，4+为>5.0g/L。泛影葡胺造影剂、大量尿酸盐、青霉素、阿司匹林等会使蛋白定性出现假阳性。出现蛋白尿原因为：肾小球性、肾小管性和过剩性。最常见的为肾小球性疾病，是由于肾小球毛细血管对蛋白的通透性增加，特别是清蛋白，24小时尿蛋白>1g应怀疑肾小球疾病，>3g时可确诊。肾小管性蛋白尿是由于肾小管不能重吸收正常滤过的低分子蛋白，一般肾小管性蛋白尿很少超过（2～3）g/24h，且常伴有近端肾小管的其他功能障碍而产生糖尿、氨基酸尿、磷酸盐尿和尿酸尿。过剩性蛋白尿是由于血浆异常免疫球蛋白和其他低分子量蛋白浓度增加，导致肾小球的蛋白滤过量大于肾小管重吸收量，骨髓瘤常产生大量的免疫球蛋白，引起过剩性蛋白尿。短暂性蛋白尿可因高热、剧烈运动等引起，多见于儿童，休息几天后可恢复；在老人可由于充血性心力衰竭所致，常见心力衰竭纠正后尿蛋白检查转为阴性。间歇性蛋白尿通常与体位改变有关，如长期站立可产生轻微蛋白尿，每天尿蛋白量很少超过 1g，平卧休息后恢复正常，其原因为站立时肾静脉压力增高，大多可自行恢复。对持续性蛋白尿患者应作进一步检查。

3. 尿糖　通常几乎所有从肾小球滤过的糖均在近曲小管被重吸收，故正常人空腹尿糖为阴性。尿中出现葡萄糖称为糖尿，常见于糖尿病。当滤过的糖超过肾小管重吸收能力时（血清糖的肾阈值大约是 10mmol/L），亦可出现尿糖阳性，尿中含大量的维生素 C、对氨水杨酸、萘啶酸等可引起假阳性。

4. 酮体　正常尿中无酮体出现，当糖尿病酮症酸中毒、孕妇和过度饥饿的患者由于异常的脂肪分解时尿酮体可出现阳性。

5. 胆红素和尿胆原　正常人尿中无胆红素，只有非常少量的尿胆原。胆红素分直接胆红素和间接胆红素。直接胆红素是由胆红素与葡萄糖醛酸在肝细胞内结合形成，正常情况下经胆管进入小肠，并转化成尿胆原。所以直接胆红素不出现在尿中，除非有肝内疾病和胆管梗阻。尿胆原是直接胆红素的终末代谢产物，通常 50% 由粪便排出，50% 再吸收进入肠肝循环，每天 1~4mg 的尿胆原分泌在尿中。溶血性疾病和肝细胞疾病可引起尿胆原增加；相反，胆管梗阻和抗生素的使用改变肠内菌群而影响直接胆红素转变成尿胆原，使尿胆原的浓度降低，血清中直接胆红素的浓度升高。

6. 显微镜检查　通常取新鲜尿 10mL，离心 5 分钟后弃去上清液，取尿沉渣进行显微镜检查，正常人尿红细胞 0~3 个/HP，>3 个/HP 为血尿；白细胞正常为 0~5 个/HP，>5 个/HP 提示有炎症。少量上皮细胞无临床意义。正常人尿中无管型。管型是尿蛋白质在肾小管腔内形成的凝块，黏蛋白是所有管型的基本物质。当管型仅由黏蛋白组成则称为透明管型，多见于高热或剧烈活动后，也可见于肾脏本身病变。红细胞管型是肾小球出血的依据，多见于急性肾小球肾炎。白细胞管型多见于急性肾盂肾炎。颗粒管型、上皮细胞管型、蜡样管型均反映肾实质损害。尿中有结晶，通常意义不大，但如新鲜尿中有多量尿酸结晶和草酸钙结晶，且有红细胞存在，应考虑有结石可能。服用某些药物（如磺胺类药物），尿中也可出现这些药物的结晶。如发现胱氨酸结晶可确诊为胱氨酸尿。在酸性尿中结晶包括草酸钙、尿酸和胱氨酸；在碱性尿中结晶为磷酸钙和三磷酸盐结晶。

三、尿三杯试验

血尿、脓尿时，可通过尿三杯试验帮助初步定位。方法为：清洗外阴及尿道口后，将一次尿不中断地排入三个清洁容器内，将最初的 10~20mL 尿留于第一杯中，中段尿留 30~40mL 于第二杯中，终末 5~10mL 留于第三杯中，分别送化验。若第一杯尿液异常且程度最重，提示病变可能在前尿道；若第三杯异常且程度最重，则病变可能在后尿道或膀胱颈；若三杯均异常，病变可能在膀胱颈以上。

四、乳糜尿

将尿液加入等量乙醚中，震荡后取乙醚层（上层）液体一滴放于玻璃片上，加入苏丹Ⅲ染液，镜下观察。如为乳糜尿可见红色脂滴，并可见下层尿液由浊变清。此时应再吸取乳糜尿沉渣寻找微丝蚴。

五、尿细菌学检查

应在用药前或停药 2 天后，清洗外阴及尿道口，留中段尿于无菌瓶中，加盖后立即送检，若置于 4℃ 保存不能超过 8 小时。

细菌培养：常用中段尿行定量培养并作药敏试验。若培养出细菌数 >10^5/mL 为感染，<10^3/mL 则多为污染，如为 10^3/mL~10^5/mL 则不能排除感染的可能性，必要时需复查。对细菌数 >10^5/mL 者应常规做药物敏感试验。真菌、衣原体、淋病奈瑟菌、伤寒沙门菌、结核分枝杆菌及厌氧菌等需作特殊培养。

六、尿脱落细胞检查

尿脱落细胞检查可帮助评价肾实质和尿路疾病，特别是对尿路上皮肿瘤的早期诊断、疗效观察和癌症普查有重要意义。对尿路上皮的原位癌和细胞分化较差的肿瘤有特殊的诊断价值，阳性率有报告达70％以上。

要求尿液新鲜，尿量不少于50mL，最好为早晨第一次尿的中后段尿液。收集尿应及时离心，沉淀物涂片必须在尿液排出后1~2小时内完成。若不能及时完成涂片，可在尿液中加入1/10尿量的浓甲醛溶液或95％乙醇固定，以防尿液腐败，细胞自溶。

恶性肿瘤细胞的形态特征为：细胞核大，核直径>1/2细胞直径，核/浆比例增大，可出现多核，染色质颗粒粗糙，核仁增多增大，核膜明显。细胞质变化，见分化不良细胞的胞质量少，细胞总体积增加，呈多形性。临床上还用荧光素吖啶橙染色法来判断细胞形态及核酸代谢等变化，肿瘤细胞胞质呈橘红荧光，核呈黄绿色或黄色荧光，荧光强度取决于胞质RNA和DNA含量，因此增生活跃的细胞其细胞质和细胞核荧光强度增强。

七、尿液的生化检查

尿液的生化检查应收集24小时尿。即从第一天确定的某一时间将尿排尽并弃去，然后将所有的尿液排入容器内，直至第二天的同一时间排尿并收入容器中。计算24小时尿量，混匀后留取50mL送检，留尿期间标本宜保存于冰箱内或加入防腐剂。作24小时尿尿素氮、肌酐、肌酸、尿酸、氯化物、钾、钠、钙、磷等物质的测定以甲醛为宜，17-羟皮质类固醇、17-酮皮质类固醇、儿茶酚胺、3-甲氧基-4-羟基苦杏仁酸（VMA）、醛固酮等物质的测定以盐酸为宜。

1. 尿肌酐　正常值为（0.7~1.5）g/24h。在急性肾炎或肾功能不全时，尿肌酐排出量降低。

2. 尿素氮　正常值为9.5g/24h。增高时表示体内组织分解代谢增加；降低见于肾功能不全、肝实质性病变。

3. 尿酸　正常值为（0.4~1.0）g/24h。增高见于痛风，降低见于肾炎。

4. 尿钾　正常值为（2~4）g/24h。增高见于肾上腺皮质功能亢进、肾移植术后利尿；降低见于严重失水、失钠而有肾前性氮质血症及失盐综合征、尿毒症及肾上腺皮质功能减退等。

5. 尿钠　正常值为（3~6）g/24h。增高见于肾上腺皮质功能减退、急性肾衰竭（ARF）及肾移植术后利尿期；降低见于长期禁食钠盐、肾上腺皮质功能亢进等。

6. 尿钙、尿磷　尿钙正常值为（0.1~0.3）g/24h，尿磷正常值为（1.1~1.7）g/24h。尿钙、尿磷排出量增高见于甲状旁腺功能亢进症、特发性高尿钙。

八、尿的激素及代谢产物检查

1. 尿17-羟皮质类固醇（17-OHCS）　为肾上腺皮质类固醇的代谢产物，正常值男性为8~12mg/24h，女性为6~10mg/24h。增高多见于肾上腺皮质功能亢进，如皮质醇增多症等；降低见于肾上腺皮质功能减退。

2. 尿17-酮皮质类固醇（17-KS）　正常值男性为（10~20）mg/24h，女性比男性低（2~3）mg/24h。17-KS在女性主要来自肾上腺，在男性则2/3来自肾上腺，1/3来自睾丸，所以此检查在男性反映肾上腺皮质与睾丸功能，在女性反映肾上腺皮质功能。增高见于皮质醇增多症、肾上腺性征异常综合征、睾丸间质细胞瘤、多毛症、肢端肥大症、男性性早熟、内分泌雄激素治疗后。减少见于Addison病、垂体功能减退、睾丸发育不全、睾丸切除后、甲状腺功能减退以及某些慢性病如肝炎、结核、糖尿病等。

3. 尿儿茶酚胺（CA）　包括去甲肾上腺素（80％）、肾上腺素、多巴胺三种物质。正常值为（9~108）μg/24h。增高见于嗜铬细胞瘤、肾上腺髓质增生、副神经节瘤等；降低见于营养不良、高位截瘫、家族性脑神经功能异常和帕金森病等。

4.3 - 甲氧基 - 4 - 羟基苦杏仁酸（VMA） 是儿茶酚胺代谢产物，增高见于儿茶酚胺增多症。化验前数日应停止食用香蕉、咖啡、茶、巧克力等含香草的食品，可避免部分假阳性；停服苯胺氧化酶抑制药及甲基多巴可避免假阴性。

5. 尿醛固酮 是肾上腺皮质球状带分泌的一种盐皮质激素，调节 K^+、Na^+ 及水的平衡。正常值 $<10\mu g/24h$。增多见于原发性醛固酮增多症、继发性醛固酮增多症、甲状腺功能亢进症、部分高血压、低血钾等；减少见于肾上腺皮质功能减退、糖尿病、Turner 综合征、18 - 羟化酶缺乏、垂体功能减退等。

（赵郁虹）

第二节　肾功能检查

肾功能检查对了解有无肾脏病及疾病严重程度、对选择治疗方案及判断疾病预后均有重要意义。由于肾脏有强大的储备能力，而目前临床常用于检查肾功能的方法敏感程度不够，故肾功能检查结果正常，也不能完全排除肾脏器质性损害及功能轻度受损。

一、肾小球滤过功能检查

（一）血清肌酐（SCr）和尿素氮（BUN）的测定

肾排出的各种"废物"中，大多数为含氮代谢产物，如尿素、肌酐、尿酸、胍类、胺类等。当肾小球滤过功能发生变化时，血液内这些物质的浓度即会随之发生改变。临床常通过测定血中这些物质浓度来了解肾小球功能状况，其中 SCr 和 BUN 测定最常用。

1. SCr 水平测定 肌酐是肌肉组织的代谢产物，其分子量 113Da。在肌肉中，肌酸在肌酸磷酸激酶的催化下转变成带高能磷酸键的磷酸肌酸，磷酸肌酸不稳定，容易脱去磷酸脱水，转化成肌酐。肌酐主要经肾小球滤过，在肾小管几乎无重吸收，而且经肾小管分泌的量也很少，因而 SCr 水平能较好地反映肾小球滤过功能。虽然肌肉发达程度、饮食、体力活动等因素可能对 SCr 水平产生影响，但是这些影响均较小，并不妨碍临床用 SCr 作为肾小球功能检测指标。不过，其敏感度较差，只有肾小球滤过率下降超过50%时，SCr 水平才上升。国人 SCr 正常值：男性 53.0 ~ 106.0μmol/L（0.6 ~ 1.2mg/dL）；女性 44.0 ~ 97.0μmol/L（0.5 ~ 1.1mg/dL）。

测定 SCr 方法有苦味酸法、自动分析仪测定法及高压液相分析法等。其中高压液相分析法测定结果最为准确，但方法较为烦琐，不适合临床采用。苦味酸法需经光电比色，故其结果可受某些色素原的影响。自动分析仪测定速度快，效率高。

2. BUN 测定 尿素是人体蛋白质代谢的终末产物之一，分子量为 60Da。肾脏病时测定 BUN 的目的在于了解有无氮质潴留，以判断肾脏对蛋白质代谢产物的排泄能力。血液中的尿素全部经肾小球滤过，正常情况下约30% ~ 40%被肾小管重吸收，肾小管也排泌少量尿素，肾衰竭时排泌量增加。临床上虽也用 BUN 水平检测肾小球滤过功能，但它同 SCr 一样不够敏感，也只有当肾小球滤过率下降超过50%时，BUN 水平才升高。除此而外，BUN 水平还受诸多因素影响，如脱水、低血压引起血容量不足，创伤、出血、感染引起组织蛋白分解增加，饮食蛋白质摄入过多及某些药物作用等，均可能使 BUN 水平升高，此时其升高并不反映肾小球滤过功能受损，临床上要认真鉴别。BUN 的正常值为 2.9 ~ 7.5mmol/L（8 ~ 21mg/dL）。

（二）肾小球滤过率（GFR）检查

肾小球滤过率是指每一单位时间内，肾脏清除了多少毫升血浆内的某一物质。在同一时间内分别测定该物质在血浆中的浓度及一分钟内尿中排出量，即可计算出每分钟被肾脏清除该物质的血浆量（常以 mL/min 为单位），称为该物质的清除率。

1. 菊粉清除率测定 菊粉是一种由果糖构成的多糖体，分子量较小，约 5.2kD。经注入体内后，不被机体分解代谢而以原形自由通过肾小球滤出，既不被肾小管排泌，也不被其重吸收，故其清除率可准确地反映 GFR。菊粉测定的 GFR 正常值为：男性 127mL/min；女性 118mL/min。尽管菊粉清除率可以较准确地反映 GFR，但由于需要持续静脉滴注菊粉和多次抽血，又需留置导尿管等，临床上难以推广使用，主要用于实验研究。

2. 内生肌酐清除率（Ccr）　肌酐除经肾小球滤过外，近端肾小管尚能排泌一小部分，故理论上它的清除率可略大于菊粉清除率。但是，在不进食动物瘦肉情况下，正常人 Ccr 实测结果与菊粉清除率极接近，而 Ccr 检查法却远比菊粉清除率简单，故现在临床上常用 Ccr 来代表肾小球滤过率，作为敏感的肾小球功能检测指标。不过，肾衰竭时肾小管排泌肌酐增多，此时测得的 Ccr 值会比实际肾小球滤过率高，此应注意。

Ccr 检查方法：收集 24 小时全部尿液并计量；在收集 24 小时尿液结束时取血；然后对血、尿肌酐进行定量，按如下公式计算：

经体表面积矫正后，Ccr 正常值为 80~120mL/（min·1.73m²）。

血清肌酐包括内生肌酐和外源性肌酐。内生肌酐由体内肌酸分解而来，生成量恒定，不受食物成分的影响。外源性肌酐来自饮食摄入的动物瘦肉。既往做 Ccr 需素食三天，目的为减少外源性肌酐的影响，但目前认为少量外源性肌酐不影响次日清晨空腹血肌酐测定，故不必素食。

3. 放射性核素 GFR 测定　一次性弹丸式注射放射性物质如 ^{99m}Tc-二乙烯三胺（^{99m}Tc-DTPA）、^{131}I-磺肽酸、^{51}Cr-二乙烯三胺（^{51}Cr-EDTA）等，然后多次采血，测定血浆放射性，绘制血浆时间-放射性曲线（T-A 曲线），按区分析并求出曲线下面积，然后用此面积除以投予量即可求出肾小球核素清除率。此方法能够较准确地反映肾小球滤过率，且不需收集尿液，但需注射放射性物质，对妊娠和哺乳期妇女不宜应用。

二、肾小管功能检查

临床常用的肾小管功能检查包括近端肾小管功能检查、远端肾小管功能检查及有关肾小管酸中毒的功能试验等方面。

（一）近端肾小管功能检查

许多物质（如钠、磷、碳酸氢盐、葡萄糖、氨基酸、多肽及低分子蛋白等）经肾小球滤过后，均主要在近端肾小管重吸收。另外，近端肾小管还具有排泌功能。如果近端肾小管受损，则可能出现重吸收及排泌功能障碍。

1. 酚红排泄试验　当酚红注入人体后，绝大部分（94%）由近端肾小管上皮细胞主动排泌，从尿中排出。因此测定酚红在尿中排出量（酚红排泄率），可作为判断近端肾小管排泌功能的粗略指标。健康成人 15 分钟排泌量在 25% 以上，两小时排泌总量在 55% 以上。由于酚红排泄试验受肾血流量及其他肾外因素影响较大，对肾小管功能敏感性不高，故目前基本不用。

2. 肾小管对氨基马尿酸最大排泄量测定　对氨基马尿酸（PAH）注入人体后，不经分解代谢，约 20% 以原形从肾小球滤过，80% 以原形从近端肾小管排泄，不为肾小管重吸收，其排泄量随血浆 PAH 水平升高而增加。当血浆浓度增加至一定限度（约 60mg/dL）时，肾小管对其排泄量已达最大限度，即使再增高 PAH 的血浆浓度，尿中其排出量也不一定增加，此时的排泄量即为对氨基马尿酸最大排泄量。如用最大排泄量减去肾小球的滤过量（用菊粉清除率测定），即得肾小管对氨基马尿酸最大排泄量（TmPAH），用于评价近端肾小管的排泌功能。急进性肾炎、慢性肾小球肾炎、肾动脉硬化及肾盂肾炎时 TmPAH 可降低。由于其测定方法亦较烦琐，临床较难采用。

3. 肾小管葡萄糖最大重吸收量（TmG）测定　当血糖在正常范围时，肾小管能将经肾小球滤过的葡萄糖全部重吸收，排出的尿液中几乎无葡萄糖。其重吸收的机制为近端肾小管细胞膜上的载体蛋白（转运蛋白）与钠和葡萄糖三者形成复合物，穿过近端肾小管细胞膜重新吸收入血。如果血浆葡萄糖浓度不断增高，肾小管对葡萄糖的重吸收值也随之增加。当血中葡萄糖浓度超过一定限度时，肾小管重吸收能力达到饱和，则不能将过多的葡萄糖重吸收，出现尿糖。此时滤液中被重吸收的葡萄糖量称为肾小管葡萄糖最大重吸收量（TmG），正常为（340±18.2）mg/min，为反映近端肾小管重吸收功能的指标之一。某些肾脏疾病如慢性肾小球肾炎、肾动脉硬化、慢性肾盂肾炎等致部分肾小球失去功能及肾小管缺血损伤时，影响葡萄糖重吸收，则TmG值减少。因TmG测定方法较烦琐，临床上多不采用。

4. 尿氨基酸测定　血中氨基酸经肾小球滤过，在近端肾小管绝大部分被重吸收。如在同样饮食情况下，患者尿中氨基酸排出量异常增多，则考虑近端肾小管重吸收功能减退。可通过氨基酸分析仪测定尿中氨基酸含量。

5. 尿 β_2 微球蛋白（β_2-MG）测定　β_2-MG为一种低分子蛋白（11.8kD），含100个氨基酸和一个二硫键。β_2-MG为组织相关抗原HLA-A、B、C的关键部分，存在于有核细胞表面。由于代谢和HLA的降解，β_2-MG分离后，以游离形式存在于细胞外液，包括血清、尿、唾液、脑脊液和胸腔积液中。正常成人每日约产生150~200mg β_2-MG。体内的 β_2-MG几乎全部由肾脏清除。β_2-MG经肾小球滤过后，95%以上被近端肾小管重吸收，少量未被小管重吸收的 β_2-MG最后从尿排出，正常人每日仅约270mg左右。当近端肾小管功能受损重吸收减少时，尿中 β_2-MG排出即增多。测定尿中 β_2-MG含量，可了解近端肾小管重吸收功能。

尿 β_2-MG含量常用放射免疫方法测定，此法敏感度高，重复性好。用氨基糖苷类抗生素的患者，在肾小球滤过率下降前约5天即可出现尿 β_2-MG水平增高，因此对早期诊断药物肾损害及监测用药有意义。对造影剂所致肾损害，尿 β_2-MG检测亦有诊断意义。下尿路感染时尿 β_2-MG水平不增高，而慢性肾盂肾炎时，尿 β_2-MG水平可能升高，对鉴别诊断有一定意义。肾移植患者出现排异反应时，尿 β_2-MG水平即迅速升高，而且远较血清肌酐水平升高早。

6. 尿溶菌酶测定　溶菌酶亦为小分子蛋白质（14~17kD），同 β_2-MG一样，能经肾小球自由滤过，并且绝大部分在近端肾小管被重吸收，故尿中含量极微。正常人尿溶菌酶含量小于 $3\mu g/mL$。如果血中溶菌酶含量正常，尿中含量增多，则说明近端肾小管重吸收功能受损。

所以，上述前面两项化验是近端肾小管排泄功能检查，而后面四项化验是近端肾小管重吸收功能检验。

（二）远端肾小管功能检查

各种病因导致远端肾小管损伤时，患者即可出现尿浓缩及稀释功能障碍。因此，临床常用尿浓缩功能试验来检测远端肾小管功能。尿稀释功能试验也能反映远端肾小管功能，可是，患者需在短时间大量饮水，有可能引起不良反应，甚至水中毒，而且试验结果常受多种因素（如心力衰竭，肝脏病等）干扰，故近年临床已极少采用。临床上常用尿比重测定、尿浓缩试验，或尿渗透压检测来检查远端肾小管浓缩功能。

1. 尿比重　尿比重反映尿液内可溶性物质和水分的比例。正常人24小时总尿量的比重约在1.015~1.030。一天中各次尿液的比重受饮水及出汗等影响，变动很大，稀释时可低至1.001，浓缩时可高至1.040。用尿比重计测定比重时，尿液温度会影响测定值。当尿液温度与尿比重计锤上标注的最适温度不符时，每增减3℃，尿比重值应加减0.001。尿内蛋白质及葡萄含量也会影响尿比重测定。当每100mL尿液含1g蛋白质或葡萄糖时，尿比重值应分别减去0.003及0.004。

各种疾病导致远端肾小管受损时，就会影响浓缩功能出现低比重尿。测定全天多次尿比重均不到1.018时，或全天多次尿比重差不到0.008时，即示浓缩功能障碍。尿比重固定于1.010±0.003时，称为等渗尿，提示浓缩功能严重受损。重症肾小球肾炎、肾小管间质肾炎、急性肾小管坏死多尿期均可见低比重尿。

2. 尿浓缩试验　常用莫氏试验，具体做法如下：试验前停用利尿剂，晚餐照常进食，晚8时后禁饮食。试验日正常饮食，每餐含水分500mL左右。晨8时排尿弃去，上午10、12时、下午2、4、6、8时及次晨8时各收集尿液一次，分别准确测定尿量及尿比重。正常情况下，24小时尿量为1000~2000mL，昼、夜尿量比值为（2~3）：1；尿液最高比重应在1.020以上，最高与最低比重之差应不少于0.009。若夜尿量超过昼尿量，或超过750mL；最高尿比重低于1.018，比重差少于0.009，均提示浓缩功能受损。

3. 尿渗透压测定　尿液渗透压是反映尿中溶质的克分子浓度，而尿比重是反映单位容积尿中溶质的质量。尿渗透压值仅与单位容积尿中溶质的微粒数相关，而与溶质分子量无关；尿比重值却不但受单位容积尿中溶质微粒数影响，而且还受溶质分子量大小影响。因此，在尿中存在糖、蛋白质或右旋糖酐等大分子溶质时，测定尿渗透压就比测定尿比重能更准确地反映远端肾小管浓缩功能。

目前多采用尿液冰点测定法测定尿渗透压 [单位为 mOsm/（kg·H_2O）]，也可用蒸气压渗透压计算法测定。成人普通膳食时，每日大约从尿排出 600～700mOsm 的溶质，因此 24 小时尿量为 1 000mL 时，尿渗透压约为 600mOsm/（kg·H_2O）；24 小时尿量为 1 500mL 时，尿渗透压约为 400mOsm/（kg·H_2O）；24 小时尿量为 2 000 mL 时，尿渗透压约为 300mOsm/（kg·H_2O），总之都应高于血渗透压。禁水 12 小时后晨尿渗透压应大于 700～800mOsm/（kg·H_2O）。还可用尿、血渗透压比值来判断肾小管浓缩功能。正常人 24 小时混合尿液渗透压与血渗透压比值应大于 1，如小于 1 则揭示浓缩功能低下；在禁水 12 小时后测定尿、血渗透压比值，正常人应大于 3，小于此值亦提示浓缩功能受损。

4. 自由水清除率（cH_2O）　自由水清除率是指每分钟从血浆中清除至尿中的纯水量，与尿渗透压比较，更能准确地反映肾在机体缺水或水分过多情况下，调节机体液体平衡的能力，能较理想地判断肾浓缩和稀释功能。其公式为：

自由水清除率 = 每小时尿量 ×（1 - 尿渗透压/血渗透压）

cH_2O 正常值为 -25～-100mL/h。cH_2O 测定能较好地反映远端肾小管浓缩功能。急性肾小管坏死极期患者 cH_2O 常呈正值，其后出现负值及其负值大小变化可反映急性肾小管坏死恢复程度。

（三）肾小管酸化功能测定

测定尿液 pH 值、碳酸氢离子（HCO_3^-）、可滴定酸及尿胺，并配合测定血气、血清钾、钠、氯、钙及磷，常能对明显的肾小管酸中毒做出诊断。但是，对不完全性肾小管酸中毒却常需进行下列检查。

1. 氯化铵负荷（酸负荷）试验　服用一定量的酸性药物氯化铵，通过肝代谢，$2NH_4Cl + H_2CO_3 \rightarrow (NH_4)_2CO_3 + 2HCl + 2H_2O$，使机体产生急性代谢性酸中毒。如远端肾小管功能正常，可通过排氢、泌铵使尿液酸化。如远端肾小管功能障碍，服氯化铵后尿液不能酸化。因此，通过观察尿液 pH 值的变化可判断有无远端肾小管功能障碍。但需注意，已有明显酸中毒的患者或肝病患者不宜做此试验，否则可使酸中毒加重或加重肝损害。具体方法如下：①三天氯化铵负荷法：日服氯化铵，每日 0.1g/kg，分三次服，连服三天。第三天收集尿液，每小时一次，共五次，测定每次尿的 pH 值；②氯化铵单剂量法：一次性服用氯化铵 0.1g/kg，服药后 2 小时至 8 小时收集尿液，每小时一次，测定每次尿的 pH 值。如试验后血 pH 或 CO_2 结合力降低，而尿液 pH 不能降至 5.5 以下，则证明远端肾小管酸化功能异常，使不完全性远端肾小管酸中毒得以确诊。

2. 碳酸氢盐重吸收排泄（碱负荷）试验　用一定量的碱性药物碳酸氢盐，使机体体液碱化，以增加肾小管重吸收 HCO_3^- 的负担。当近端肾小管受损时，其重吸收 HCO_3^- 功能减退。通过观察尿液 HCO_3^- 的排泄分数，有助于近端肾小管酸中毒的确诊。具体做法如下：

口服法：给患者口服或静脉滴注碳酸氢盐，根据其酸中毒的程度服用剂量每日为 1～10mmol/kg，每天逐渐加量，直至酸中毒被纠正，然后测定血浆和尿液中 HCO_3^- 和肌酐含量按下列公式计算碳酸氢离子排出量占其滤过量的比率，即：

静脉法：静脉注射 5% $NaHCO_3$ 500mL，速度为每分钟 4mL。每小时收集尿液一次并同时抽血，测定血浆和尿液中 HCO_3^- 及肌酐浓度，然后按上述公式计算碳酸氢离子排泄分数。正常人尿内几乎无碳酸氢离子，其排泄分数为 0。近端肾小管酸中毒（Ⅱ型）时常大于 15%，远端肾小管酸中毒（Ⅰ型）常小于 5%。此法因需多次取血、留尿，故临床实际应用很少。

（刘　丹）

第三节 特殊的生化和血清学检查

一、尿蛋白电泳

尿蛋白电泳分析多采用醋酸纤维膜电泳、琼脂糖电泳和十二烷基硫酸钠 - 聚丙烯酰胺凝胶（SDS - PAGE）电泳。醋酸纤维膜电泳和琼脂糖电泳中，泳动速度与各种蛋白质相对分子质量及所带电荷多少有关，正常人尿蛋白从阳极到阴极分别为清蛋白（37.9%）、α_1 球蛋白（27.3%）、α_2 球蛋白（19.5%）、β 球蛋白（8.8%）、γ 球蛋白（3.3%）、Tamm - Horsfall 糖蛋白（1% ~ 2%）。

SDS - PAGE 电泳中，各蛋白质泳动速度只与其相对分子质量大小有关，相对分子质量越小，泳动速度越快。电泳后借助灵敏的染色方法可清晰地分辨出所测蛋白分子电泳条带，再与同时电泳的已知相对分子质量大小的标准蛋白质分子条带相比较，可判定尿蛋白相对分子质量范围，配合凝胶光密度计扫描测定尿蛋白所占的百分比。

尿蛋白以中小分子（清蛋白及更小的蛋白质分子）为主，没有或仅有极少量大分子蛋白，称为选择性蛋白尿；若血浆中蛋白质不论分子大小均能从肾小球滤过，并且尿中有相当大量的大分子蛋白质，称为非选择性蛋白尿。临床意义如下。

（1）以肾小管损害为主的疾病，如急性肾盂肾炎、肾小管性酸中毒、慢性间质性肾炎早期、重金属及药物引起肾损害等常出现相对小分子质量蛋白，主要电泳区带在清蛋白及清蛋白以下。

（2）以肾小球损害为主的疾病，如各类原发性、继发性肾小球肾炎，肾病综合征等，常出现相对中分子及大分子质量蛋白，主要电泳区带在清蛋白附近及以上。

（3）整个肾单位受损的疾病，如慢性肾炎晚期、严重间质性肾炎累及肾小球，以及各种病因引起的慢性肾衰竭等，常出现混合性蛋白尿，电泳区带以清蛋白为主。

二、α_1 及 β_2 微球蛋白

β_2 微球蛋白（β_2 - MG）是一种相对分子质量 11.8KD 的小分子蛋白质，主要由淋巴细胞生成，存在于有核细胞膜上，肿瘤细胞合成 β_2 - MG 能力很强。血 β_2 - MG 可自由通过肾小球滤过膜，99.9% 在近曲小管重吸收，由尿排出仅占 0.1%。α_1 - MG 相对分子质量 30KD，在肝细胞和淋巴细胞合成，能自由通过肾小球但绝大多数被肾小管重吸收。α_1 - MG 不受尿液酸碱度的影响，已成为检测血清和尿中微量蛋白的首选指标，正逐步取代长期沿用的 β_2 - MG。

血或尿 α_1 - MG 及尿 β_2 - MG 检测方法包括酶联免疫吸附试验（ELISA）、免疫比浊法和放射免疫法（RIA），其临床意义如下。

（一）血 β_2 - MG

正常人血中 β_2 - MG 为 0.8 ~ 2.4mg/L，异常升高见于各种原发、继发性肾小球疾病（表明肾小球滤过功能减退），恶性肿瘤及 SLE，干燥综合征（舍格伦综合征）等自身免疫性疾病活动期。

（二）尿 β_2 - MG

正常人尿中 β_2 - MG 浓度低于 0.2mg/L 或 370μg/24h。其临床意义如下所述。

（1）肾小管炎症：中毒引起肾小管病变时，虽然肾小球滤膜孔径增宽，β_2 - MG 大量滤过，但肾小管重吸收功能良好，尿液内 β_2 - MG 仍正常或轻度增加。

（2）预示某些药物对肾小管的中毒损害：如氨基苷类抗生素、重金属、造影剂使用后尿液 β_2 - MG 明显增高时，应及时停药。

（3）鉴别上或下尿路感染：在急慢性肾盂肾炎时，因肾小管受损，尿 β_2 - MG 可增高，而在单纯性膀胱炎时尿 β_2 - MG 不高。

（4）协助诊断恶性疾病：癌细胞、肉瘤细胞时可产生 β_2 - MG，故恶性肿瘤时血液及尿液中 β_2 -

MG 含量常增高。异常升高见于各种原因如肾小管 - 间质性肾炎、急性肾小管坏死、Fanconi 综合征等所致近曲小管损伤，反映肾小管重吸收功能下降；还见于恶性肿瘤、自身免疫性疾病急性期血 β_2 - MG 升高，肾小球滤过增加超过肾小管重吸收能力时。

（三）尿 α_1 - MG

正常人尿中 α_1 - MG 浓度为 $0 \sim 15mg/L$。尿 α_1 - MG 升高提示肾小管重吸收功能损伤。

三、血、尿纤维蛋白降解产物

纤维蛋白原或纤维蛋白在纤溶酶作用下产生纤维蛋白降解产物（FDP），FDP 常以 X、Y、D、E 四种片段存在，其相对分子质量依次为 250、155、83 及 41KD。肾小球内凝血及纤溶产生的 FDP 能随尿排出；肾外血管内凝血及纤溶导致血 FDP 升高时，其中的小分子片段能排至尿中；当肾小球滤过膜严重损伤时，较大分子的片段也能被肾小球滤过。

（一）方法

间接血凝抑制试验、葡萄球菌凝集试验、乳胶颗粒凝集试验、酶联免疫吸附试验和蛋白印迹法。

（二）参考值

血 FDP $< 10\mu g/mL$，尿 FDP（ - ）。

（三）临床意义

（1）肾小球疾病时，若血 FDP 升高，尿 FDP（ + ），提示肾外血管内凝血，如肾病综合征时肾静脉血栓形成。

（2）血 FDP 正常，尿 FDP（ + ）提示肾小球内凝血，多见于各种增殖性肾炎。

四、血、尿补体

（一）血清补体

血清补体是血清中一组具有酶活性的蛋白质，活化后主要参与免疫防御反应，也能参与破坏自身组织或细胞，而造成免疫病理损伤。一些肾脏疾病可引起补体降低。

1. 方法

（1）血清总补体活性测定：常采用 50% 绵羊红细胞溶解法（$CH_{50}U$），此法灵敏性差，在个别补体成分下降时，总补体活性仍正常或仅轻度下降。

（2）血清单个补体成分测定：是利用各个组分的特异蛋白质，经化学提纯及免疫动物后，制备相应抗血清，采用琼脂单向扩散法或火箭电泳进行定量测定。

（3）检测补体的激活途径：血清中补体成分 C_{19}、C_4、C_2 降低，常提示经典途径激活；血清中 C_3 降低而 C_{19}、C_4、C_2 不降低者，提示由旁路途径激活。

2. 参考值　血清总补体为 $30 \sim 40CH_{50}U/mL$；C_4 为 $0.37 \sim 0.41g/L$；C_{19} 为 $1.4 \sim 2.0g/L$；C_3 为 $0.9 \sim 1.5g/L$。

3. 临床意义

（1）血清总补体降低常见于急性链球菌感染后肾小球肾炎、狼疮性肾炎或亚急性细菌性心内膜炎所致肾炎及膜增殖性肾炎。

（2）急性链球菌感染后肾炎补体 C_3 仅在病初 8 周内降低，而后恢复正常，对其临床诊断有意义；膜增殖性肾炎，补体 C_3 水平持续降低。

（3）在狼疮性肾炎，血清补体 C_3 能作为判断 SLE 活动指标之一，其水平与疾病严重程度和预后相关。

（4）补体减少还见于先天性补体缺乏。

（二）尿补体 C_3

尿补体 C_3 相对分子质量185kD，属大分子蛋白质。正常情况下尿液内不含 C_3，当肾小球疾病时，肾小球滤过膜受损通透性升高，导致尿中可检出 C_3。

1. 方法　单向免疫扩散法。

2. 参考值　正常人尿 C_3 阴性。

3. 临床意义　膜增殖性肾炎、狼疮性肾炎、膜性肾病及局灶节段型肾小球硬化时尿中 C_3 阳性检出率高，而微小病变时常为阴性；尿 C_3 阳性常提示肾小球病变较重，预后差，含量越高，病情越重。

五、循环免疫复合物

免疫复合物（IC）又称抗原 - 抗体复合物，有三种形式：19s 以上的免疫复合物可被网状内皮系统清除；约19s 的免疫复合物存在于局部病变，如肾小球基膜、皮肤基膜、血管内膜和关节骨膜，可激活补体引起炎细胞浸润和组织损伤；19s 以下的免疫复合物具可溶性，游离于血液、体液中，又称循环免疫复合物（CIC）。CIC 测定对免疫复合物疾病的诊断、疗效观察及判断预后有重要意义。

1. CIC 测定法　常用聚乙二醇（PEG）沉淀比浊法，原理是 CIC 相对分子质量较大，相互结合的抗原抗体构型发生改变，易被低浓度的 PEG 自液相中析出，PEG 还可抑制 CIC 解离，使之进一步聚合成更大的凝聚物而被沉淀，利用透光率比浊或散射比浊法可测出 CIC 的存在与含量。

2. 参考值　<70U/mL（PEG 沉淀法）。

3. 临床意义

（1）常见于自身免疫性疾病如系统性红斑狼疮、类风湿性关节炎，也可见于血清病、慢性活动性肝炎、痛风、急性链球菌感染后肾炎、恶性肿瘤等。

（2）动态监测 CIC 的变化，可了解疾病的发展，判断疗效和预后。

六、血清免疫球蛋白测定

免疫球蛋白是一组具有抗体活性的蛋白质，存在于机体的血液、体液、外分泌液及某些细胞膜上。分为 IgG、IgM、IgA、IgD、IgE 五大类，其中 IgG、IgM、IgA 含量较多与肾病关系较为密切，而 IgD、IgE 与肾损害的关系尚待进一步研究，含量较低，需用敏感性较高的酶标和放射免疫技术测定，临床应用不多。

1. 检测方法　IgG、IgM、IgA 以往多采用单项免疫扩散法测定，目前主要采用免疫比浊法和速率散射比浊法。

2. 参考值　IgG 为 6.94～16.18g/L；IgA 为 0.68～3.78g/L；IgM 为 0.60～2.63g/L。

3. 临床意义

（1）免疫球蛋白含量降低：见于各种先天性和获得性体液缺陷病及长期应用免疫抑制剂患者，在肾病综合征时，由于尿中 IgG 丢失太多及免疫紊乱，可造成 IgG 降低。此类患者易发生感染。

（2）免疫球蛋白的含量升高：①多克隆升高，多见于各种慢性感染、慢性肝病、结缔组织病、寄生虫病、结节病等，而以上疾病均可引起肾脏损害，如狼疮性肾炎、干燥综合征肾损害、冷球蛋白肾损害、肝硬化性肾小球疾病、感染性心内膜炎肾损害等；②单克隆升高，如多发性骨髓瘤、巨球蛋白血症等。IgA 肾病时，约1/3 的患者出现血清 IgA 升高，此外过敏性紫癜、肝硬化性肾小球疾病等也常见单克隆血清 IgA 升高。

七、血清抗肾抗体测定

血清抗肾抗体主要包括抗肾小球基膜抗体、抗肾小管基膜抗体、抗 Tamm - Horsfall 蛋白抗体及抗肾小管刷状缘抗体。

（一）抗肾小球基膜（GBM）抗体

1. 检测方法

（1）间接免疫荧光试验：应用最广，操作简单，特异性高，但敏感性较差。

（2）间接血凝试验：敏感性高，特异性差，目前应用较广。

（3）放射免疫试验：敏感性高，特异性强，为最佳检测法。

2. 参考值　正常人为阴性。

3. 临床意义　血清或肾洗脱液中抗 GBM 抗体阳性，是诊断抗肾小球基膜肾炎的必要手段。抗 GBM 抗体检测能帮助决定何时停止治疗和何时进行肾移植，但血清抗 GBM 抗体滴度高低与肾炎病变程度不平行。

（二）抗肾小管基膜（TBM）抗体

临床检测应用不很广泛，此抗体常随抗 GBM 抗体出现在抗肾小球基膜肾炎时，但也可单独出现。

1. 检测方法　间接免疫荧光法、放射免疫法。

2. 参考值　正常人为阴性。

3. 临床意义　见于肾小管 – 间质性肾炎、抗肾小球基膜肾炎。

（三）抗 Tamm – Horsfall 蛋白抗体

Tamm – Horsfall 蛋白为肾小管髓襻升支粗段及远曲小管上皮细胞合成，并分泌至尿中，有尿路梗阻或反流时，可渗入间质引起免疫反应，产生抗 Tamm – Horsfall 蛋白抗体。

1. 检测方法　放射免疫法或 ELISA 法。

2. 参考值　正常人阴性。

3. 临床意义　有助于鉴别上、下尿路感染，尤其在有尿路梗阻或膀胱 – 输尿管反流时。

八、尿酶

正常人尿中酶含量极少，在肾脏疾病时，血或肾组织中的酶可大量出现于尿中，测定这些尿酶变化有助于肾脏疾病的诊断及疗效观察。尿酶有很多种，常用于临床诊断的有以下几种。

（一）N – 乙酰 – β – D 氨基葡萄糖苷酶

N – 乙酰 – β – D 氨基葡萄糖苷酶（NAG）相对分子质量 14KD，广泛存在于各种组织器官的溶酶体中，肾脏近端小管上皮中含量最为丰富，尿路上皮细胞也含有极微量的 NAG。正常情况下，NAG 不能通过肾小球滤过膜。

1. 测定方法　合成色原底物法，其中又分为以对硝基酚（PNP）为色原的底物和以 2 – 氨 – 4 – 硝基酚（CNP）为色原的底物，前者用于终点法比色分析，后者用于速率法自动分析（连续监测法）。

2. 参考值　< 18.5U/L。

3. 临床意义

（1）尿中 NAG 升高主要见于肾小管损伤，如急性肾小管坏死、肾小管 – 间质性肾炎、重金属、药物等引起的肾小管损伤。

（2）70% 肾移植排异反应患者在排异症状出现前 1 ~ 2 天尿 NAG 即升高，其上升早于尿蛋白、血尿、管型尿及血肌酐的变化。

（3）糖尿病肾病的早期诊断：有报道糖尿病肾病时尿 NAG、α_1 – MG 的变化早于尿微量清蛋白的出现，提倡联合检测以提高糖尿病肾病的早期检出率。

（4）尿路感染时，NAG 有助于上、下尿路的定位诊断。NAG 升高提示上尿路感染。

（5）在某些肾小球肾炎、肾病综合征时尿 NAG 也可升高，机制不甚清楚，可能与肾小球滤过膜受损，尿 NAG 滤出升高及大量尿蛋白对肾小管的毒性作用有关。

（二）丙氨酸氨基肽酶

丙氨酸氨基肽酶（AAP）相对分子质量 280kD，属于肾小管刷状缘酶。近端小管含量最多，肾小球不能滤过。

1. 检测方法　合成底物（丙氨酸对硝基苯胺）的比色分析法。

2. 临床意义　与尿 NAG 相似，凡引起近曲小管明显损伤的疾患均使尿 AAP 升高。

（三）溶菌酶

溶菌酶（Lys）相对分子质量 15kD，广泛存在于泪液、唾液、血液及肝、肾、脾组织中，易于从肾小球滤过，随即被近端小管重吸收。

1. 参考值　<3μg/mL。

2. 临床意义

（1）肾小管尤其是近端小管损伤，如重金属中毒、药物的肾毒性、急性肾小管坏死。

（2）肾盂肾炎及急性肾小管 – 间质性肾炎。

（3）肾移植早期及排斥反应。

（4）肾小球疾病引起的近端小管重吸收功能障碍。

（5）白血病患者，尤其是在化疗后。

九、尿微量清蛋白

清蛋白相对分子质量 69kD，带负电荷，由于肾小球滤过膜的孔径屏障和电荷屏障作用，正常情况下，只有少量的清蛋白通过肾小球滤过膜，且绝大多数由肾小管重吸收。肾小球病变时，清蛋白滤过量超过肾小管重吸收量，可导致尿中清蛋白升高。

常规检测尿蛋白阴性的人群中，实际上有相当比例的微量清蛋白尿患者。尿微量清蛋白的测定对于早期肾损害，早期治疗及临床分期、分型等具有重要价值。

1. 检测方法　散射浊度法、ELISA。

2. 参考值　<20μg/min 或 30mg/24h。任意尿蛋白/肌酐比值正常为 0.1 左右，比值为 1.0 时约相当于 24 小时尿蛋白定量 1.0g，比值为 2.0 时约相当于 24 小时尿蛋白定量 2.0g，由此可从一次尿标本检测中大致估计 24 小时尿蛋白的总量。

3. 临床意义

（1）对糖尿病肾病早期诊断及其临床分期有重大意义。

（2）是高血压肾损害的早期指标，且可用于评价高血压的疗效。

（3）在多数原发性及继发性肾小球疾病早期也可升高。

（4）妊娠诱发的高血压孕妇尿微量清蛋白持续阳性，提示妊娠后期发生子痫的危险度较大。

十、尿电解质

（一）尿钠及滤过钠排泄分数

肾脏是调节钠代谢的主要场所，另外粪便、汗液也可排出一部分钠。钠可以自由通过肾小球，并由肾小管重吸收。肾脏病变时血钠浓度降低，而尿钠含量却增高。滤过钠排泄分数（FENa）代表肾脏清除钠的能力，以肾小球滤过率百分比表示，计算公式如下。

1. 参考值　尿钠 130～260mmol/24h；正常情况下 FENa 接近 1。

2. 临床意义

（1）尿钠排出减少见于各种原因引起低钠血症，如呕吐、腹泻、严重烧伤等。

（2）FENa 是鉴别肾前性少尿和急性肾小管坏死致急性肾衰竭时的敏感指标，肾前性少尿 FENa <1，急性肾小管坏死 FENa>2。

（二）尿钙

正常情况下，每日自肾小球滤过的钙约为 10 克，每天自尿排出约 200mg，其余由肾小管重吸收。肾脏排出钙的量受血钙、血镁、血磷、甲状旁腺激素、维生素 D、降钙素、胰岛素的影响。

1. 参考值　尿钙 2.5 ~ 7.5mmol/24h（0.1 ~ 0.3g/24h）。

2. 临床意义

（1）尿钙减少见于甲状旁腺功能减退、慢性肾衰竭、慢性腹泻。

（2）尿钙增加见于甲状旁腺功能亢进、多发性骨髓瘤。

（3）用药监护，应用维生素 D_2、维生素 D_3 及双氢速固醇时，可检查尿钙作为用药剂量及疗效的参考。

（王秋媛）

第四章

肾脏疾病临床常见症状

第一节 水肿

一、概述

内环境保持动态平衡取决于渗出压和回收压，渗出压＝毛细血管内静脉压－血浆胶体渗透压－（组织间隙压＋组织胶体渗透压）；回收压＝组织压＋血浆胶体渗透压－组织胶体渗透压－毛细血管内压。当上述任何一个环节有改变均可影响水分潴留在组织间隙中，因此产生水肿有下列主要因素：①水钠潴留。②毛细血管内压力增高，如右心力衰竭时。③毛细血管通透性增高，如急性肾小球肾炎。④血浆胶体渗透压下降，如肝硬化、肾病时血浆清蛋白下降。⑤淋巴回流受阻时，如血丝虫病。水肿是一个常见症状，有功能性和器质性，器质性中以心、肝、肾疾患为最常见。

二、器质性水肿的常见病因

（一）心源性水肿

各种原因致心力衰竭后心功能下降，有效循环血量减少，肾血流量 GFR 下降，同时继发醛固酮及抗利尿激素释放，使水钠潴留，加上静脉压增高，毛细血管压力增加，组织回吸收能力下降致组织水肿。从下肢向上的水肿，伴有颈静脉怒张、肝大、肝颈反流征阳性、静脉压增高，可伴胸、腹腔积液。心源性水肿的特点是从身体下垂部位开始，体检可有心脏听诊异常。

（二）肾性水肿

分为肾炎性水肿和肾病性水肿两类。

1. 肾炎性水肿　多见于急性肾炎。肾小球免疫变态反应使肾脏滤过率下降，毛细血管通透性增高，使水钠潴留。开始常在组织疏松的部位如眼睑部出现水肿，以后发展到全身水肿，多为紧张性水肿，凹陷不明显，体重明显增加，儿童可并发心力衰竭，伴有血尿、蛋白尿、高血压。

2. 肾病性水肿　肾病综合征时大量蛋白尿，造成血浆清蛋白的低下，胶体渗透压下降，血容量下降，使肾小球滤过率下降。水肿特别明显，凹陷性，往往伴有胸、腹腔积液，除蛋白尿外还可有肾功能的损害。

（三）肝脏性水肿

任何肝脏疾病引起血浆蛋白合成障碍，使胶体渗透压下降，同时由于肝病门静脉压力增高，故往往先有腹腔积液，再出现下肢水肿，伴有肝功能减退的门静脉高压症状，如腹壁静脉怒张、胃底食管静脉曲张等。

（四）营养不良性水肿

由慢性消耗性疾病及营养障碍性疾病引起，如手术、癌肿、结肠瘘、烧伤等引起低蛋白血症而发生水肿，往往从足部开始，加上皮下脂肪少，组织松弛加重了组织液的潴留，纠正病因后即可消退。目前已少见。

（五）内分泌性水肿

鉴于甲状腺功能减退、原发性醛固酮增多症、库欣综合征或长期大剂量使用激素、丙酸睾酮等。甲状腺功能减低引起组织中黏蛋白的增多，是非凹陷性水肿，面部明显组织增厚的感觉，血 TSH 升高，同时有嗓音变粗、眉毛脱落、便秘、怕冷等症状。

三、功能性水肿的原因

（一）特发性水肿

女性多见。水肿与体位有关，直立及劳累后加重，平卧休息后逐渐消退，常伴有其他神经衰弱症状。

（二）卵巢功能紊乱

常见的是经前期水肿，在排卵期后逐渐开始眼睑有沉重感或轻度水肿，体重增加、尿量减少、腹胀或下肢轻度水肿，至月经来潮时达高峰，行经后逐步消退，再周而复始。

（三）功能性水肿

女性多见，水肿往往局限于两下肢及（或）眼睑，程度较重，间歇持续数年，可与季节有关（常在初春），与体位无关（此与特发性水肿有区别），常伴全身乏力、食欲减退等。

四、局部性水肿

由于静脉或淋巴回流受阻或毛细血管通透性增加所致。

（一）感染中毒性（大多属炎症性）

如血栓性静脉炎、丹毒、疖、痈、蜂窝织炎、痛风以及毒蛇或虫咬中毒等，有感染症状，局部有红肿热痛，血白细胞增高。

（二）淋巴回流梗阻

如慢性淋巴管炎、丝虫病、淋巴周围组织受压等。局部检查除水肿外，皮肤可见橘皮样，毛孔显著；慢性可反复发作，皮肤增厚、色素沉着，疑为丝虫病，可外周血涂片找到尾丝蚴。乳房根治术亦可引起患侧手臂水肿。

（三）物理性

如烧伤、冻伤等。

（四）变态反应性

过敏性接触性皮炎、血管神经性水肿如唇部血管丰富处。

（五）神经营养障碍

如肢体瘫痪等。

（六）上腔静脉受阻

由于纵隔肿瘤、胸腔内动脉瘤或淋巴结肿大等引起上腔静脉回流受阻，表现为头、面、颈及上肢水肿和 Horner 征。

（七）下腔静脉受阻

由于血栓形成，腹内肿块，卵巢囊肿，腹腔积液压迫，癌肿在下腔静脉内转移等，表现为下肢水肿伴腹壁静脉曲张。

（八）正常妊娠

肿大子宫压迫下腔静脉使之回流受阻，同时伴水钠潴留，妊娠期高血压疾病时有蛋白尿、高血压及肾功能改变。

（霍文杰）

第二节　腰痛

在泌尿内科疾病中通常所说的腰部疼痛是指肾区疼痛。因为肾实质没有感觉神经分布，所以受损害时没有疼痛感，但 T_{10} 至 L_1 段的感觉神经分布在肾被膜、输尿管和肾盂上，当肾盂、输尿管内张力增高或被膜受牵扯时刺激到感觉神经，可发生肾区疼痛。

一、临床表现

根据疼痛性质可分为两类。

（一）肾绞痛

表现为腰背部间歇性剧烈绞痛，常向下腹、外阴及大腿内侧等部位放射。疼痛可突然发生，伴有恶心、呕吐、面色苍白、大汗淋漓，普通止痛药不能缓解。常由输尿管内结石、血块或块死组织等阻塞引起。梗阻消失疼痛即便缓解。常伴肉眼或镜下血尿。

（二）肾区钝痛及胀痛

（1）肾病所致疼痛：疾病导致肾肿大，肾被膜被牵撑引起疼痛。常见于急性肾炎、急性肾盂肾炎、肾静脉血栓、肾盂积水、多囊肾及肾癌等。

（2）肾周疾病所致腰痛：如肾周围脓肿、肾梗死并发肾周围炎、肾囊肿破裂及肾周血肿。肾区疼痛较重，患侧腰肌紧张，局部明显叩压痛。

（3）肾下垂也可致腰痛。

（4）脊柱或脊柱旁疾病：脊柱或脊柱旁软组织疾病也可引起腰部疼痛。此外胰、胆及胃部疼痛也常放射腰部。

二、鉴别诊断

（一）肾绞痛

肾绞痛发作时常伴血尿。腹部 X 线平片可见结石。尿路造影及 B 型超声波检查可见透 X 线结石。

（二）肾病所致的腰痛

急性肾盂肾炎除腰痛外，尚有膀胱刺激症状，以及畏寒、高热等全身表现。患侧腰区叩痛，尿白细胞增多，细菌培养阳性。肾小球疾病腰痛一般都较轻，并且不是患者来就诊的主要原因。

（三）肾周围脓肿所致腰痛

腰痛明显，畏寒、高热等全身中毒症状。体检患侧腰部肌肉紧张，局部压痛、叩痛。实验室检查外周血白细胞增多并出现核左移。腹部 X 线平片示肾外形不清，腰大肌阴影消失。B 型超声波发现肾周暗区。

（四）肾梗死所致腰痛

突然发生，患侧腰部剧痛，伴恶心、呕吐及发热、血尿。体格检查患侧肾区叩痛，外周血白细胞增多，血清谷草转氨酶升高，尿乳酸脱氢酶升高，放射性核素肾血管造影对诊断有意义。

（崔金艳）

第三节　血尿

血尿分为镜下血尿和肉眼血尿，肉眼血尿是指尿液颜色呈洗肉水色或者鲜血的颜色，肉眼可见。镜下血尿是指尿色肉眼观察正常，经显微镜检查，离心沉淀后的尿液镜检每高倍视野有红细胞 3 个以上。二者都属于血尿。

血尿是泌尿系统疾病最常见的症状之一，大多数由泌尿系统疾病引起，也可能由全身性疾病或泌尿系统邻近器官病变所致。尿的颜色，如为红色应进一步了解是否进食引起红色尿的药品或食物，是否为女性的月经期间，以排除假性血尿；血尿出现在尿程的哪一段，是否全程血尿，有无血块；是否伴有全身或泌尿系统症状；有无腰腹部新近外伤和泌尿道器械检查史；过去是否有高血压和肾炎史；家族中有无耳聋和肾炎史。

一、临床表现

（一）尿颜色的表现

血尿的主要表现是尿颜色的改变，除镜下血尿其颜色正常外，肉眼血尿根据出血量多少而尿呈不同颜色。尿液呈淡红色像洗肉水样，提示每升尿含血量超过 1mL。出血严重时尿可呈血液状。外伤性肾出血时，尿与血混合均匀，尿呈暗红色；膀胱或前列腺出血尿色鲜红，有时有血凝块。

尿液红色不一定是血尿。如尿呈暗红色或酱油色，不浑浊无沉淀，镜检无或仅有少量红细胞，见于血红蛋白尿。棕红色或葡萄酒色，不浑浊，镜检无红细胞见于卟啉尿。服用某些药物如大黄、利福平，或进食某些红色蔬菜也可排红色尿，但镜检无红细胞。

（二）分段尿异常

将全程尿分段观察颜色。尿三杯试验是用 3 个清洁玻璃杯分别留起始段，中段和终末段尿。如果起始段血尿提示病变在尿道；终末段血尿提示出血部位在膀胱颈部，三角区或后尿道的前列腺和精囊腺；三段尿均呈红色为全程血尿，提示血尿来自肾或输尿管。

（三）镜下血尿

尿颜色正常，用显微镜检查可判断是肾源性或非肾源性血尿。

1. 新鲜尿沉渣相差显微镜检查　变形红细胞血尿为肾小球源性，均一形态正常红细胞尿为非肾小球源性。因红细胞从肾小球基膜漏出，通过具有不同渗透梯度的肾小管时，化学和物理作用使红细胞膜受损，血红蛋白溢出而变形。如镜下红细胞形态单一，与外周血近似，为均一型血尿。提示血尿来源于肾后，见于肾盂、肾盏、输尿管、膀胱和前列腺病变。

2. 尿红细胞容积分布曲线　肾小球源性血尿常呈非对称曲线，其峰值红细胞容积小于静脉峰值红细胞容积；非肾小球源性血尿常呈对称性曲线，其峰值红细胞容积大于静脉峰值红细胞容积。

（四）症状性血尿

血尿的同时伴有全身或局部症状。而以泌尿系统症状为主，如伴有肾区钝痛或绞痛提示病变在肾脏，如有尿频尿急和排尿困难提示病变在膀胱和尿道。

（五）无症状性血尿

未有任何伴随的血尿见于某些疾病的早期，如肾结核、肾盂或膀胱癌早期。

二、常见原因

（一）泌尿系统疾病

肾小球疾病如急、慢性肾小球肾炎、IgA 肾病、遗传性肾炎和薄基膜肾病。间质性肾炎、尿路感染、泌尿系统结石、结核、肿瘤、多囊肾、尿路憩室、息肉和先天性畸形等。

（二）全身性疾病

（1）感染性疾病：败血症、流行性出血热、猩红热、钩端螺旋体病和丝虫病等。

（2）血液病：白血病、再生障碍性贫血、血小板减少性紫癜、过敏性紫癜和血友病。

（3）免疫和自身免疫性疾病：系统性红斑狼疮、结节性多动脉炎、皮肌炎、类风湿关节炎、系统性硬化症等引起肾损害时。

（4）心血管疾病：亚急性感染性心内膜炎、急进性高血压、慢性心力衰竭、肾动脉栓塞和肾静脉血栓形成等。

（三）尿路邻近器官疾病

急、慢性前列腺炎，精囊炎，急性盆腔炎或宫颈癌，阴道炎，急性阑尾炎，直肠和结肠癌等。

（四）化学物品或药品对尿路的损害

如磺胺类药、吲哚美辛、甘露醇，汞、铅、镉等重金属对肾小管的损害；环磷酰胺引起的出血性膀胱炎；抗凝药如肝素过量也可出现血尿。

（五）功能性血尿

平时运动量小的健康人，突然加大运动量可出现运动性血尿。

三、伴随症状

（1）血尿伴肾绞痛是肾或输尿管结石的特征。

（2）血尿伴尿流中断见于膀胱和尿道结石。

（3）血尿伴尿流细和排尿困难见于前列腺炎、前列腺癌。

（4）血尿伴尿频尿急尿痛见于膀胱炎和尿道炎，同时伴有腰痛，高热畏寒常为肾盂肾炎。

（5）血尿伴有水肿、高血压、蛋白尿见于肾小球肾炎。

（6）血尿伴肾肿块，单侧可见于肿瘤、肾积水和肾囊肿，双侧肿大见于先天性多囊肾，触及移动性肾脏见于肾下垂或游走肾。

（7）血尿伴有皮肤黏膜及其他部位出血，见于血液病和某些感染性疾病。

（8）血尿并发乳糜尿见于丝虫病、慢性肾盂肾炎。

（高玉伟）

第四节　蛋白尿

蛋白尿是慢性肾脏病的重要临床表现，并参与了肾脏损伤。蛋白尿不仅是反映肾脏损伤严重程度的重要指标，也是反映疾病预后、观察疗效的重要指标。

一、尿蛋白生理

每日经过肾脏循环的血清蛋白有 10～15g，但 24h 中只有 100～150mg 的蛋白质从尿中排泄，肾小球毛细血管壁主要作用是滤过蛋白质，近端肾小管则重吸收大部分滤过的蛋白质。正常情况下，60% 的尿蛋白来源于血浆，其他 40% 则来源于肾脏和尿路。

正常尿蛋白主要包括：①来源于血浆的蛋白：如清蛋白（10～20mg）、低相对分子质量球蛋白以及大量的多肽类激素。②来源于肾脏和尿路的蛋白：如由髓襻升支合成的 Tamm – Horsfall 蛋白（约有80mg，但其作用尚未知）、分泌性 IgA、尿激酶等。

二、蛋白尿的定量和定性检查方法

（一）半定量法

半定量法即试纸法，是最常用的蛋白尿的筛查手段，但无法检测出尿中的免疫球蛋白轻链。

（二）尿蛋白定量

测定 24h 的尿蛋白，其中包含了几乎所有的尿蛋白（包括免疫球蛋白的轻链）。但大量血尿或脓尿有可能影响尿蛋白的定量结果。肉眼血尿（而非镜下血尿）也可能导致大量蛋白尿。

（三）尿清蛋白检测

主要包括尿清蛋白特异性试纸、24h 尿清蛋白排泄率（urinary albumin excretion，UAE）、尿清蛋白/肌酐比值（ACR）和 24h 尿清蛋白定量，其中 UAE 和 ACR 目前已广泛应用于临床。UAE 可采用 24h 尿量或 12h 尿标本测定，ACR 的检测以清晨第一次尿取样比较正规，随意尿样亦可，该比值校正了由脱水引起的尿液浓度变化，但女性、老年人肌酐排泄低，则结果偏高。

（四）尿蛋白电泳

通常用醋酸纤维素膜测定，可以对尿蛋白进行定性测定，对于检测蛋白的来源十分有用。

（1）选择性蛋白尿：清蛋白比例大于 80%。一般见于光镜下肾小球无明显损伤的肾病（微小病变所致的肾病综合征）。

（2）非选择性蛋白尿：清蛋白比例低于 80%。通常包含各种类型的血清球蛋白，所有的肾脏病都可能引起这种类型的蛋白尿。

（3）尿中 β 或 γ 单株峰的增高意味着单克隆免疫球蛋白轻链的异常分泌。尿本 – 周蛋白的特征是在 50℃ 左右时可以积聚，而温度更高时则会分解。

（4）小管性蛋白尿：主要包括低相对分子质量的球蛋白，用聚丙烯酰胺胶电泳能根据不同的相对分子质量区分不同的蛋白。

三、临床表现

（一）微量清蛋白尿

所谓微量清蛋白尿（MAU），是指 UAE 20～200μg/min 或 ACR 10～25mg/mmol，即尿中清蛋白含量超出健康人参考范围，但常规尿蛋白试验阴性的低浓度清蛋白尿。MAU 是一个全身内皮细胞损伤的标志，也是心血管疾病发病和死亡的危险因素。通过微量清蛋白尿的检测而早期发现肾脏病，这将有利于及时治疗和延缓疾病进程。K/Dooic Kidney Disease Outcome Quality Initiative）指南推荐对于糖尿病、高血压和肾小球疾病引起的 CKD，尿清蛋白是一个比总蛋白更为敏感的指标。近年来 MAU 作为 CKD 的早期检测指标逐渐得到重视。

（二）间歇性蛋白尿

往往见于某些生理性或病理性的状态，如用力、高热、尿路感染、右心力衰竭、球蛋白增多症、直立性蛋白尿等。

直立性蛋白尿多见于青春期生长发育较快、体型较高的年轻人，而在青春期结束时可突然消失，年龄大多小于 20 岁。诊断直立性蛋白尿必须要证实平卧后蛋白尿可消失（收集平卧 2h 后的尿样）。直立性蛋白尿患者不伴有血尿或肾外体征，不存在任何病理改变，静脉肾盂造影结果正常。

（三）持续性蛋白尿

病因诊断取决于蛋白尿的量和组成。

（1）大量蛋白尿而没有肾病综合征的表现，可能由于尿蛋白主要由 IgG 的轻链组成或是见于新发的肾小球病变。

（2）当肾小球滤过率低于 50mL/min 时，尿蛋白量也往往随之减少。但对于糖尿病肾病或肾脏淀粉样变的患者仍会有大量蛋白尿，且肾脏体积不缩小。

（3）肾小球病变可能会伴发肾小管或肾血管病变（如肾血流量减少引起的玻璃样变性）。

一般情况下，大多数的肾脏病伴有蛋白尿，但应除外以下情况：①某些新发的肾脏病，需通过肾组织活检确诊。②某些间质性肾病，特别是代谢原因引起的。③不伴有蛋白尿的肾衰竭需考虑流出道梗阻。

（范　晴）

第五节　白细胞尿

白细胞尿是指尿液中含较多白细胞和（或）脓细胞（破坏的白细胞）。白细胞尿大多由泌尿系的感染性疾病引起，但泌尿系非感染性疾病及泌尿系邻近组织的感染性疾患也能导致。在正常成人，收集清洁中段尿，高速离心后镜检白细胞应每高倍视野小于 5 个，或每小时白细胞排泄率男性少于 70 000 个，女性少于 140 000 个。由于各实验室检测方法不同，正常值有差异。

一、诊断

10mL 中段尿以每分钟 1 500 转（1 500r/min）离心 5min，留尿沉渣镜检，若每高倍视野白细胞多于 5 个，即可确定为白细胞尿。

二、鉴别诊断

（一）明确来源部位

首先需要肯定白细胞是否来自泌尿系统，而非生殖器分泌物（如白带）污染。留尿操作不规范即有污染可能，若为白带污染除可见白细胞外，尚可见大量扁平上皮细胞。

（二）伴随症状

（1）白细胞尿伴尿频、尿急及尿痛，常提示特异或非特异性泌尿系感染，应及时做尿菌检查。若尿菌检查证实为非特异性细菌感染时，即应进一步检查区分上尿路或下尿路感染。对于非特异性细菌培养阴性、抗生素治疗无效的白细胞尿，应怀疑泌尿系结核而做相应检查。

（2）白细胞尿不伴尿路刺激征时，即应将离心后尿沉渣涂片染色镜检，做尿白细胞分类。嗜酸性白细胞尿常见于过敏性间质性肾炎，中性多形核白细胞尿可在急性肾炎及急进性肾炎早期见到，淋巴细胞尿可在狼疮性肾炎活动期及局灶性、节段性肾小球硬化时发现。怀疑到这些肾病时即应做相应检查，必要时应做肾活检。因此，白细胞尿并不一定皆由泌尿系感染引起。

（张金娜）

第六节　尿频、尿急、尿痛

尿频、尿急和尿痛合称为膀胱刺激征。尿频是指在一定时间内排尿次数增多。正常成年人白天排尿 4~6 次，夜间 0~2 次，尿急是指患者有尿意后难以控制，需要迫不及待地排尿。尿痛是指排尿时感觉耻骨上区，会阴部和尿道内疼痛以及烧灼感。

一、临床表现

（一）尿频

1. 生理性尿频　因精神紧张、气候寒冷时，或者饮水过多导致排尿次数增多。这种情况属正常现象。特点是每次尿量不少，也不伴有随尿频尿急等其他症状。

2. 病理性尿频　如下所述。

（1）多尿性尿频：全日总尿量增多。排尿次数增多，每次尿量无明显变化。多见于糖尿病、尿崩症、精神性多饮和急性肾衰竭的多尿期。

（2）炎症性尿频：每次尿量少，伴有尿急和尿痛等膀胱刺激症状。尿液镜检可见炎性细胞。多见于膀胱炎、尿道炎、前列腺炎和尿道旁腺炎等。

（3）神经性尿频：尿频而每次尿量少，不伴尿急尿痛。尿液镜检无炎性细胞。见于中枢及周围神经病变如神经源性膀胱、癔症。

（4）膀胱容量减少性尿频：为持续性尿频，每次尿量少。药物治疗难以缓解。多见膀胱占位性病变。妊娠子宫增大或卵巢囊肿等压迫膀胱也引起持续性尿频。膀胱结核、坏死物质持续刺激尿路引起尿频甚至膀胱纤维性缩窄。

（5）尿道口周围病变：尿道口息肉、处女膜伞和尿道旁腺囊肿等刺激尿道口引起尿频。

（二）尿急

（1）炎症：急性膀胱炎、尿道炎，特别是膀胱三角区和后尿道炎症，尿急症状特别明显；急性前列腺炎常有尿急，慢性前列腺炎因伴有腺体增生肥大，故有排尿困难，尿线细和尿流中断。

（2）结石和异物：膀胱和尿道结石或异物刺激黏膜产生尿频。

（3）肿瘤：膀胱癌和前列腺癌。

（4）神经源性：精神因素和神经源性膀胱。

（5）高温环境下尿液高度浓缩，酸性高的尿可刺激膀胱或尿道黏膜产生尿急。

（三）尿痛

引起尿急的病因几乎都可以引起尿痛。疼痛部位多在耻骨上区，会阴部和尿道内，尿痛性质可为灼痛或刺痛。尿道炎多在排尿开始时出现疼痛，尿道炎、膀胱炎和前列腺炎常出现终末性尿痛。

二、伴随症状

（1）尿频伴有尿急和尿痛见于膀胱炎和尿道炎，膀胱刺激征存在但不剧烈而伴有双侧腰痛见于肾盂肾炎；伴有会阴部、腹股沟和睾丸胀痛见于急性前列腺炎。

（2）尿频尿急伴有血尿、午后低热、乏力盗汗见于膀胱结核。

（3）尿频不伴尿急和尿痛，但伴有多饮多尿和口渴见于精神性多饮、糖尿病和尿崩症。

（4）无痛性血尿伴尿频、尿急见于膀胱癌。

（5）老年男性尿频伴有尿线细，进行性排尿困难见于前列腺增生、肥大。

（6）尿频尿急尿痛伴有尿流突然中断，见于膀胱结石堵住出口或后尿道结石嵌顿。

（马西臣）

第七节　少尿、无尿、多尿

正常成年人24h尿量为1 000～2 000mL。如24h尿量少于400mL，或每小时尿量少于17mL称为少尿。24h尿量少于100mL或12h完全无尿称为无尿。如24h尿量超过2 500mL称为多尿。

一、病因与临床表现

（一）少尿或无尿基本病因

1. 肾前性　如下所述。

（1）有效血容量减少：多种原因引起的休克、重度失水、大出血和肝肾综合征，大量水分渗入组织间隙和浆膜腔，血容量减少，肾血流减少。

（2）心脏排血功能下降：各种原因所致的心功能不全，严重的心律失常，心肺复苏后体循环功能不稳定。血压下降所致肾血流减少。

（3）肾血管病变：肾血管狭窄或炎症、肾病综合征、狼疮性肾炎、长期卧床不起所致的肾动脉栓塞或血栓形成；高血压危象、妊娠期高血压疾病等引起肾动脉持续痉挛、肾缺血导致急性肾衰竭。

2. 肾性　如下所述。

（1）肾小球病变：重症急性肾炎，急进性肾炎和慢性肾炎因严重感染，血压持续增高或肾毒性药物作用引起肾功能急剧恶化。

（2）肾小管病变：急性间质性肾炎包括药物性和感染性间质性肾炎、生物毒或重金属及化学毒所致的急性肾小管坏死、严重的肾盂肾炎并发肾乳头坏死。

3. 肾后性　如下所述。

（1）各种原因引起的机械性尿路梗阻：如结石、血凝块、坏死组织阻塞输尿管、膀胱进出口或后尿道。

（2）尿路外的压迫：如肿瘤、腹膜后淋巴瘤、特发性腹膜后纤维化、前列腺肥大。

（3）其他：输尿管手术后、结核或溃疡愈合后瘢痕挛缩、肾严重下垂或游走肾所致的肾扭转、神经源性膀胱等。

（二）多尿病因

1. 暂时性多尿　短时内摄入过多水、饮料和含水分过多的食物；使用利尿药后，可出现短时间多尿。

2. 持续性多尿　如下所述。

（1）内分泌代谢障碍：①垂体性尿崩症，因下丘脑－垂体病变使抗利尿激素（ADH）分泌减少或缺乏，肾远曲小管重吸收水分下降，排出低比重尿，量可达到 5 000mL/d 以上；②糖尿病，尿内含糖多引起溶质性利尿，尿量增多；③甲状旁腺功能亢进症，血液中过多的钙和尿中高浓度磷需要大量水分将其排出而形成多尿；④原发性醛固酮增多症，引起血中高浓度钠，刺激渗透压感受器，摄入水分增多，排尿增多。

（2）肾病：①肾性尿崩症，肾远曲小管和集合管存在先天性或获得性缺陷，对抗利尿激素反应性降低，水分重吸收减少而出现多尿；②肾小管浓缩功能不全，见于慢性肾炎、慢性肾盂肾炎、肾小球硬化、肾小管酸中毒及药物、化学物品或重金属对肾小管的损害。也可见于急性肾衰竭多尿期等。

3. 精神因素　精神性多饮患者常自觉烦渴而大量饮水引起多尿。

二、伴随症状

（一）少尿

（1）少尿伴肾绞痛见于肾动脉血栓形成或栓塞、肾结石。

（2）少尿伴心悸气促、胸闷不能平卧见于心功能不全。

（3）少尿伴大量蛋白尿、水肿、高脂血症和低蛋白血症见于肾病综合征。

（4）少尿伴有乏力、食欲缺乏、腹腔积液和皮肤黄染见于肝肾综合征。

（5）少尿伴血尿、蛋白尿、高血压和水肿见于急性肾炎、急进性肾炎。

（6）少尿伴有发热腰痛、尿频、尿急、尿痛见于急性肾盂肾炎。

（7）少尿伴有排尿困难见于前列腺肥大。

（二）多尿

（1）多尿伴有烦渴多饮、排低比重尿见于尿崩症。

（2）多尿伴有多饮多食和消瘦见于糖尿病。

（3）多尿伴有高血压、低血钾和周期性瘫痪见于原发性醛固酮增多症。

（4）多尿伴有酸中毒、骨痛和肌麻痹见于肾小管性酸中毒。

（5）少尿数天后出现多尿可见于急性小管坏死恢复期。

（6）多尿伴神经症症状可能为精神性多饮。

（王春艳）

第八节　肾绞痛

一、概述

肾绞痛是肾区或肋腹部突然发作的间歇或持续性、阵发性加剧的剧烈绞痛和放射痛（向下腹、外阴及大腿内侧等部位放射）。典型肾绞痛时患者辗转不安，面色苍白伴恶心呕吐，大汗淋漓，继之伴肉眼或镜下血尿。绞痛以病侧肾为主，少数可双侧性（肾－肾反射）。一旦病因解除，疼痛突然缓解。

二、病因

（一）尿路结石

结石在肾盏、肾盂、输尿管内移动而引起收缩、痉挛、急性梗阻，或通过反射性健侧疼痛。常有活动－疼痛－血尿的规律。

（二）血凝块或坏死组织块

肾肿瘤、结核、肾乳头坏死脱落的组织、肾活检后血块，或输尿管息肉引起堵塞，造成剧烈蠕动、痉挛而产生疼痛。

（三）梗死

肾动、静脉或其主分支发生梗死或血栓形成，如肾病综合征高凝，SBE 栓子脱落，使肾急性血流循环障碍引起的肾绞痛，往往是突然发生而又持续性疼痛。

（四）游走肾和肾下垂

当位置移动时使肾蒂或输尿管扭曲，导致急性血循环障碍或肾盂积水，亦可引起绞痛。

（五）膀胱－输尿管反流

在排尿时可发生短暂的疼痛。

三、诊断

典型的绞痛不难诊断，不典型者需与下列疾病区别。

（一）是肾绞痛还是其他腹部外科疾病

如腹绞痛、肠绞痛、急性胰腺炎、胃肠穿孔、异位阑尾炎、肠梗阻、卵巢囊肿扭转、嵌顿疝、腹型紫癜、腹型癫痫、卟啉病、铅中毒、糖尿病酮症酸中毒、遗传性血管神经水肿、宫外孕。

（二）寻找肾绞痛的病因

一旦病因解除疼痛即缓解，一般结石往往先绞痛后血尿，肾肿瘤为先血尿后绞痛，从 X 线、B 超、全身体检可帮助寻找病因。

（刘　红）

第九节　肾性抽搐

一、抽搐

抽搐是临床常见的病征之一，它是一块肌肉或一组肌肉快速、重复、刻板的阵发性或强直性的无意识收缩。它具有自行发作、自行缓解、反复发作、间歇期长短不一等特点。抽搐一词在临床上应用很广，主要指癫痫性抽搐，其他原因引起的全身或双侧肢体抽搐及锥体外系局部病损所致的不随意运动。

（一）病因机制

抽搐是在多种原因作用下脑细胞功能紊乱，导致神经元暂时性异常放电的结果。其病因机制尚未完全明了，可能与下列因素有关。

1. 大脑缺血或缺氧　脑组织对血和氧的需求比体内其他组织都要大得多，对缺氧或缺血的耐受性也最差。各种感染性疾病，尤其严重感染时，全身微血管痉挛和凝血机制障碍，常影响脑部循环。脑栓塞、脑血管痉挛、心源性脑缺血综合征、一氧化碳中毒和窒息等也可造成脑细胞缺血、缺氧，使脑细胞功能发生紊乱而引起抽搐。

2. 代谢紊乱　抽搐的高低与细胞内外离子的相对浓度有关，其中起主要作用的是钠离子浓度的变化。低钠时，细胞外液的钠离子浓度降低，造成低渗状态，使细胞外的水分向细胞内移动，引起胞内水肿。高血钠时，细胞外液呈高渗状，细胞内液向细胞外移动，引起细胞内脱水。脑细胞的水肿和脱水均可使其功能紊乱。此外，钙具有维持脑细胞对钠和钾的选择性通透的功能，钙降低时可引起细胞膜不稳定和神经肌肉兴奋性增高。低血镁也同使神经肌肉兴奋性增高。因此，各种电解质紊乱都可引发抽搐。同时，糖代谢障碍如低血糖时亦可并发抽搐。

3. 脑细胞损害　脑细胞的各种慢性退行性变、坏死，脑组织的炎性细胞浸润和充血，胶质细胞的增生、变性及脑内软化灶的形成，均能影响神经细胞的通透性和正常功能，引发异常放电，出现抽搐。

4. 脑部病灶刺激　大脑局灶性病变均可使脑细胞受到刺激，因过度兴奋而发生抽搐。脑肿瘤、血管畸形、血肿等占位性病变引起的抽搐是由于损害神经细胞膜，阻碍邻近组织的血液循环和阻断抑制系统的通路所致。颅脑外伤及某些颅内炎症、寄生虫病、血管疾病后遗的癫痫，均可能是由瘢痕刺激引起。与瘢痕组织内神经元稀疏、树突状变形、钾离子流失、神经元自发性的长期电位波动有关。

5. 遗传素质　原发性癫痫患者并无上述病理变化和代谢异常，但其子女癫痫发病率远远高于一般人，说明癫痫与遗传有关。具遗传素质的患者，由于体内外因素的影响，出现一过性或周期性的癫痫阈降低，较易产生痫性抽搐。癫痫的遗传因素可能属于不规则的常染色体显性遗传类型。

6. 精神因素　精神创伤可以刺激大脑皮质，使其出现一过性功能紊乱，失去对皮质下中枢的调节与抑制作用，产生抽搐，如癔症性抽搐。

（二）病因

抽搐的病因很多，根据其性质和发病原因分成原发性和继发性抽搐。

原发性抽搐：未找到病因，也未发现明显的病理改变。

继发性抽搐：继发于某一疾病，见于以下情况。

1. 全身性疾病　如下所述。

（1）血管性疾病：如急性心源性脑缺血综合征、高血压血管痉挛等。

（2）代谢性疾病：如糖尿病昏迷、尿毒症、肝昏迷、低血糖、维生素 B_6 缺乏症等。

（3）缺氧：如窒息、一氧化碳中毒。

（4）感染：如中毒性菌痢、脓毒败血症、中毒性肺炎等引起的急性中毒性脑病。

（5）中毒：如食物中毒（白果、毒蕈）、药物中毒（阿托品、异烟肼等）、农药中毒（有机磷、有机氯）、金属中毒（铅、汞、砷）等。

（6）其他疾病：如狂犬病、结缔组织疾病（结节性多动脉炎、红斑性狼疮）、过敏性疾病（如青霉素过敏）、中暑等。

2. 颅内疾病　如下所述。

（1）脑血管病：如脑血管畸形、蛛网膜下隙出血、脑栓塞、脑出血等。

（2）颅内感染：包括各种病毒、细菌和其他微生物引起的脑炎、脑膜炎、脑脓肿等。

（3）颅内肿瘤：多见于良性肿瘤，如脑膜瘤。

（4）颅脑外伤。

（5）脑寄生虫病：如脑血吸虫病、脑囊虫病、脑包虫病、脑型疟疾等。

（6）其他疾病：如结节性硬化、精神发育迟滞、多发性硬化、先天性脑积水、Alzheimer 病等。

3. 电解质紊乱　低血钙、高血钙、低血钠、高血钠、低血镁等引起的手足抽搐。

4. 其他　如癔症性抽搐。

（三）临床表现

抽搐引起的全身或局部肌肉不自主的阵发性收缩，可以出现在面部或肢体对称的部位。发作时一组肌肉或多组肌肉同时收缩，频度不等，无节律性，振幅较大，且不局限，常从一处向他处蔓延，如面部向颈部、四肢或躯干蔓延。抽搐在睡眠时消失。发作形式可呈强直性肌肉持续地收缩、阵挛性肌肉断续地收缩，或持续强直性和阵挛性的混合性肌肉收缩。部分患者的发作可受体内外因素，如眨眼、耸肩、转颈等动作的影响。头颈部抽搐表现为头扭转、倾斜、前屈后仰。躯干肌抽搐时躯干抽动或摇动。四肢抽搐时，可有耸肩、上肢或下肢抽动等，有时伴有躯体不适感及其他异常感觉。客观检查可无明显异常。

抽搐与痉挛、惊厥、癫痫的关系密切，含义也相近，但概念略有不同。抽搐是强烈的骨骼肌痉挛，一般多无意识障碍；痉挛是骨骼肌或平滑肌不自主的收缩；惊厥则为伴有意识丧失的抽搐。局限性、运动性癫痫属于抽搐；癫痫大发作既属于全身强直 - 阵挛性抽搐，也属于惊厥。但失神性小发作、精神运动性发作，如特殊感觉性发作、内脏感觉性发作等，因无抽搐表现故不属于抽搐与惊厥的范畴。

（四）诊断

详细地询问病史，根据典型的临床表现即可做出诊断。询问病史时必须详细地了解抽搐的全部过程。由于部分患者当时可能有意识障碍，常需请目击者或家属加以补充。应该了解的内容为主要有以下几个方面。

（1）抽搐的全过程：全身同时抽搐，从身体的某处开始。发作时身体伸直还是屈曲，有无阵挛，发作持续的时间，发作后能否回忆发作全过程等。

（2）有无先兆：如发作前有无感到身体某处麻木，或眼前闪光、视物变形、嗅到怪异气味、语言不利等。

（3）发作伴发症状：发作时有无意识障碍、尖叫、发绀、口吐白沫、大小便失禁、咬伤、摔伤，是否伴有内科疾病的临床表现。

（4）发作后症状：如昏睡、疼痛、精神异常、肢体瘫痪等。

（5）最早发病年龄：不详。

（6）发病前病史：发作前有无精神刺激史、颅脑外伤史、发热惊厥史、脑炎或脑膜炎、肝肾疾病、代谢或内分泌疾病史、高血压病、寄生虫病史等。

（五）鉴别诊断

主要对病因进行鉴别。

原发性抽搐指一些原因尚未查明的抽搐，继发性癫痫常见于下列疾病。

1. 代谢性疾病　如下所述。

（1）糖代谢障碍：①糖尿病昏迷：因大量的失水，血糖过高时细胞外液呈高渗状态，引起脑细胞内严重脱水，导致局限性抽搐或癫痫样大发作。酮症酸中毒时的酸性代谢产物和电解质紊乱也可影响中枢神经系统，导致癫痫样发作。血糖、尿糖及尿酮的检测有助于诊断。②低血糖：当血糖降至2.81～3.35mmol/L（50～60mg/100mL），少数患者降至低于2.25mmol/L（40mg/100mL）时，中枢神经系统因缺乏能量来源发生功能障碍，导致抽搐。常发生在清晨、延迟进食、夜间等空腹或疲劳后。发作前常有饥饿、无力、出汗、面色苍白、心动过速、意识蒙眬等前驱症状。轻者仅有肌肉跳动、肌阵挛，重者呈癫痫大发作或局限性发作。血糖检测有助于诊断，注射葡萄糖可中止抽搐发作。

（2）肝昏迷：肝硬化末期肝昏迷时可出现癫痫大发作，患者深度昏迷，瞳孔散大，肌张力减低，各种反射消失。肝硬化患者有明显肝功能失代偿表现，呼吸有肝臭味，肝功能化验示肝功能损害，清球蛋白倒置，血氨增多。

（3）维生素D缺乏：该病引起的手足搐搦症是婴儿时期非发热性惊厥的原因之一。有3种发作形式。①手足搐搦：多见于6个月至1岁上的婴儿和儿童；②癫痫样抽搐：多见于婴儿时期。其特点是患儿在没有发热的情况下突然发生全身性抽搐，类似癫痫大发作，每次持续时间短，多为数秒至数分钟，可反复发作，间歇期基本正常；③喉痉挛和支气管痉挛：患者大多有佝偻病体征和典型X线征、血钙低、碱性磷酸酶增高、心电图QT延长等改变。

（4）手术损伤甲状腺或切除甲状旁腺：甲状腺或甲状旁腺手术后1～4天可发生手足抽搐，也偶有手术后数年至10多年后发生癫痫样发作。特性性甲状旁腺功能减退引起的手足搐搦大多在出生2年后发病，约70%病例伴有癫痫样大发作。血钙、血磷测定有助于诊断。

（5）低血钠、高血钠、低血镁：低血钠、高血钠、低血镁所致的抽搐多见于儿童，呈阵发性全身性发作。低血镁还伴有手足搐搦。有电解质紊乱的病史，相应的临床表现及生化检查，可资诊断。

（6）苯丙酮酸尿症：患者精神发育幼稚、头发呈棕黄色、皮肤色白细腻。有25%～13%的患者有抽搐反复发作，多为全身性，药物不易控制。脑电图呈高波幅棘慢综合波和高度失律等异常。

（7）维生素B_6代谢障碍：①维生素B_6缺乏症；多见于2～4个月的婴儿，发病可能与维生素B_6缺乏引起酪氨酸代谢障碍有关。发作表现与癫痫相似，抽搐呈全身性，一日数次。患儿烦躁不安，敏感性增高，各种刺激可诱发惊跳和失眠。部分患儿智力减退，抗癫痫药物治疗无效，静脉注射维生素B_6 25～100mg后数分钟可控制发作；②维生素B_6依赖症：多见于婴儿，是一种与遗传有关的先天性代谢疾病，亦有人认为在母体怀孕早期，因妊娠呕吐应用大量的维生素B_6，致使新生儿发病。大多数在出生后数小时至1周内发生全身性抽搐，伴应激性增强、听觉过敏、荨麻疹、哮喘、贫血、精神发育幼稚症和精神异常。

（8）碱中毒：碱中毒时体液呈碱性状态，钙离子减少，引起低血钙，神经肌肉兴奋性增高，全身肌肉抽搐。碱中毒患者有头昏耳鸣、呼吸减慢或暂停、胸闷、兴奋、躁动、手足麻木等。血气分析、血电解质和二氧化碳结合力有助于诊断。癔症患者由于过度换气引起呼吸性碱中毒时也可出现手足搐搦。

（9）尿毒症：见"肾性抽搐"。

2. 全身感染性疾病　如下所述。

（1）急性中毒性脑病：见于急性传染病，如肺炎、败血症等，儿童常见。患者高热、头痛、呕吐、昏迷和大脑损害体征。抽搐是常见的症状之一，多为全身性强直性抽搐，也可为一侧性抽搐。诊断依据是抽搐和脑部症状与急性全身感染性疾病同时存在，而且先有全身感染性疾病，以后出现抽搐。

（2）高热惊厥（又名热性惊厥）：见于6个月至5～6岁的婴幼儿，因颅脑以外的感染高热后发生惊厥，神经系统检查无异常。

3. 颅内病变　如下所述。

（1）颅内感染：除有各种形式的抽搐外，常有发热、头痛、呕吐、嗜睡、谵妄、昏迷、颈项强直等神经系统表现及脑脊液异常改变。

（2）颅内肿瘤：病程较长，渐进性加重，有颅内压增高和局灶性脑损害征象，无感染、中毒及寄生虫病史。

（3）外伤性癫痫：可根据颅脑外伤和癫痫发作史，脑电图显示局灶性改变，影像学检查有颅脑损伤的表现即可诊断。

（4）脑寄生虫病：脑囊虫病、脑血吸虫病、脑型肺吸虫病患者可有各种形式的抽搐或癫痫发作。一般根据感染寄生虫病史，伴有颅内压增高症状及局灶性脑损害征象及血和脑脊液嗜酸细胞增高、大便找到虫卵或有内脏寄生虫病存在的证据等可明确诊断。

4. 脑血管疾病　如下所述。

（1）脑卒中：脑血栓形成、脑栓塞、脑出血、脑蛛网膜下隙出血等脑血管疾病都可以引起抽搐。其中以颅内动脉瘤、脑血管畸形等引起的蛛网膜下隙出血尤易发生抽搐或癫痫。根据突然发病，具有相应的症状、体征及脑脊液变化，伴高血压动脉硬化和头痛或头昏等症状可与其他疾病相鉴别。

（2）Sturge - Weber 综合征（脑 - 面血管瘤病，脑三叉神经血管瘤病）：多在青少年时期发病，为一特殊类型的脑血管畸形。根据该病有抽搐发作，伴颜面血管瘤，对侧肢体痉挛性偏瘫及萎缩，智力障碍，眼球突出，头颅平片有异常钙化影，可与其他疾病相鉴别。

（3）脑底异常血管网征：大约 1/3 患者有抽搐发作，可发生于疾病的前驱期及脑损害期，也可作为后遗症状出现。发作形式包括大发作、局限性发作、阵发性肌强直性发作及癫痫持续状态等。该病多于儿童和青少年发病，患者来自钩端螺旋体病流行地区，一侧偏瘫或双侧偏瘫，临床表现发病，部分患者钩端螺旋体血清性检查阳性，脑血管造影呈脑动脉阻塞性改变，脑底部烟雾状异常血管网和广泛的侧支循环形成，即可诊断。

5. 脑部先天性异常、变性及脱髓鞘等疾病　如下所述。

（1）先天性脑发育不全、脑畸形及小头畸形：常起始于婴儿期，癫痫出现较早，多为大发作，伴有不同程度的智力障碍及头颅异常。

（2）先天性脑积水：癫痫是常见症状之一，出现于疾病的活跃期及后期，患儿头颅很大，增长速度快，前囟饱满，颅骨缝分离，头皮静脉扩张，眼球常向下转，上部巩膜外露，智力减退。

（3）结节性硬化症：该病以癫痫发作，面部皮脂腺瘤及智能减退为特征。绝大多数有癫痫发作，少数患者癫痫发作是疾病的唯一表现。癫痫多在 3 岁内首次发作，初期表现为婴儿痉挛，以后为大发作、局限性发作及癫痫持续状态。可伴智能减退，智能正常者癫痫发作率也达 70%。

（4）各类脂质沉积症：如大脑黄斑变性（家族性黑蒙性痴呆），多见于青少年，疾病早期癫痫反复发作是突出的症状，发作呈全身性或局限性，一般强直性多于阵挛性，婴儿型在外界响声刺激时可出现两上肢伸直、下肢屈曲或伸直的肌阵挛性反应，有时发生全身性抽搐。患者还具进行性智力减退瘫痪、失明、视神经萎缩和黄斑区具樱桃红斑点等特点。

（5）脱髓鞘疾病：如弥漫性轴周脑炎（Schilder 病）患者都学为幼儿及儿童，常先有视力的减退、智能减退和痉挛性瘫痪。视周减退属皮质盲，故虽失明但对光的反射依然存在。癫痫发作有时是首发症状，呈全身性发作或局限性发作。

6. 癔症性抽搐　根据病前常有情感因素，发作时无意识丧失，对外界刺激具有反应，发作带表演性，四肢抽搐不规则，无舌咬伤和口吐白沫，被检查时常两眼紧闭等表现即可诊断。

（六）治疗

（1）针对病因进行治疗。

（2）防治抽搐可使用如长效、短效的巴比妥类药物、苯妥英钠、安定、副醛、丙戊酸钠等。

二、肾性抽搐

各种肾病的后期常常出现抽搐，即肾性抽搐。随着血液透析及肾移植的开展，抽搐的发生率明显增高。

（一）病因机制

高血压或动脉硬化，高血压脑病，各种原因导致的急、慢性肾衰竭，血液透析、肾移植等引发的代谢产物的积蓄，脑部的病损，水、电解质平衡失调，脑神经递质间的失衡等都可导致肾性抽搐发作。常见的病因如下。

1. 肾衰竭　尿毒症性脑病抽搐的病理基础较复杂，尚未阐明。已知有以下几个方面。

（1）与蛋白质分解产物如尿素、尿酸、肌酐、马尿酸、吲哚酸及三羧酸循环中的有机酸积聚有关，其中尿素的作用尤甚。

（2）患者血中含芳香基的不饱和酚酸增多，动物实验表明醌酚酸能抑制体内多巴脱羧酶、谷氨酸丙酮酸转换酶、谷氨酰草酰乙酸转换酶、谷氨酸脱羧酶、5′核苷酸酶和乳酸脱氢酶等体内多种酶的活性，从而抑制细胞呼吸和糖的无氧酵解。谷氨酸脱羧酶缺乏，使谷氨酸转化成抑制性介质 γ - 氨基丁酸减少，可使神经兴奋性增高。

（3）尿毒症时细胞内钾流出减少，钠排出增加，即细胞内高钾，细胞外高钠。这种阳离子的极性分布依靠神经元膜上钠 - 钾 - ATP 酶消耗储存于 ATP 的能量来维持。同时，糖酵解和高能磷酸键受阻，能量供应受限，因而神经元的兴奋性增高。神经元的兴奋性增高和细胞膜内外离子的极性分布的异常都可导致抽搐的发作。

（4）Raskin 提出尿毒症患者体内有与丙磺酸相似的有机酸，它可阻断神经传递物质高香草酸、5 - 羟基吲哚乙酸和3 - 氧基4 - 羟基苦杏仁酸的转换。正常情况下丙磺酸和其硫酸物是脂溶性的，和血浆蛋白牢固结合不能透过血脑屏障。尿毒症使血脑屏障被破坏，这些物质可进入脑组织。此外，脑脊液和体液内的水和电解质骤然饱和，水中毒、低血钠、高血压、感染或治疗不当均参与了尿毒症性脑病的发生，促进了抽搐的发生。

2. 医源性症状　血液透析常致神经系统并发症而引发抽搐，常见情况如下所述。

（1）平衡失调综合征：尿素是一种小的无电荷的分子，像水分一样以一种稳定状态分布于体内。在肾衰竭（尿毒症）时，增高的尿素按一定的比例分布在脑、血液、肌肉和其他组织内。透析应用的低渗溶液可引起尿毒症患者血尿素氮迅速降低，血浆渗透压也相应迅速降低。但尿素受血脑屏障的影响，只能缓慢地弥散出脑，脑脊液内尿素的浓度较高，渗透压也增高。血液和脑脊液间的渗透压差促使水分进入脑内，而致脑水肿、颅内压增高、脑干受压。水进入脑组织，发生"水中毒"。严重者可昏迷，因脑疝而死亡。颅内压增高，眼内压继之增高。由于脑水肿、颅内压增高，神经肌肉的应激性也增高，发生谵语、谵妄和抽搐。再者，酸中毒时透析使二氧化碳通过透析膜迅速排出，重碳酸离子（HCOF）却不能排出。血清 pH 的急性纠正，造成脑脊液和血液之间 pH 差增大，脑内出现明显的酸中毒，加重了抽搐等神经症状。虽然，透析可使血清化学成分恢复正常或接近正常，但中枢神经系统难以耐受透析引发的血清电解质改变，病情反趋加重，出现平衡失调综合征。症状一般在透析后 2~3 天可改善。这种延缓的改善，推测与尿素、重碳酸离子以及其他离子经过血脑屏障逐渐调整有关。

（2）透析脑病综合征：它是慢性透析患者死亡的主要原因，Alfrey 于 1972 年首次报道了这一特殊临床综合征。因系慢性血液透析过程中出现的一种进行性的、不易逆转的脑病，临床上又有痴呆表现，为此又称为"透析痴呆"或"进行性脑病"，现通称为"透析脑病综合征"或"透析脑病"。其病因和发病机制说法不一，可归纳为以下几点：①金属物质积聚中毒引起的脑病：透析脑病有明显的地域分布性，在某些透析中心发生率极高，推测与环境因素，特别是与微量元素有关。这些患者的透析液中加入氢氧化铝或透析于铝含量很高的地方。微量金属分析表明脑灰质铝含量显著增高，故认为该综合征的病因是铝中毒。微量金属的分析还显示锡、钙、铜、铅增加而铷减少，因此有的学者认为本病为铅、锡等中毒。但死于该综合征的患者脑内锡含量并非一概增高，而一些死于其他原因的透析患者脑内锡含量与本综合征患者相等或更高。有的患者并发严重的骨软化和以血清碱性磷酸酶减低为特征的肾性骨营养不良。目前已公认透析脑病为铝中毒所致，其一是近年来常静脉给予铝－磷结合凝胶以控制血液透析患者血清磷的水平，其中铝浓度比自来水铝含量高 15 倍。发生透析脑病的患者一般常规应用铝－磷结合凝胶 2～2.5 年以上，大多数患者超过 3 年。其二，分别测定肌肉、骨骼和脑的铝含量发现，死于透析脑病者是 0.025‰（百万分率），死于其他原因者为 0.006 5‰，对照者是 0.002 2‰。此结果表明，透析并发脑病综合征死亡的患者中，脑灰质铝含量远远高于死于其他原因者和对照者。透析脑病是脑灰质受损的疾病，脑灰质铝堆积增多也提示本病可能为铝中毒。再者，已确认高浓度的铝能使神经系统中毒，动物实验直接将氢氧化铝用于脑组织可诱致癫痫源性抽搐，慢性蛛网膜下隙注入铝盐也可引起一种进行性脑病。②慢病毒感染：透析脑病与慢病毒感染的 Creutzfeld－Jacob 病在临床上有相似之处，如痴呆、肌痉挛等，病理检查两者的神经组织皆有海绵状改变，因此，曾认为透析脑病的病因是慢病毒感染。但大多数患者脑组织病理改变不一致，又不像 Creutzfeld－Jacob 病那样严重，且从死予透析脑病患者脑中仅分离出泡沫病毒，故认为缺乏伴发慢病毒感染的充分依据。③药物影响：如催眠药物的影响。④正常颅压脑积水：用放射碘标记的清蛋白测定，有的患者脑池造影异常，因而有人提出本病是因脑脊液动力学紊乱所致，与正常颅压脑积水相似。但尸检并未显示脑积水，脑 CT 所见为皮质萎缩而不是脑内积水。⑤平衡障碍（平衡失调）综合征：但据研究，透析脑病患者无平衡障碍综合征的化学改变。

（3）肾移植：肾移植后发生抽搐的病因有以下几点。①排异现象：肾移植时电解质的突然转变可触发频繁的抽搐，一般在 1～3 天后消失，很少需要进一步治疗。②脑内和脑外出血：采用治疗措施以急速抑制肾移植患者的排异反应时，患者的造血系统可受抑制，血小板减少，导致脑内和脑外出血。③神经系统感染：肾移植患者接受大剂量肾上腺皮质激素时，全身的抗体反应被抑制，抗感染药物作用也被抑制，促使患者原已静止的感染再激化或发生少见的感染，如隐球菌性脑膜炎病毒感染、弓形原虫病、细菌感染等。已知弓形原虫病引起的脑病综合征或脑膜脑炎中，多数为肾移植患者。

（4）Wernickes 脑病：血液透析患者患尿毒症、慢性感染、血液透析、免疫抑制治疗，或肾移植和营养缺乏，常伴有硫胺素缺乏。硫胺素是水溶性维生素，易通过透析液，透析易致水溶性维生素消耗引起硫胺素缺乏。同时，硫胺素与蛋白质结合及在组织代谢的个体差异也可促使硫胺素缺乏脑病。

（5）脑肿瘤：脑肿瘤发生在肾移植后 15～46 个月。肾移植后发生淋巴瘤的危险为常人的 35 倍，也有报道称大于相似年龄常人的 350 倍，几乎均为网状细胞肉瘤。有人检查 5 000 例的肾移植者，25 例发生淋巴瘤，其中 14 例侵犯中枢神经系统。此外，移植后曾发生恶性上皮癌转移到中枢神经系统，有的来源不明，有的来自肺部或移植肾肾盂内。

3. 脑症状　肾脏疾患既可产生脑水肿和脑实质小出血，又可并发高血压或动脉硬化，引起脑供血不足、脑软化或脑出血，出现偏瘫、失语、抽搐等症状。

4. 高血压脑病　肾脏损害尤其是患肾炎患者，在血压急剧上升时发生急性脑病临床出现剧烈的头痛、呕吐、全身抽搐、意识障碍等症状。儿童神经系统发育尚未完善，血压骤然升高，可引发脑部多发小血栓性脑水肿，导致神经元生物放电异常，出现全身或局限性抽搐。

（二）临床表现

急性肾衰竭时，一般在肾衰竭的第 8～11 天出现抽搐。慢性肾衰竭晚期，尿素氮水平在 200～400mg/L 以上时，可致全身性抽搐。抽搐发作前常运动不稳、肌肉束颤或阵挛。某些急性患者有强直性痉挛、猝倒样发作，有人认为这些症状属于颞叶癫痫综合征。此外，无严重肾衰竭者也可因恶性高血压而引发抽搐。

不同肾脏病变产生抽搐的原因、病理基础不同。抽搐的表现各异。

1. 尿毒症性脑病（UE）　尿毒症性脑病一般发生在慢性肾衰竭晚期和深昏迷前，通常并无局灶性特征。抽搐发作前常有运动不稳、肢体轻微抖动，渐波及指（趾）端，偶尔有头部不自主的抖动，肌纤维震颤或其他不随意运动。以后出现扑翼样震颤，部分患者出现各种类型的癫痫，包括局灶性癫痫、癫痫小发作等。使用抗癫痫药物治疗可控制发作。Ⅱ型的尿毒症性脑病患惜头面部、躯干和四肢等肌群常见骤然发生的、为时短暂的、不规则且不对称的肌肉抽搐。体格检查可见共济失调。无论是局灶性或全身性痉挛，体格检查可见共济失调，常常伴有腱反射的亢进、肌强直及提腿试验阳性、病理反射阳性等中枢神经系统障碍和颅压增高等表现。脑电图改变为非特异性的弥漫性慢波和自发性高幅棘波。脑波基本节律的变化，常反映昏迷程度的深浅，有助于治疗及判断预后。脑脊液检查细胞数可增高至600 个/mm³，蛋白质可达 1.75g/L（175mg/dl）。该变化，需与中枢神经系统感染、慢性硬脑膜血肿、颅内占位相鉴别。可通过脑脊液涂片、培养或 CT、MRI 明确诊断。尿毒症患者在大量注射大脑皮质刺激剂如青霉素后，可因血和脑脊液中青霉素的浓度达正常时的 10～20 倍而引发抽搐、痉挛，经透析后症状可缓解。

2. **血液透析神经系统并发症**　如下所述。

（1）透析脑病综合征：症状可发生于间歇性血液透析维持 14～36 个月以后，最长可达 7 年之久。发生症状至死亡 3～15 个月。外科手术的创伤、感染和高血钙等可促使疾病发作。大多为亚急性起病，进行性发展。其特征性症状为痴呆（不同程度的智力障碍，如生活不能自理）、言语障碍（构音障碍及失语，有的患者试图语言时可导致面部及咽部的肌阵挛）、抽搐（肌阵挛性抽搐、局灶性抽搐等）及行为错乱。病初有轻度皮性语言困难，为间歇性吐词不清、口吃、迟缓，有时为语言中止，也可有轻微的人格改变及痴呆的早期改变，如意识模糊、记忆力减退、定向障碍等。疾病早期，症状发生于每次透析近于中止或透析结束后数分钟之内，经 4～12h 自行消失。反复发作后，转为持续性，不再受透析的影响。患者尚有扑翼样震颤、缄默、命名不能和失写。有的患者伴以易疲劳现象为特征的小脑性共济失调，即当用力数分钟后，精细的肢体活动、笔迹和语言等完全紊乱，休息一时期后才能恢复，重症肌无力试验阴性。实验室检查无平衡障碍综合征的化验改变。脑电图在临床表现出现前 4～8 个月已有变化，多呈典型的周期性发放的多灶性棘波和活跃的高尖波，周期之间仍有正常的脑电节律。CT 见轻度脑萎缩。随着促发因素的纠正，除脑电图外，临床症状可能完全消失，6～12 个月后症状又可复发，并持续至患者死亡。

（2）平衡失调综合征：血液透析过程中和透析后常产生一系列的神经系统症状，又称为"代谢性脑病"、"尿素逆转脑病综合征"。

平衡失调综合征可发生于任何年龄，以儿童为多见，占透析患者的 8%。常在透析过程近中止时，或在透析后 8～24h 内发生症状。一般持续数小时，重者持续数天自行消退。在尿毒症发生抽搐的患者中，约 11% 与透析有关。重型患者常有头痛、恶心呕吐、肌肉抽搐或颤动、扑翼样震颤、嗜睡、谵妄甚至昏迷。抽搐常先于昏迷出现。抽搐多呈癫痫大发作形式，也可为小发作，如系局限性发作，可能为先已存在的神经系统局灶性病变所致。一些酸中毒、血尿素氮甚高或透析前即有脑病的患者，在透析过程中及透析后也易并发抽搐。严重病例还可出现突眼和眼压增高、颅内压增高、脑水肿等。脑脊液压力往往增高，脑电图在透析进行 3h 以后或透析后不久发生变化，节律几乎完全丧失，呈阵发性高的状态。其临床征象与尿毒症神经病表现相似，但平衡障碍综合征发生在透析过程中或透析后不久，而尿毒症神经病透析一个时期即可改善。随着透析设备和技术的改善，平衡失调综合征已较前少见。

（3）Wernickes 脑病：除原发肾脏疾病表现外，Wernickes 脑病尚有双侧眼肌麻痹、共济失调和精神错乱三大症状。

（4）脑肿瘤：由肿瘤引起的综合征有颅内压增高的症状与体征。抽搐是这些肿瘤罕见的体征，患者大多死于诊断后的几周到数月。而网状细胞肉瘤对放射治疗反应良好，可存活数年。

3. **肾移植**　肾移植脑病综合征包括谵妄、迟钝、昏迷和抽搐，脑脊液正常或轻度异常。脑膜脑炎综合征包括头痛、颈强、局限或全身性抽搐，出现癫痫持续状态和昏迷，白细胞增高。由单个或多处的脑部病变引起的局灶性脑部损害约占这些患者的 50%。肾移植时常见的中枢神经系统病毒感染为疱疹病毒感染，包括单纯疱疹病毒、带状疱疹病毒和巨细胞病毒（CMV），其中巨细胞病毒感染较常见。单纯疱疹病毒感染通常分 2 型，即：HVH-1 和 HVH-2。前者引起成人的脑炎，唇疱疹，后者引起新生儿脑炎和成人非化脓性脑膜炎及疱疹性生殖器炎。已发现肾移植后可有 HVH-2 脑膜脑炎，引起脑内出血、弥漫性脉管炎及多发性动脉瘤扩张，脑活检标本发现 HVH-2 型病毒。

（三）治疗要领

1. 治疗　同抽搐的治疗。

2. 对症处理　如下所述。

（1）尿毒症性脑病：①早期充分透析，血液透析与腹膜透析并用。测定脑电图慢波所占的比例，可作为透析充分与否的指征；②血液透析时应缓慢进行，以便脑和细胞外液的渗透压差降到最低程度；③在透析过程中应用高渗果糖（左旋糖）、甘露醇、甘油或清蛋白，以预防本综合征逆转；④避免细胞外尿素的迅速减低，可加用等渗或接近等渗的尿素入透析液中，使透析时血中的尿素浓度仍较高，但临床症状及其他化学改变得到纠正，以后的透析再逐渐降低血尿素氮；⑤两部病变除使用脑保护剂外，根据病因进行相应的处理。

（2）平衡失调综合征：①采用诱导透析血浆滤过法控制超滤；②在透析液中加入葡萄糖、清蛋白、甘油和果糖等渗透性活性物质，使脑和细胞外液间的渗透压差降到最低程度；③采用碳酸氢钠透析液代替醋酸盐。

（3）透析脑病综合征：①肾移植；②控制血浆中磷含量的同时，应用最低含量的镁进行透析；③若有抽搐，立即停止透析，迅速控制发作。严重抽搐、痉挛者，注射地西泮、鲁米那、苯妥英钠等药物。

（4）Wernickes 脑病：予以补充足够量的 B 族维生素。

（5）病毒感染：使用抗病毒的化学制剂。

（方　芳）

第十节　肾性昏迷

一、意识与昏迷

在临床上，意识是指人对自身和周围环境的感知，一般通过语言和行动来表达。引起运动、感觉和反射功能的障碍、大小便失禁等。

（一）发病机制

人在清醒时能对周围环境和机体内部的各种变化产生印象，并可与过去类似的经验相联系，进行比较、做出判断，确定其意义，人的这种功能便是意识。思维活动、随意动作和意志行为是意识活动的具体表现。正常意识活动包括"觉醒状态"和"意识内容和行为"。现已知大脑皮质和上行性网状激活系统是意识的解剖基础，要维持"觉醒状态"，赖于大脑皮质及脑干网状结构不断地将感应的体内外感觉冲动经丘脑广泛地投射到皮质（即上行性网状激活系统）；而"意识和行为"则有赖于大脑皮质的高级功能活动。在人类，大脑皮质对脑干及脊髓的反射既起抑制作用，又起促进作用。正常睡眠周期性的生理现象，但不论多深的睡眠总以被唤醒或自然醒转。睡眠和觉醒有节律地交替，构成醒－睡周期。脑桥上端至中脑网状结构病变时，可以引起意识改变。脑的上行性网状激活系统完全损害时，终器则处于昏睡中，睡眠－觉醒周期消失。电刺激睡眠动物的脑干网状结构及皮质的网状结构投射区，可使动物持续保持觉醒。毁坏中部和上部脑桥网状结构区时，动物可出现昏迷，脑电图有明显的梭样高幅慢波。除了脑的二行性网状激活系统外，丘脑非特异性核对大脑皮质的兴奋性也很重要。它可改变大脑皮质的兴奋状态，增强反应性，保持和促进意识的清醒。下丘脑后部和中脑的中央灰质具有紧张性激活的驱动功能，通过脑的网状结构上行性激活系统，对大脑皮质阈电位起持续的易化作用，所以意识才能保持持续的清醒状态。大脑皮质是进行高级神经活动产生意识内容的部位。广泛皮质病变可造成意识内容的紊乱，病变范围越广泛，意识改变越明显。昏迷的实质是觉醒能力减低直至丧失，表现为闭目沉睡，动作减少，反应迟钝直至毫无反应。此外，神经递质在维持机体觉醒中具有重要的作用，如脑内肾上腺素能及多巴胺能递质是维持觉醒的重要的因素；在重要的机体觉醒状态中，5－HT 和儿茶酚胺之间呈相互制约的关系，动物实验发现肾上腺素能神经元活动的加强和 5 - HT 神经元活动的减低都可以使动物保持清醒。由上可见，无论何因，只要使大脑皮质发生弥漫性损害或抑制，或损害了脑干网状结构上行激活系统，阻断了它的投射功能，或上述两者均遭到损害，都可以引起昏迷。

（二）病因

昏迷的原因复杂，常涉及多科性一系列疾病。临床上根据有无神经系统体征将昏迷分为三类。

1. 无局灶性神经系统体征、无脑膜刺激征　绝大多数患者属此类昏迷。其病因属于全身性或脑部弥漫性中毒－代谢障碍。此类昏迷者脑部并无特异性病理改变，很少有持久的局灶性神经体征或脑膜刺激征，颅内压增高也不多见，但常有全身性的或脑部以外的器官病变史和证候，实验室检查有助于诊断。主要见于以下几种方面。

（1）脑缺血、缺氧：当急性缺血、缺氧达一定程度（每百克脑组织含氧低于 2mL）后，脑内兴奋性递质合成停止，神经冲动传导阻断而致昏迷。见于心源性脑缺血综合征、持久性休克、心跳呼吸暂停、晕厥、窒息、溺水、高山病等。

（2）代谢产物的异常潴留：又称内源性酸中毒。如肝昏迷时，血氨和脑脊液中的 α－谷氨酸酮增高；肾性脑病或尿毒症时血肌酐、尿素氮增高；肺性脑病时血 CO_2 含量增高及严重脱水、酸中毒等。

（3）脑代谢必需的物质缺乏：葡萄糖、辅酶和维生素 B 类缺乏可以导致脑代谢的紊乱。如慢性酒精中毒和重度营养不良引起辅酶的缺乏；胰岛素或降血糖药物过量、严重肝病和影响糖代谢的内分泌病导致的低血糖等。

（4）外源性毒素：见于一些理化物质或毒素作用于心血管而引起循环障碍和脑缺氧、抑制酶的功能、对脑神经元的抑制导致昏迷。常见的如 CO 中毒，乙醇、催眠药中毒，有机磷化合物、氰化物、砷等；副醛、甲醇等。

（5）严重的感染性中毒。

（6）内分泌病和代谢障碍：人体内分泌腺（胰岛细胞、垂体、肾上腺皮质、甲状腺、甲状旁腺等）病变时，各种激素分泌过多或不足引起水、糖、盐类（钾、钠、钙、磷、氯化物等）代谢和酸碱平衡紊乱，致使脑神经细胞膜兴奋性降低或对递质的敏感度改变，影响神经冲动的正常传导而引起意识障碍。

2. 有局灶性神经系统体征、无脑膜刺激征　如急性起病，血压不增高的老年患者可能为缺血性卒中；有头痛史、早期呕吐、视神经盘水肿或高血压视网膜改变和脑疝体征者可能为急性出血性脑卒中或某些脑炎。慢性或亚急性起病者可能为颅内占位，譬如脑瘤、脑脓肿、肉芽肿和慢性硬膜下血肿。若起病较缓而伴有发热或感染病史者，则可能为脑炎、脑干炎、中毒性脑病、颅内静脉窦血栓形成等。凡具局灶性神经系统损害的临床表现，如脑神经损害、肢体瘫痪、局限性抽搐、偏侧锥体束征等，应考虑有无可导致颅内压增高的疾患，应进行脑电图、头颅 CT、MRI 和脑脊液检测。

3. 无局灶性神经系统体征、有脑膜刺激征　如有颈项强直和（或）凯尔尼格征、布鲁津斯基征，可能为脑膜脑炎、蛛网膜下隙出血，需及早检查脑脊液。如仍难以确诊者，应选脑脊液检测和（或）头颅 CT、MRI 检查。要警惕：①具枕骨大孔疝征兆的颅内占位病变和小脑出血患者，脑膜刺激征阳性，但因昏迷未呈现神经系统定位体征；②在婴儿、老年、昏迷过深者，或疾病的早期，即使有具刺激脑膜的病损，有时也可能不出现脑膜刺激征。

（三）临床表现

昏迷因意识障碍的深度和损害的部位不同而临床表现不一。

正常人清醒时意识清晰，对自身和环境的感知敏锐，对体内和外界的刺激都能及时做出适当的反应和行动。当大脑有弥漫性损害时可出现不同程度的意识障碍，如嗜睡、昏睡、昏迷。患者于昏迷前常出现不固定的自觉症状，如头昏、头痛、精神萎靡、淡漠、嗜睡、失眠等。此后精神恍惚、运动不安、意识清晰水平降低，精神萎靡，动作减少。此时意识渐模糊，常持续地处于睡眠状态，但尚能唤醒，勉强配合检查，对语言尚有反应，简单地回答问题，停止刺激后复又入睡。随着意识障碍进行性加重，进入在较重的痛觉和较响的语言刺激下才被唤醒的昏睡状态。患者可睁眼、呻吟、躲避，作简单、模糊而又不完整的答话和进行有目的的动作，刺激停止后又入睡。若病情不能得到有效的控制，则进入昏迷。一般按昏迷程度分为浅昏迷、中度昏迷、深昏迷和过度昏迷。

1. 浅昏迷　患者呼之不应，推之不醒，随意运动丧失，仅有较少的无意识的自发动作，对疼痛刺激（如压眶上缘）有躲避反应和痛苦表情，但不能回答问题或执行简单的命令，吞咽反射、咳嗽反射、角膜反射和瞳孔对光反射、腱反射仍然存在，可伴有谵妄。生命体征无明显改变。

2. 中度昏迷　对周围事物和感知均无反应，对强度刺激的防御反射、角膜反射、瞳孔对光反射均减弱。呼吸、脉搏、血压可有改变，大、小便障碍。

3. 深昏迷　没有任何自发动作，全身肌张力低下，对外界任何刺激的感知反应，反射消失，呼吸不规则，血压下降。病理征存在或消失。生命体征趋于衰竭。

4. 过度昏迷　过度昏迷为深昏迷进一步发展的结果，又称为不可逆昏迷或脑死亡。患者全身肌张力低下，眼球固定、瞳孔散大、体温低且不稳。脑与脊髓活动均消失，濒于死亡状态，常赖于呼吸器及药物维持生命。

5. 特殊类型的意识障碍　指睁眼昏迷或醒状昏迷。患者意识内容丧失但觉醒能力尚存，有时睁眼若醒，但对环境无感知。见于去皮质综合征、无动性缄默、持续性植物状态和闭锁综合征等。

（1）去皮质综合征：为大脑皮质广泛损害，皮质功能产生严重的功能障碍引起的。患者意识内容部分或完全丧失。若上升激活系统和皮质结构无损害，则醒-睡周期尚存。此时患者醒时貌似清醒，睁眼若视，可有瞬目、咀嚼、吞咽、躲避等反射活动，但无有目的的动作或讲话。常有吮吸、强握等原始反射和病理反射。偶可出现无意识的哭叫或自发性强笑。随着皮质下功能的保存和部分恢复，四肢肌张力增高，肢体出现强直或痉挛，或上肢屈曲、下肢伸直的去大脑强直状态，其恢复的程度视病因而异。

（2）无动性缄默症：为上行网状激活系统部分损害或脑干上部和丘脑网状结构受损所致，但患者无广泛的大脑皮质损害。临床表现和去皮质综合征相似，患者缄默不语、肢体无自发性活动，但有醒-睡周期。醒时睁眼若视，无表情活动。对疼痛刺激能躲避，也被称为睁眼昏迷。当病损要累及边缘系统时，无动性缄默可伴发抽搐、瘫痪及体温失调、心律不齐、呼吸紊乱、多汗等自主神经症状。如病损部位主要在中脑、间脑即脑干上部时常伴有瞳孔改变，眼球动障碍等。因广泛、严重的脑损害，脑缺氧久等经抢救方存活者，有时这两种发病原因不同的睁眼昏迷并存。患者的基本生命能功持续存在，但无任何有意识的心理活动，没思想感情，失去社交能力和认知能力，统称持续性植物状态。

（3）闭锁综合征：又称失传出状态、醒状昏迷。因大脑半球和脑干被盖部的网状激活系统无损害，故意识保持清醒。患者脑桥以下脑神经及四肢均瘫痪，仅能以眼球运动示意，以与周围环境建立联系。患者不能用语言来表达自己的意愿，易被误认为昏迷。脑电图有助于与真正的意识障碍相鉴别。

（四）诊断与鉴别诊断

当患者的意识丧失，对体内和外界环境的刺激均无反应时，即可诊断为昏迷。昏迷是病情危重的标志，必须作详细的全身检查，配合必要的化验及辅助检查，确定其是否昏迷，昏迷的程度和类型，推断昏迷的病因，以指导治疗。

1. 病史采集　详细询问病史，重点了解以下几点。

（1）昏迷的全部缓急及发病的全过程：如急性起病者有颅脑外伤、脑血管病、药物中毒、心肌梗死等可能；亚急性起病者，有无肝昏迷、尿毒症、病毒性脑炎、脑膜炎等可能；慢性起病者，有颅内占位性病变、慢性硬脑膜下血肿等可能。

（2）首发症状：若以头昏、眩晕为首发症状者，可能为椎基动脉系统的急性血液循环障碍；剧烈头痛者可能为蛛网膜下隙出血、脑出血、颅内感染、颅内压增高等；如是在病程中出现的，要特别注意昏迷出现前有何疾病表现。

（3）既往病史：注意有无可引起昏迷的内科疾病，如严重的肺部疾病者有肺性脑病的可能；有高血压史有脑血管病的可能；对反复短暂昏迷者要询问有无癫痫史。

（4）颅脑外伤或中毒史：如有头部外伤史者应注意有无颅内血肿；发病时有煤气接触史者要注意

有无 CO 中毒；食野生蕈史者可能为毒蕈中毒。

2. 一般检查　注意生命体征。

（1）体温：高热提示严重感染、中暑、脑桥出血。对体温过低者需注意有无休克、镇静剂中毒、甲状腺功能低下、低血糖症、冻伤等。

（2）脉搏：过慢需要注意有无颅内高压症、心脏疾病史；心率过快，提示心脏异位节律或心力衰竭。

（3）血压：高血压可见于脑出血、颅内压增高；低血压见于休克、心肌梗死、催眠药中毒等。

（4）呼吸：不同的呼吸气味可提示不同的疾病，如呼气中带苹果味，则提示有糖尿病酸中毒可能；带酒味，可能为醉酒；带尿味，则提示可能为尿毒症。呼吸节律失常的类型视脑结构受损害平面而异，如大脑广泛性损害可出现潮式呼吸；中脑被盖部损害出现神经源性过度呼吸；脑桥上端被盖部损害出现长吸气式呼吸；脑桥下端被盖部损害出现丛集性呼吸；延髓损害出现共济失调式呼吸。

（5）皮肤：如缺氧时皮肤发绀，CO 中毒时呈樱桃红色。

（6）头颅：应检查有无外伤证据，耳、鼻、结膜有无出血等。

（7）脑膜刺激征：阳性还是阴性。

3. 神经系统检查　对瞳孔、眼底、有无偏瘫体征和脑干功能（包括吞咽、角膜、瞳孔对光反射和咳嗽反射等）进行检查，以判断脑干功能有无损害和预后。

4. 实验室检查　结合病史和体检，进行各种检查以进一步明确病因。

如脑脊液细胞数增多，以淋巴细胞为主，伴有糖和氯化物含量减低，蛋白质增高，常提示结核性或隐球菌性脑膜炎所致的昏迷；尿常规发现有红、白细胞，蛋白和管型，血浆非蛋白氮含量明显增高，可能为尿毒症昏迷。同时，物理检查如胸片、心电图、脑电图、B 超和颅脑 CT、MRI 等对了解有无内脏病变及其性质有帮助。

5. 引起昏迷的常见病　如下所述。

（1）颅内病变：颅内病变如颅脑外伤、占位、脑血管病变、炎症等是昏迷常见的病因。①颅脑外伤：外伤性昏迷，如脑震荡、硬脑膜下血肿、硬脑膜外血肿等，根据外伤体征、CT 或 MRI 对诊断有助。②颅内压增高：脑瘤和脑脓肿等均有颅内压增高症的表现，如头痛、恶心呕吐，眼易有视盘水肿，结合亚急性或慢性起病，影像学检查等可诊断。③血管病变：脑血管病，如高血压性脑出血、脑血栓形成、脑栓塞等，以急性起病伴局限性的神经功能缺失为特点。蛛网膜下隙出血具有急性起病、剧烈的头痛、呕吐、脑膜刺激征和血性脑脊髓液等表现。④炎症：急性或亚急性起病的脑膜炎（如结核性脑膜炎、化脓性脑膜炎等），有头痛、发热和脑膜刺激征，相应的脑脊髓液改变。脑炎，如夏季发病的流行性乙型脑炎、单纯疱疹性脑炎等，具发热、局灶性脑炎症状和脑脊液改变等表现。

（2）代谢性脑病：感染、中毒等脑部以外的器官和全身性疾病，影响脑细胞代谢也可引起昏迷。①内源性：一般有原发疾病史伴其他表现，如糖尿病酮症酸中毒患者呈潮式呼吸，呼出的气体具丙酮味，有脱水表现，血糖明显增高，血酮和（或）尿酮增高。肝性昏迷患者一般有黄疸，肝臭，血氨升高。尿毒症则皮肤干燥、萎黄，伴水肿，尿毒症眼底，血生化和尿常规检查可助诊。②外源性：中枢神经抑制剂催眠药过量如巴比妥类药、非巴比妥类药中毒者瞳孔缩小、呼吸浅慢，可有恶心呕吐，呕吐物检测可助诊；CO 中毒者发病时有接触 CO 史，皮肤呈樱桃红色，血液 CO 快速检查可资诊断。

（五）治疗

积极治疗昏迷的病因和并发症，密切观察患者的血压、脉搏、呼吸和体温等生命体征的变化，维持生命体征的稳定，避免重要脏器的进一步损害，并应用细胞代谢药物和中枢苏醒剂，以改善大脑功能，减少因昏迷所导致的后遗症。

二、肾性昏迷

早在 18 世纪 30 年代，人们已注意到慢性肾衰竭引起的神经精神症状。近 50 年来治疗慢性肾衰竭的手段不断增多，严格控制饮食、使用抗高血压药物、透析及肾脏移植等，患者的寿命得以延长，也出现较多的神经系统症状。现在已知，神经系统损害的临床表现者约为并在神经症状尚未出现前，已有神经传导的异常。如果未经透析治疗，约94%的患者出现神经精神症状，并在较短的时间出现。可见，神经系统损害的频度比临床实际症状高得多。有人统计，半数具精神症状者在1～10天内死亡。因此，患者出现神经精神症状，特别是进入昏迷，表示已达末期，往往在短期内会迅速恶化，而如能及时地进行透析治疗，也可获某种程度的缓解。

（一）病因机制

引起肾脏病变常见的疾病有：①原发性肾小球肾炎是导致急、慢性肾功能不全的主要病因，其发生率占各种昏迷的第一位；②继发性小球肾炎、紫癜性肾炎，如狼疮性肾炎、紫癜性肾炎及亚急性感染性心内膜炎，慢性肾脏感染性疾病，如慢性肾盂肾结核等；③代谢病所致的肾功能损害，肾小球硬化症、高尿酸血症、多发骨髓瘤等；④长期高血压及动脉硬化所致功能损害；⑤慢性尿路梗死、如结石、肿瘤；⑥先天性肾脏疾病，如多囊肾、遗传性肾发育不良等。

患者在上述疾病的基础上，常可发生：①肾衰竭少尿期或慢性肾炎引起慢性肾衰竭，产生水、电解质平衡失调，代谢产物的积蓄，引起脑组织代谢障碍及脑细胞水肿等，重症可出现昏迷及运动过多症；②本病一方面可引起脑水肿和脑实质小出血，另一方面亦可并发高血压或动脉硬化，引起脑供血不足、脑梗死或脑出血，引起偏瘫、失语等；③肾脏损害尤其是急性肾炎患者，在血压急剧上升时发生脑血管痉挛，常出现剧烈的头痛、呕吐、全身痉挛等症状；④尿毒症时药物中毒，如药物治疗引起的神经症状，约占神经症状的1/4；⑤血液透析或肾移植并发症而致昏迷。

（二）临床表现

肾脏疾病中以慢性肾衰竭引起的神经精神症状最多见，其症状也复杂多样，从轻度的非特异性的神经精神症状，至昏迷以及各种各样的感觉性痉挛。有时可出现肌肉强直、持续性呕吐及脑膜刺激征阳性等颅内压增高征的表现。昏迷前患者在高声唤叫或针刺后尚能唤起运动反应，在反复命令下伸舌，有时暂时睁眼，回答问题。此后上述反应消失，但仍能引出浅反射、腱反射和其他反射。若病情进行性发展，包括瞳孔反射和角膜反射在内的所有反射均消失。昏迷后呼吸、循环功能也发生障碍，生命体征渐趋于衰竭。昏迷时可伴发其他神经症状和体征，如全身痉挛、低血钙或低血钾引发的手足抽搐及肌麻痹现象或震颤、抽搐等不自主运动。急性肾衰竭昏迷前后还可有如四肢投掷运动、表情肌多动症、类帕金森病综合征、舞蹈指痉运动等，出现这些多动症常提示其预后不良。

（三）诊断与鉴别诊断

根据肾脏病史，有高血压和贫血，肤色萎黄，有失水征等临床表现；结合尿常规，血尿素氮、肌酐、二氧化碳结合力等肾功能检查结果，较易做出诊断。但需与下列病变进行病因鉴别。

1. 肾衰竭 部分昏迷患者慢性肾脏病呈隐匿性发展，处于氮质血症期。在发生其他疾病后，肾功能迅速恶化，出现尿毒症症状。原病因较易被诱发疾病所掩盖而漏诊或误认为急性肾衰竭。此时应进行有关血、尿检查以资鉴别。

2. 其他内科疾病 尿毒症昏迷患者以腹泻、腹痛、呕吐甚至消化道大出血就诊时，易被误认为消化道疾病或肿瘤等；以贫血、精神症状为主要表现时，亦常常造成诊断的困难，理化检查特别是尿常规及肾功能检查可提供诊断依据。

（四）治疗

除按昏迷的处理原则积极进行抢救外，还应注意以下两点。

1. 治疗原发病和并发症、纠正代谢紊乱 对尿毒症患者进行腹膜透析或血液透析，改善神经症状。积极处理并发症如糖尿病、系统性红斑狼疮、酸中毒、高血压、低钠血症、脱水等，并纠正代谢紊乱。

2. 防治透析所致的脑病综合征 如长期透析者采用多次缓和透析，每次透析尿素氮下降不超过原水平的20%～30%。若有抽搐立即停止透析，迅速控制发生严重抽搐、痉挛者注射地西泮、鲁米那、苯妥英钠等药物。

（王 玲）

第十一节 肾源性呼吸困难

一、呼吸困难

呼吸困难是肺、胸膜和胸廓病变时经常出现的症状。患者的主观感觉是空气不足，须用力呼吸并增加呼吸频率，体检可发现呼吸频率、呼吸深度及呼吸节律出现相应的变化，同时可见辅助呼吸肌也参与呼吸运动。严重的呼吸困难可迫使患者处于某种特殊的体位如端坐呼吸并伴有鼻翼翕动、发绀等缺氧症状。

（一）病因

多种原因可以导致呼吸困难，一般归纳为以下几类。

1. 呼吸器官疾病　肺脏、呼吸道、呼吸肌、胸廓及膈肌的各种病变都会引起呼吸困难。如肺部感染、肺水肿、胸腔积液、大量腹腔积液等。

2. 心血管疾病　各种心脏疾病所致的心功能不全时可引起呼吸困难，其中急性左心力衰竭时的呼吸困难起病急，症状重，预后差，须及时治疗。左心功能不全时由于肺瘀血和肺组织弹性减退，出现下列一些病理生理改变：①肺泡内张力明显增高，刺激了肺牵张感受器并通过迷走神经反射兴奋呼吸中枢；②肺泡弹性减退，扩张收缩障碍使肺活量降低；③肺毛细血管的气体交换障碍；④升高的肺循环压对呼吸中枢的反射性刺激。这些病理生理的变化在临床上都表现为呼吸困难。所以左心功能不全的主要临床表现就是呼吸困难。右心功能不全时主要是体循环瘀血，此时右心房和上腔静脉压力升高，通过刺激压力感受器反射兴奋呼吸中枢。同时体循环瘀血时血氧含量下降，组织代谢降低，乳酸和丙酮酸等代谢产物堆积，可直接刺激呼吸中枢。此外体循环瘀血时出现腹腔积液、胸腔积液和肝脏肿大，使横膈上抬，影响呼吸运动。

3. 中毒　毒素通过对中枢神经的影响产生呼吸困难，如尿毒症、代谢性酸中毒等。

4. 血液系统疾病　任何使有效血氧含量降低的血液系统疾病都可引起呼吸困难，最常见者如贫血。

5. 神经精神因素　各种原因使呼吸中枢功能异常均可出现呼吸困难，缺氧和二氧化碳潴留使呼吸中枢功能障碍常是内科呼吸困难的主要原因。

（二）临床表现

1. 呼吸系统疾病呼吸困难　临床常称之为肺源性呼吸困难。由于肺通气或换气功能不良，或肺活量降低，使血中氧浓度下降而二氧化碳浓度升高导致呼吸困难。根据临床表现形式的不同又有下列 3 种类型。

（1）吸气性呼吸困难：由于大气道的狭窄或梗阻所致，表现为吸气特别困难，严重者因呼吸肌高度紧张，胸骨上窝、锁骨上窝和肋间隙在吸气时明显下陷，称为三凹征。同时可听到吸气时的哮鸣音。此种呼吸困难在喉或气管异物时症状最明显和典型。

（2）呼气性呼吸困难：因为肺组织弹性减弱及小气管痉挛狭窄，患者呼气费力，缓慢，时间延长，听诊可闻及哮鸣音。最常见于慢性阻塞性肺病（COPD）。

（3）混合性呼吸困难：由于肺部病变广泛使呼吸面积明显减少，影响了换气功能，患者无论吸气或呼气都感到费力，呼吸浅表，频率加快。重症肺炎和大量胸腔积液时多出现典型的混合性呼吸困难。

2. 心血管疾病呼吸困难　临床常称之为心源性呼吸困难。临床常表现为活动后发生或加重，休息后可缓解或减轻。由于坐位时可使回心血量减少，利于膈肌活动增加肺活量，故患者常出现夜间不能平卧而端坐的情况，称为端坐呼吸。非医源性的急性左心力衰竭多发生于夜间睡眠时，患者突发呼吸困难，被迫坐起，气喘咳嗽，咳粉红色泡沫痰，体检发现心率增快，两肺湿啰音，重者有哮鸣音、发绀等。

3. 中毒性呼吸困难　尿毒症、糖尿病酮症等时出现严重的代谢性酸中毒，酸性代谢产物对呼吸中枢的强烈刺激可导致呼吸深而规则，称为酸中毒大呼吸。临床特征是有深而大的呼吸困难而无明显心、肺疾病。

吗啡类、巴比妥类药物急性中毒时，呼吸中枢受抑制，呼吸缓慢。

4. 血源性呼吸困难　各种原因的严重贫血，各种血红蛋白异常和一氧化碳中毒等其共同的结果是红细胞携氧量减少，血中含氧量降低。临床出现心率增快，呼吸困难，活动后加剧。

急性失血或严重休克时因缺血及血压下降刺激呼吸中枢可引起呼吸困难。

5. 神经精神性和肌病性呼吸困难　中脑下部或脑桥上部的损害常使患者呈木僵或昏迷，同时出现严重的呼吸困难，呼吸频率可高达 100 次/分，并引起呼吸性酸中毒，吸入纯氧亦无法纠正。癔症患者发病时有时出现所谓的呼吸困难，其特点是呼吸频率极高，可达 80 ~ 100 次/分，同时呼吸表浅。由于换气过度，患者常出现胸痛。呼吸困难持续时间长者可出现呼吸性碱中毒，手足搐搦等。重症肌无力患者有严重的呼吸困难并伴有眼睑下垂等症状，常危及生命。

根据原发病的不同，呼吸困难常与其他一些临床症状同时存在，如咳嗽、哮喘、胸痛和发热等。因此临床医师应根据呼吸困难的表现结合其他临床症状综合判断，做出相应的诊断。

二、肾源性呼吸困难

肾源性呼吸困难是指由于肾脏疾病本身或肾脏疾病的治疗通过局部或全身的作用影响了肺组织的结构或功能，临床上产生呼吸困难和其他伴随症状。它不是独立发生的，而是上述 5 种引起呼吸困难的原因单独或合并作用的结果。

（一）病因

肾、肺两脏疾病共存的原因是多方面的。

（1）疾病同时侵犯肾脏和肺：某些疾病如肺炎 - 肾出血综合征、系统性红斑狼疮（SLE）、韦格内肉芽肿（Wegener 肉芽肿）等其起病的病理过程可直接同时侵犯肾脏和肺，出现肺部病变症状。

（2）肾脏疾病直接影响肺：如尿毒症可直接影响肺功能。

（3）肾脏疾病通过影响其他器官功能间接影响肺：如尿毒症心脏病心力衰竭时出现心源性呼吸困难，又如肾移植后全身免疫功能受抑制出现肺部感染。

（4）血液净化相关的肺部病变。

（二）作用机制

肾脏病引起肺损害的机制大致可分为器质性损害和功能性损害 2 种。

1. 器质性损害　直接在肺组织产生病理性的损害，影响肺功能。如出现肺水肿、肺组织钙化和纤维化、肺炎和胸膜炎、肺梗死、肺淀粉样变、肺出血等。

2. 功能性损害　肾脏病变影响了其他脏器导致其功能受损，进而间接地影响肺组织的功能。这种影响在尿毒症时表现得极为明显。

（1）通过心血管系统：尿毒症时由于贫血、高血压、水钠潴留、营养缺乏以及毒素刺激等原因常出现心功能衰竭。这时左心房高压，间接导致肺瘀血、肺水肿，甚至肺纤维化。

（2）通过血液系统：尿毒症时严重的贫血，血红蛋白浓度明显降低。标准状态下，每克血红蛋白可结合 1.39mL 氧。以正常人血红蛋白 15g/L，SaO_2 96% 计算，正常人动脉血中由血红蛋白携带的氧含量约等于 20mL%（$1.39 \times 15 \times 96\%$）。而尿毒症患者血红蛋白的含量可低达 3g/L，故其动脉血中由血红蛋白携带的氧含量仅有约 4mL%。在这种情况下，氧气在肺泡的弥散作用明显降低，造成组织缺氧，迫使患者改变呼吸频率和呼吸深度。氧离曲线因贫血、酸中毒和高磷血症而右移，促进氧气的释放。慢性肾病的蛋白尿、低蛋白血症和营养不良使血浆胶体渗透压降低，肺水肿的发生率增高。糖尿病肾病尿毒症血糖控制不理想时因高血糖使血浆晶体渗透压升高，血容量增加，血压升高，可导致心力衰竭、肺水肿等。

（3）通过免疫系统：尿毒症、慢性肾功能不全、肾移植患者的免疫功能低下，易并发各种感染，尤其是与外界交通的肺更容易感染。各种细菌、结核菌、真菌、病毒甚至寄生虫等都可成为肺部感染的元凶。抗肾小球基膜抗体介导的肾小球肾炎时因可通过免疫损伤影响肺毛细血管基膜的通透性，临床上可出现肺出血等症状。

（4）透析相关性：血液透析时出现的血流动力学改变、低血压以及各种管道并发症等均可影响肺功能并出现临床症状。腹膜透析时因横膈上抬，影响肺功能，身材矮小的患者影响尤为明显。

（5）呼吸肌功能减退：尿毒症时诸多的不良因素如贫血、营养不良、活性维生素 D 缺乏及甲状旁腺激素水平增高等都可影响呼吸肌的能量代谢过程，造成呼吸肌无力，最大吸气压和最大呼气压降低。

（6）尿毒症长期透析的患者出现肾性骨病，可影响胸廓骨骼，使胸壁顺应性降低，进而影响呼吸功能。

（三）鉴别诊断

1. 尿毒症肺　指尿毒症时患者有咳嗽、咳痰和呼吸困难症状，胸部 X 线片上见双侧肺野有蝶翼样或蝙蝠样的渗出阴影，临床上无确切的感染证据，充分透析脱水可使之减轻的一种表现。目前已明确其主要的病理改变为肺水肿。

（1）发病机制：尿毒症肺的发病机制尚未完全了解，目前比较明确的有如下几点。①尿毒症时中分子毒素较难被血液透析清除，潴留体内，可弥漫性损伤肺泡毛细血管，使肺泡通透性增加，水和纤维素不断渗出导致肺水肿；②水钠潴留使容量负荷增加导致肺水肿；③血浆胶体渗透压降低的同时出现左心功能不全，使肺毛细血管内静水压升高，出现肺水肿。近年来研究发现氧自由基在尿毒症时产生增多，清除减少，可加剧组织的损伤。另外血液透析时粒细胞在肺毛细血管内皮的大量附着是否会释放各种溶酶体酶并进而导致肺部损害有待进一步证实。因为目前的资料表明，充分的血液透析是改善尿毒症肺的有效手段。

（2）临床表现：主要表现为咳嗽、咳痰和呼吸困难。患者虽表现气急但可平卧，有人认为是尿毒症肺的特征性临床表现。少数患者可有咯血。可伴有单侧或双侧胸腔积液。一项 100 例尿毒症肺患者的临床表现观察研究，发现有症状者占 80%。60% 的患者有不同程度的呼吸困难。

（3）X 线检查：是诊断尿毒症肺的极有价值的和简便易行的手段。一般认为典型的胸片表现是以肺门为中心的蝶形或蝙蝠形阴影。由于尿毒症肺的胸片变化与透析相关，透析周期中不同时段的胸片结果可有较大的差异。有人将胸部 X 线变化分为肺泡性肺水肿期、肺瘀血期、间质性肺水肿期、肺间质纤维化期和心脏扩大期，但临床上很难明确分期。上述 100 例尿毒症肺的胸片结果显示有肺泡性肺水肿者占 52%，其中 61.5% 呈弥漫性点片状阴影，呈典型的蝶翼状阴影者只有 8 例，占 15%。胸片的另一个特点是具有重复性，可周期地出现相同或类似的胸片表现。

（4）其他检查：单纯尿毒症肺的血白细胞计数正常，但并发感染时可增高。痰细菌培养阴性。血气分析多提示低氧血症和酸中毒。

（5）治疗原则：单纯尿毒症肺充分透析和超滤是治疗的关键。有效透析可使胸片改变在数日内恢复正常。并发感染时可使用抗生素。

2. 尿毒症性胸膜炎　尿毒症患者经常发生浆膜腔炎，其中胸膜炎和胸腔积液的发生率较高，有人统计 15%～20% 的尿毒症患者出现过胸膜炎和胸腔积液。可为单侧，也可为双侧。

发生胸膜炎的原因目前认为有下列几点。

（1）毒素对胸膜的刺激导致胸膜毛细血管的通透性增高，体液转运失衡。早在 20 世纪 80 年代就有人发现血清循环免疫复合物在晚期尿毒症和血透患者中水平较高，而他们的胸膜炎发生率也较高，二者有显著相关性。

（2）尿毒症时低蛋白血症和容量负荷增加，如再并发心功能不全，则肺循环静水压增高，渗出于胸腔，出现胸腔积液。

（3）尿毒症患者因血小板功能不良并凝血因子异常，造成凝血机制障碍，易出现胸腔出血。

（4）尿毒症患者因免疫功能减退，较常人更易感染结核，出现结核性胸膜炎。

（5）部分患者并发肺或胸腔肿瘤、肺栓塞等。

(6) 少数患者胸膜炎和胸腔积液病因不明，有人分析可能与分解代谢旺盛或病毒感染有关。

尿毒症患者出现胸膜炎时可出现患侧胸痛、气急，部分患者有咳嗽、咳痰，甚至血痰。胸腔积液严重时患者被迫端坐体位，呼吸困难，活动后加重。伴发感染时常有发热。X线表现与一般胸膜炎和胸腔积液类似。因肿瘤或结核引起者常有血沉增快。

胸腔积液检查是鉴别诊断的重要方面。单纯因尿毒症低蛋白血症、心力衰竭等原因出现的胸腔积液多为漏出液，但尿毒症时常因尿毒症毒素的刺激和感染等原因，胸腔积液性质也可为渗出液，或介于漏出液和渗出液之间。结核或肿瘤所致胸腔积液为渗出液。胸腔积液中找到结核杆菌或结核杆菌培养阳性是结核性胸膜炎的确切证据。如胸腔积液中发现肿瘤细胞，可确诊为恶性肿瘤。如未见肿瘤细胞但胸腔积液为血性，大量积液并增长迅速，抽液后X线检查发现肿块应高度警惕恶性肿瘤。当胸腔积液为渗出液而结核和肿瘤的证据均不足时，胸腔积液中各种标记物的检测是鉴别结核和肿瘤的较好手段，特别是多种酶标记物联合检测，可达到较高的准确率。

治疗根据病因检查结果进行。充分透析，加强营养是尿毒症患者避免各类胸膜炎的前提。胸腔积液多者应及时抽液以改善呼吸困难。炎症所致胸膜炎应使用有效抗生素，但应注意减少剂量，以防出现脑病。结核性者应采取标准的抗结核治疗。

3. 透析相关肺功能改变　长期血透的患者可以出现肺功能的改变已成为临床医师的共识，患者易出现低氧血症、肺部感染，少数患者出现成人呼吸窘迫综合征。

(1) 发病机制：经过长期的临床研究，目前认为可能和下列因素有关。

透析膜生物不相容性：已经证实，血透开始15min后，外周血白细胞减少并积聚于肺毛细血管管壁，血透后外周血白细胞数量逐渐恢复正常。此种白细胞在肺毛细血管内大量积聚的病理生理变化造成肺通气不良，是血透时出现低氧血症的主要原因。很早就发现透析膜与血液接触后能激活补体使白细胞向肺聚集，外周血白细胞减少。进一步的研究表明，血透时白细胞黏附分子变化在外周血白细胞减少和白细胞在肺积聚有重要意义。钱家麒等观察了血透过程中粒细胞和单核细胞表面黏附分子CD11-b和L-selectin的变化，发现单次血透开始后5min，即在粒细胞和单核细胞表面出现CD11-b增高和L-selectin降低的情况。形成所谓"高CD11-b，低L-selectin"表型的白细胞。而CD11-b的高表达促进了粒细胞和单核细胞与血管内皮上相应的细胞间黏附分子ICAM-1牢固结合，使外周血白细胞显著减少。上述的变化与透析膜的种类有关，铜仿膜导致CD11-b增高和L-selectin降低的作用明显高于聚砜膜。研究发现封闭气道细胞间黏附分子ICAM-1可抑制抗原递呈细胞将抗原传递给T淋巴细胞，从而抑制T淋巴细胞的活化过程，缓解气道的高反应，减轻气道痉挛。可以推断，高表达的CD11-b与气道上的ICAM-1结合后可能加重气道的痉挛，进一步恶化肺的通气，加重低氧血症。

细胞因子是一类由活化的免疫细胞和某些基质细胞分泌的介导和调节免疫、炎症反应的小分子多肽。不同的透析膜对细胞因子的影响也是不同的。有人测定不同透析膜透析时细胞因子基因表达和血浆水平发现长期应用铜仿膜进行血液透析可引起细胞因子基因的过度表达，从而导致机体免疫功能紊乱，对感染的抵抗力降低。聚砜膜和PMMA膜则明显优于铜仿膜。

白细胞黏附吞噬能力改变：深入的研究表明"高CD11-b，低L-selectin"表型的白细胞跨过炎症部位的小静脉内皮进入感染组织的能力明显下降，对趋化刺激反应能力降低，其黏附吞噬病原体的能力低于正常白细胞，导致机体免疫能力下降，易出现肺部感染。

单核细胞凋亡增加：目前的研究发现机体的免疫反应受免疫细胞再生与死亡之间平衡的调节。细胞凋亡是研究免疫功能的重要机制。FasL/Fas是目前发现的能够引起细胞凋亡的分子之一。Fas是一种I型膜蛋白，属肿瘤坏死因子受体蛋白家族。FasL是一种II型膜蛋白，属于肿瘤坏死因子超家族。它们二者之间的作用可诱导细胞凋亡。尿毒症患者单核细胞凋亡较正常人明显增快已得到证实。蒋建平等发现尿毒症患者单核细胞Fas的表达显著高于正常人，血透患者的Fas表达高于非血透患者。并且此种变化与透析膜无关。尿毒症患者血浆中存在FasL，而正常人则无。他们同时还证明在同样剂量FasL的诱导下，血透患者单核细胞的凋亡率较正常人明显增高，而存活率降低。这项研究说明血透是增加尿毒症患者单核细胞凋亡过度进而削弱机体免疫功能的独立因素之一。

腹膜透析时大量腹透液进入腹腔，可使横膈上抬，造成肺下叶不张，出现肺炎，胸腔积液等。国外的研究表明，2L腹透液进入腹腔对肺功能不产生影响，但超过3L时原肺功能正常的患者也可出现呼吸困难和通气功能减弱。中国人体形较小，尤其是有些妇女体形特别小，2L腹透液对他们的肺功能是否有影响国内尚缺乏研究。

（2）临床表现和治疗原则：血液透析开始后患者可因上述原因出现低氧血症。一般情况下，低氧血症并不产生临床症状，对患者的呼吸功能无影响，也不危及生命。但如患者原有心肺功能障碍或因高龄心肺储备功能不足，低氧血症就可能导致严重的危险，甚至危及患者生命。当这些患者出现低氧血症时，可表现为呼吸困难、气急、发绀，血气分析提示血氧分压下降，心脏听诊和心电图可发现心律失常，原有冠心病或高血压心脏病的患者甚至出现心肌梗死。有人报道血透中出现呼吸困难、胸痛和心律失常的患者中15%心电图提示ST－T段改变。对易出现低氧血症的高危患者血透时尤其是血透早期可预防性吸氧。使用碳酸氢盐透析时应注意防止透析液含碳酸氢盐过高，以免pH过高而抑制呼吸，肺通气功能下降出现低氧血症。使用醋酸盐血液透析时及时供给葡萄糖可防止低氧血症。

血透患者因免疫功能障碍易出现肺部感染和胸膜炎。其临床表现与尿毒症未透析患者类似。由于血透时使用肝素，胸膜炎、胸膜腔积液的患者其胸腔穿刺抽液常见血性胸腔积液。故此类患者出现血性胸腔积液时应首先考虑感染而非恶性肿瘤。治疗以抗感染为主。应充分注意血透对抗生素的清除作用，合理安排用药时间和药物剂量，防止体内药物浓度过低或蓄积。

血液透析后短时间内出现成人呼吸窘迫综合征既往报道较少。有学者曾报道了4例血液透析后即刻至6h内出现成人呼吸窘迫综合征的病案。表现为呼吸困难，呼吸频率超过40次/分。血氧分压下降甚至低于7.98kPa，常规给氧无法提高血氧分压。强心剂治疗无效。X线胸片见两肺弥漫浸润阴影。另外这些患者并无慢性肺部疾病和心功能不全的基础。他们认为血/膜接触后活化的补体成分和细胞因子可激活多形核白细胞使之释放氧自由基或蛋白溶解酶等使肺泡上皮及间质成分严重受损。治疗首先高流量给氧（5L/min），也可双正压呼吸机给氧。积极使用糖皮质激素1～3天。输注胶体溶液，提高血浆胶体渗透压，使肺间质内的水分易于进入血液。继续常规血透并加大超滤量，迅速改善肺水肿。透析器应选用生物相容性较好的聚砜膜等，并尽量选择复用者。

国内外的研究一致证明，使用生物相容性好的透析膜制作的透析器是减少血液透析时白细胞肺部淤积、低氧血症和免疫功能紊乱和白细胞凋亡加速的有效方法。

4. 肺出血－肾炎综合征　肺出血－肾炎综合征属急进性肾小球肾炎中抗肾小球基膜抗体介导的肾小球肾炎的一种。肾脏病理上的特征性改变是弥漫性新月体形成，伴肾小球毛细血管节段性或弥漫性坏死性损伤，免疫荧光检查发现基膜内皮侧有线状免疫沉积物。临床多见于青年，表现为咯血、呼吸困难、血尿、蛋白尿、水肿和高血压，病情迅速进展，数周至数月出现肾衰竭。典型症状可概括为三联征：肾小球肾炎、肺出血和抗基膜抗体形成。一般认为肺泡基膜和肾小球毛细血管基膜的结构不同，通透性较肾小球毛细血管基膜差，阻碍了大的攻击分子接近肺泡基膜。当肺泡内皮发生损伤时如同时伴有物理、化学或生物学方面的损害因素使肺泡基膜的渗透性增加，就可使致病抗体与肺泡基膜结合并引起免疫损伤。临床上肺部的症状可以出现在肾脏症状之前、之后或与肾脏症状同时出现。部分患者起病早期可仅表现为呼吸道症状，而有些患者肺部症状轻微、短暂，易被忽视。最近有学者统计了41例抗肾小球基膜抗体相关疾病的临床和病理资料。共发现肺出血－肾炎综合征22例，占53.7%。肺部症状均表现为发热、咯血和呼吸困难。绝大多数患者（20/22）肾脏症状严重，但有2例患者肺部症状明显而肾脏症状轻微，表现为镜下血尿和轻度蛋白尿。肾脏病理组织学检查发现免疫荧光为典型的IgG和C$_3$沿肾小球毛细血管襻呈线状沉积，但光镜呈轻度系膜增生性肾炎，无新月体形成。由于此种情况是国内首次报道，故其发生机制有待进一步研究。显然，临床上青年患者出现不能以肺结核和支气管扩张等疾病解释的咯血、呼吸困难等症状时应及时检查尿常规，如有尿检异常应考虑到肺出血－肾炎综合征的可能，及时予以肾脏活组织病理检查，以进一步明确诊断。对肾炎患者经肾脏活组织检查证实为抗肾小球基膜抗体介导的肾小球肾炎时应注意肺部的体征，及时作相关的检查，以免误诊或漏诊。

5. 酸中毒致呼吸困难　尿毒症患者特别是重度者因体内酸性代谢物质的堆积出现明显的代谢性酸

中毒。此时血中二氧化碳含量增高，血 pH 降低，刺激颈动脉窦和主动脉的化学感受器或直接兴奋呼吸中枢，增加呼吸通气量和换气量，临床出现深而大的呼吸困难，呼出的气体中含有明显的尿味。此时通过细致的体检可以发现没有明显的心肺疾病的证据，患者多有贫血和血压升高。及时的肾功能检查和血气分析可协助明确诊断。

6. 肾移植相关的肺部病变　肾移植后患者由于多种原因经常出现肺部细菌、病毒或真菌感染，严重者可导致成人呼吸窘迫综合征，表现呼吸困难、发热、咳嗽、咳痰和低氧血症等。

感染是肾移植后患者最常出现的并发症之一，并且是引起肾移植失败的重要原因。其中又以呼吸道感染最为常见。

（1）发生感染的原因：肾移植后的患者易导致感染的原因是多方面的。免疫抑制剂的使用明显削弱了患者的抵抗力；肾移植后早期患者由尿毒症引起的机体免疫功能低下尚未改变；抗生素的广泛使用使耐药菌株毒力增加和条件致病菌繁殖增加；肾移植后患者因各种原因并发糖尿病等使机体免疫功能紊乱和下降；硫唑嘌呤等可抑制骨髓使血白细胞减少。在上述这些因素的综合作用下，肾移植后的患者极易发生感染。

（2）病原体：引起肺部感染的主要细菌是大肠杆菌、绿脓杆菌和克雷白杆菌，各种真菌和巨细胞病毒也是肺部感染的常见致病原。结核杆菌肺部感染也占了肾移植后患者肺部感染的一定比例，但各地的统计数据不一。据美国加利福尼亚大学的资料肾移植后结核的发病率为 0.65% ~ 1.7%。国内重庆新桥医院统计的数据显示活动性结核的发生率为 5.1%，而上海长征医院的数据为 1.6%。无论怎样，肾移植后患者发生结核感染的危险性比一般人大得多。肾移植后发生真菌感染可严重威胁患者的生命。肾移植后患者发生肺部感染后期经常出现多种细菌或细菌、巨细胞病毒、真菌混合感染的情况。尤其肺部重症感染者，更容易出现多种病原体混合感染。

（3）临床症状：发生肺部细菌性感染后患者出现咳嗽，咳痰、咯血、胸痛、发热和呼吸困难等症状。然而肾移植后患者出现感染时临床症状可以很不典型，同时当出现发热等症状时又常和急性排异难以鉴别。当出现下列一些症状时应主要考虑感染的可能：①持续低热或高热但肾功能正常；②持续低热在抗排异治疗后转为高热；③肾移植后期发生高热；④每日固定时段出现畏寒、高热，发汗后体温可恢复正常。当确定患者有肺部感染随病情进展出现呼吸频率加快（>28 次/分），严重的低氧血症，血气分析示 $PaO_2 < 8kPa$ 时，要警惕出现成人呼吸窘迫综合征。

肾移植后患者出现肺结核时临床症状与一般人群不同。症状不典型，很少具备午后低热、盗汗、咳嗽等症状。相反患者常因高热、多汗或持续低热就诊。由于使用免疫抑制剂，促使静止结核病灶重新活动，临床上常出现严重的急性毒血症状，而且极易形成播散型肺结核，患者出现高热、咳嗽、呼吸困难，甚至出现成人呼吸窘迫综合征。

肾移植后患者真菌感染通常比较隐匿，并常与其他细菌性感染混合存在。由于真菌感染后病原学诊断相对困难，易造成误诊和漏诊，延误治疗，最终演变成严重的真菌败血症。郑军华等统计了 8 例真菌败血症的临床表现，以高热、咳嗽、咳痰和呼吸困难为最常见。尸体解剖证实所有真菌败血症受累的器官中以肺为最多。该统计中发现的念珠菌、新型隐球菌、毛霉菌和奴卡菌无一不侵犯肺脏。有真菌参与的肺部严重的混合感染中更表现为持续性或间歇性的高热、咳嗽、咳痰和胸痛。

（4）X 线检查：胸部 X 线检查是诊断肾移植后肺部感染的重要方法。非特异性细菌性感染常表现为两肺大小不等的片状阴影。如出现肺实变浸润且密度不等，并发结节、肺不张等多形态改变则高度提示混合性感染的可能。肺纹理多而乱，呈现网格状、条索样改变是间质性肺炎的表现，多提示存在混合性感染。结节状、新月状或混合出现阴影常是真菌感染的典型表现。值得指出的是，有些患者临床上有明显的肺部感染症状但 X 线检查结果轻微甚至阴性，因此必要时可应用高分辨率计算机 X 线断层扫描（HRCT）进行检查以发现肺部病灶。由于结核病灶不易局限化而常伴肺门和纵隔淋巴结肿大，X 线胸片结核的特征改变可以很不明显。同时短时间内又可出现明显的播散型粟粒型肺结核的 X 线表现。

（5）病原学检查：咽拭子、痰液、支气管冲洗液、胸腔积液和血液进行细菌、结核菌、真菌培养是肾移植后肺部感染病原学诊断的最准确的方法。应及时取材，必要时可多次培养。临床上确实存在各种体液反复培养阴性的情况，可能与取材的方法、时机、感染的部位和感染可能由原虫等引起有关。此时血清学的检查对诊断可能有帮助。如血、痰和胸腔积液中 TB - DNA，巨细胞病毒（CMV）IgG、IgM 等。郑军华等认为真菌败血症者周围血白细胞碱性磷酸酶积分常可增高。患者突然出现眼内炎、鹅口疮和（或）尿液镜检及培养出现真菌，往往提示真菌败血症的可能。另外周围血或中心静脉血的血块黄层涂片镜检发现真菌的阳性率亦较高并有诊断意义。必要时对可疑器官和组织进行活组织培养也是病原学检查的手段之一。

（6）治疗原则：应根据病原学的结果采用相应的药物。抗生素应首先考虑针对包括绿白脓杆菌在内的药物同时兼顾革兰氏阳性球菌。抗真菌药物以两性霉素 B 效果较为确实。有学者主张应给予抗细菌、真菌、病毒、支原体（衣原体）的"四联"疗法，不少肾移植中心通过实践认为效果较好。发生成人呼吸窘迫综合征时应及时使用呼吸机。结核菌感染者也应用标准的抗结核治疗方案。但应注意利福平对环孢素 A 血药浓度的影响，调整环孢素 A 的剂量。乙胺丁醇易影响肾功能并造成视力障碍，不宜使用，可使用吡嗪酰胺。异烟肼与免疫抑制剂同时使用时可影响骨髓功能出现外周血白细胞降低，因此可能需要减少或停用某些免疫抑制剂。

（战　帆）

第十二节　尿潴留和尿失禁

一、尿潴留

（一）概述

尿潴留是指各种原因使尿不能排出而潴留在膀胱。若膀胱过度膨胀压力高可使尿溢出，称之为充溢性假性尿失禁，压力过高甚至可发生膀胱破裂。长期尿潴留可引起双侧输尿管及肾盂积水，继发感染及肾功能受损，因此要引起重视。

按尿潴留的发生情况可分为完全及部分性尿潴留，急性及慢性尿潴留。

（二）病因

1. 急性尿潴留　突然发病，小腹胀满，有尿意但排不出，痛苦万状。常见原因有以下几方面。

（1）机械性梗阻：膀胱颈部和尿道的任何梗阻性病变，如前列腺增生、尿道狭窄或损伤、尿路结石、肿瘤、异物、盆腔肿瘤、妊娠子宫、婴幼儿直肠内粪块等。

（2）动力性梗阻：是指排尿功能障碍引起的梗阻，膀胱、尿道并无器质性病变，如麻醉术后、神经系统损伤、炎症、肿瘤、糖尿病、使用各种松弛平滑肌药物（如阿托品、普鲁卡因、山莨菪碱）等。

（3）其他：各种原因引起的低血钾、高热、昏迷、腹部或会阴部手术后切口疼痛而不敢用力排尿或不习惯卧床排尿等。

2. 慢性尿潴留　起病缓慢，病时长久，膀胱虽明显膨胀但患者无痛苦，见于慢性前列腺增生、前列腺癌、膀胱钙化等。一般尿潴留患者年龄较大，多在 50 岁以上，男性，有进行性排尿困难多为前列腺病变，若发生尿潴留前有血尿、尿痛、尿流中断或排尿困难多见于膀胱或尿道结石，伴有无痛血尿或尿路刺激征后血尿见于癌肿。

（三）诊断步骤

1. 确定是少尿、无尿、还是尿潴留　可做腹部体检，见耻骨联合上方膀胱区椭圆形隆起，叩诊有浊音，提示尿潴留。另可作膀胱 B 超来确定尿潴留的存在。若膀胱内残余尿大于 10mL，即可诊断为部分性尿潴留。

2. 寻找尿潴留的原因　结合病史、症状、体征及直肠肛检、尿道镜、B 超、血钾等辅助检查分析，是尿道、前列腺病还是身体其他因素。

二、尿失禁

（一）概述

各种原因使尿液不自主流出，不能控制称为尿失禁。

（二）病因

1. 真性尿失禁　真性尿失禁是膀胱张力过敏或尿道括约肌松弛使尿液流出。

2. 假性尿失禁　假性尿失禁多为梗阻后膀胱内压增高而溢出尿液，一旦梗阻解除症状即消失。

3. 应力性尿失禁　应力性尿失禁是在括约肌松弛的因素上腹压突然增高如打喷嚏、剧烈咳嗽后使尿排出。妊娠后子宫压迫也可造成此类尿失禁。

4. 先天性尿失禁　先天性尿失禁是指尿路畸形造成尿瘘，或隐性脊柱裂，造成尿液流出。

5. 神经系统病变　如脑出血后。

（三）诊断

从病史上详细询问症状的发生发展、有否尿路刺激征、尿路结石、盆腔手术史、妊娠史，体检重点是盆腔、泌尿生殖系统及肛门检查，辅以 B 超检查，必要时神经系统检查不难做出诊断。本病要与下列疾病鉴别。

1. 遗尿　遗尿多见儿童，白天多能控制，夜间不自主流出。

2. 尿潴留　尿潴留高度尿潴留，膀胱内压增高也可有部分尿液溢出。

（赵郁虹）

第十三节　肾区肿块

正常的肾脏不能触及，仅在瘦弱的人可触及右下极。

一、肾区肿块的特点

肾区肿块位置较深，位于后腹膜，可用双合诊进行触诊，即一手放在背后托起，另一手由浅入深、由下及上进行触诊，因为其上方有肠管覆盖，叩诊呈鼓音。与季肋之间没有延续性。大的肿块，可使腰的曲线消失，肋脊角处饱满。肾脏肿块很少超过中线，肾区肿块与腹腔肿块的区别可见表 4－1。

表 4－1　肾区肿块与腹腔肿块鉴别

	肾区肿块	腹腔肿块
位置	深	浅表
双合诊	阳性	阴性
叩诊	鼓音	实音
腰曲线	消失	存在
肋脊角区	饱满	存在
与季肋关系	不延续	延续
与呼吸运动的关系	随呼吸而移动	不随呼吸移动
与正中线关系	很少超过中线	可以超过中线

二、引起肾区肿块的原因

（一）肾脏代偿性增大

一侧肾有缺损（如孤立肾）或有功能丧失、发育不全，对侧肾代偿性增大，肾体积增大，但无症状，无触痛。

（二）肾脏先天性异常

（1）铁蹄形肾与异位肾可在中下腹部触到肿块。

（2）多囊肾：常是双侧增大，无波动感。

（3）肾下垂：肿块移动度大，直立位，坐位或侧卧位时易触及。在 X 线片读片时要注意与异位肾的区别，肾下垂时输尿管多屈曲，异位肾时输尿管不屈曲。在摄立卧位对比片时，肾下垂常要移动一个椎体以上，而异位肾活动度则比较小。

（三）肾脏疾病

1. 肾积脓和肾脓肿　患侧有明显腰痛及压痛。肾结石、肾结核亦常使肾体积增大。

2. 肾积水和囊肿　肿块质软，有囊性感。

3. 肾脏与肾上腺肿瘤　恶性肿瘤质硬，如肾癌、肾盂癌及幼儿肾母细胞瘤（Wilms 瘤）等瘤体可以很大，作者曾切除一例肾母细胞瘤，瘤重占患儿体重的 1/4。

（四）肾周围疾病

（1）肾周围炎、肾周围血肿、肾区饱满，局部有压痛。

（2）肾周围组织肿瘤，如神经母细胞瘤、肾周围脂肪肉瘤等。

（刘　丹）

第五章

原发性肾小球疾病

第一节　急性链球菌感染后肾小球肾炎

一、急性链球菌感染后肾小球肾炎

（一）概述

急性链球菌感染后肾小球肾炎（acute post‑streptococcal glomerulonephritis，PSGN），简称急性肾炎，是由于链球菌感染后诱发的急性肾炎综合征（血尿、蛋白尿、水肿和高血压），可伴一过性肾功能损害。其他病原微生物如细菌、病毒及寄生虫等亦可致病，但临床表现一般不如链球菌感染所致的急性肾炎典型。

（二）病因与发病机制

发病机制：①免疫复合物沉积于肾脏；②抗原原位种植于肾脏；③肾脏正常抗原改变，诱导自身免疫反应。

A组链球菌表面的M蛋白与肾小球成分存在交叉抗原。抗肾小球皮质抗体可以与M蛋白中的6型和12型起交叉反应，而抗1型M蛋白氨基端的抗体可以与肾小球系膜细胞的骨架蛋白起交叉反应。近年来，在PSGN患者肾组织的沉积物中提纯出两个主要的抗原，一个是肾炎相关血纤维蛋白溶酶受体，甘油醛‑3‑磷酸脱氢酶（GAPDH），另一个为阳离子链球菌抗原，即阳离子蛋白酶链球菌致热性外毒素B（SPEB）和它的具免疫原性的酶原（zymogen）。在急性PSGN患者肾组织中已经鉴定出GAPDH和SPEB，在大多数恢复期患者的血清中也检测出这两种抗原的抗体。GAPDH在肾小球中产生类似血纤维蛋白溶酶的作用，表明肾小球局部的直接炎症损伤，但它不与补体或免疫球蛋白共同沉积。而SPEB与补体和IgG共同沉积，提示免疫介导的肾小球损伤参与疾病的发生发展。SPEB是至今唯一提纯的链球菌致病原，并在电镜下证实存在于上皮侧驼峰。在拉丁美洲裔及中欧的急性PSGN患者肾组织中只发现SPEB而没有GAPDH，血清中也只发现SPEB抗体，这与日本的研究不尽一致，可能在不同的种族中，由不同的链球菌片断导致急性肾炎。

持续的链球菌感染产生抗原血症，形成循环免疫复合物，沉积于上皮侧和系膜，触发炎症反应，激活局部补体，促进中性炎症细胞和单核巨噬细胞聚集。由于肾小球中存在CD4T淋巴细胞，因此存在细胞介导的免疫反应。细胞因子和血管活性物质也介导了局部炎症和损伤。尿中MCP‑1与PSGN急性期蛋白尿严重程度相关。

（三）病理

急性期肾脏体积常较正常增大，病理改变为弥漫性毛细血管内增生性肾小球肾炎。除肾小球内皮细胞和系膜细胞增生外，肾小球内可见较多炎细胞浸润，主要为中性粒细胞和单核细胞，嗜酸细胞和淋巴细胞偶见。部分毛细血管襻可见轻度增厚，Masson染色高倍镜下有时可见上皮侧小结节状嗜复红物沉积。鲍曼囊腔中有时可见红细胞及中性粒细胞浸润。若是在急病的恢复期，则光镜下可仅表现为系膜增生，而肾小球肿胀、炎细胞浸润和上皮侧嗜复红物沉积均可消失，毛细胞血管襻也恢复正常厚度。肾小管间质病变一般较轻，当蛋白尿较多时，有时可见近端小管上皮细胞胞质内的蛋白吸收颗粒，间质可有轻度水肿或散在炎细胞浸润。免疫荧光检查（在疾病最初的 2 ~ 3 周内）可见 IgG 和 C_3 沿毛细血管壁呈弥漫粗颗粒样沉积，半数患者可见 IgM 沉积，一般无 IgA 和 C_{1q} 沉积。电镜检查最特征性的表现是上皮细胞下"驼峰状"电子致密物沉积。PSGN 病理改变呈自限性，可完全恢复。若起病 1 个月后仍有较强 IgG 沉积，则可致病变迁延不愈。

（四）临床表现

本病主要发生于儿童，高峰年龄为 2 ~ 6 岁，2 岁以下或 40 岁以上的患者仅占所有患者 15%。发作前常有前驱感染，潜伏期为 7 ~ 21 天，一般为 10 天左右。皮肤感染引起者的潜伏期较呼吸道感染稍长。典型的急性 PSGN 临床表现为突发的血尿、蛋白尿、高血压，部分患者表现为一过性氮质血症。患者的病情轻重不一，轻者可无明显临床症状，仅表现为镜下血尿及血 C_3 的规律性变化，重者表现为少尿型急性肾损伤。

1. 尿液改变　多数患者有肾小球源性血尿，2/3 的患者表现为镜下血尿，半数患者为肉眼血尿。血尿常伴有轻、中度的蛋白尿，少数患者表现为肾病综合征水平的蛋白尿。尿量在水肿时减少，一日尿量常在 400 ~ 700mL，持续 1 ~ 2 周后逐渐增加，少尿时尿比重稍增高。少数病例尿量明显减少，少于300mL，甚至无尿，为严重的表现。在恢复期每天尿量可达 2 000mL 以上。尿量减少者常见，但无尿较少发生。若尿少持续存在，则提示可能形成新月体肾炎。

2. 水肿　90% PSGN 患者可发生水肿，常为多数患者就诊的首发症状。水肿的原因是水钠潴留。典型表现为晨起时颜面水肿或伴双下肢凹陷性水肿，儿童严重患者可出现腹腔积液和全身水肿。急性 PS-GN 的水肿和高血压均随利尿后好转，通常在 1 ~ 2 周内消失。

3. 高血压　75% 以上患者会出现一过性高血压，一般为轻、中度。其主要原因是水、钠潴留，经利尿治疗后可很快恢复正常，约半数患者需要降压治疗。儿童患者偶见头痛、意识模糊、嗜睡甚至惊厥等脑病表现。这可能不仅为严重高血压所致，而是中枢神经系统血管炎所致。

高血压脑病是指血压急剧增高时出现的以神经系统症状，如头痛、呕吐、抽搐及昏迷为主要表现的综合征。一般认为在全身性高血压基础上，脑内阻力小血管自身调节紊乱，导致发生缺氧及程度不等的脑水肿所致。多与严重高血压有关，有时血压可突然升高而发病，不一定与水肿严重程度相平行。

高血压脑病发生于急性肾小球肾炎病程的早期，一般在第 1 ~ 2 周内，平均在第 5 天。起病较急，发生抽搐，昏迷前患者的血压急剧增高，诉头痛、恶心、呕吐，并有不同程度的意识改变，出现嗜睡、烦躁等。有些患者还有视觉障碍，包括暂时性黑蒙。神经系统检查多无定位体征，浅反射及腱反射可减弱或消失，踝阵挛可阳性，并可出现病理反射，部分重症患者可有脑疝征象，如瞳孔变化、呼吸节律紊乱等。眼底检查除常见广泛或局部的视网膜小动脉痉挛外，有时可见到视网膜出血、渗出及视盘水肿等。脑电图检查可见一时性的局灶性紊乱或双侧同步尖慢波，有时节律性较差，许多病例两种异常同时存在。脑脊液检查外观清亮，压力和蛋白质正常或略增，偶有少数红细胞或白细胞。

一般经过适当抢救后可恢复。个别重症患儿，特别是呈癫痫持续状态者，虽经有效治疗免于死亡，但可因脑缺氧过久造成器质性损害而留下后遗症。

4. 心功能衰竭　是临床工作中需紧急处理的急症。可表现为颈静脉怒张、奔马律、呼吸困难和肺水肿。全心衰竭在老年 PSGN 患者中发生率可达 40%。心力衰竭最主要的原因是容量过多。由于肾小球滤过率降低，水、钠排出减少，但肾小管再吸收并未相应地减少，导致水、钠滞留于体内，加上肾缺血肾素分泌可能增加，产生继发性醛固酮增多，加重了钠的滞留，使血浆容量扩大。高血压、心肌本身的病变也是一个促进因素。心功能衰竭常发生于急性肾小球肾炎起病后的第 1 ~ 2 周内。起病缓急轻重不一。少数严重病例可以急性肺水肿突然起病，而急性肾小球肾炎的其他表现可能完全被掩盖。出现急性肺水肿的原因与正常肺循环中肺动脉低阻力、低压力及大流量有关。还与肺组织结构疏松、胸腔内负压等因素有关。急性肾小球肾炎时全身呈充血状态，血容量增大，而肺循环对容量扩张的储备能力远较体循环小。在小儿，血容量增加 100 ~ 200mL 时即可致肺微血管压力增加而发生肺水肿。X 线检查发现早期即可有心影增大，甚至在临床症状不明显者 X 线检查也有此改变；有时还可见少量胸腔及心包积液。心力衰竭病情常危急，但经积极抢救并获较好利尿效果后，可迅速好转，扩大的心脏可完全恢复正常，唯心电图 T 波改变有时需数周才能恢复。

5. **肾功能异常** 部分患者在起病的早期由于肾小球滤过率降低，尿量减少而出现一过性氮质血症，多数患者予以利尿消肿数日后恢复正常，仅极少数患者发展至严重的急性肾损伤。

（五）实验室检查

1. 尿液检查

（1）血尿：几乎所有患者都有镜下血尿或肉眼血尿。尿中红细胞多为畸形红细胞。肉眼血尿持续时间不长，大多数天后转为镜下血尿，此后可持续很久，但一般在 6 个月以内消失，也有持续 2 年才完全恢复。

（2）蛋白尿：患者常有蛋白尿，半数患者蛋白尿少于 500mg/d。约 20% 的患者可出现肾病综合征范围的蛋白尿，成人多见。一般于病后 2～3 周尿蛋白转为少量或微量，2～3 个月多消失，成人患者消失较慢。若蛋白尿持续异常提示患者为慢性增生性肾炎。

（3）尿沉渣：早期除有多量红细胞外，白细胞也常增加，小管上皮细胞及各种管型也很常见。管型中以透明管型及颗粒管型最多见，红细胞管型的出现提示病情的活动性。

（4）尿中纤维蛋白降解产物（FDP）和 C_3 含量常增高，尤其在利尿期。

2. 血常规检查 可有轻度贫血，常与水钠潴留、血液稀释有关。白细胞计数可正常或升高，血沉在急性期常加快。急性期，出凝血功能可出现异常，血小板减少。血纤维蛋白、血纤维蛋白溶酶、Ⅷ因子降低，循环中见高分子的血纤维蛋白复合物，往往提示疾病活动且预后不良。

3. 肾功能及血生化检查 在 PSGN 的急性期，肾小球滤过率（GFR）可下降，表现为一过性氮质血症，多见于老年患者。肾小管功能常不受影响，浓缩功能多正常，但尿中钠、钾排泄下降。由于肾小球滤过率下降，血容量增加，部分患者出现低肾素、低血管紧张素血症，从而产生轻至中度的高钾血症。利尿治疗后高钾血症可纠正。

4. 有关链球菌感染的细菌学及血清学检查

（1）咽拭子和细菌培养：急性 PSGN 自咽部或皮肤感染灶培养细菌，其结果可提示 A 组链球菌的感染。但试验的敏感性和特异性同试验方法有关，一般阳性率仅 20%～30%。相比血清学检查结果，受影响的因素较多。

（2）抗链球菌溶血素"O"抗体（ASO）：在咽部感染的患者中，90% ASO 滴度可 >200U。在诊断价值上，ASO 滴度的逐渐上升比单纯的滴度升高更有意义。在上呼吸道感染的患者中 2/3 会有 ASO 滴度上升。ASO 滴度上升 2 倍以上，高度提示近期曾有过链球菌感染。

5. 免疫学检查 动态观察 C_3 的变化对诊断 PSGN 非常重要。疾病早期，补体（C_3 和 CH50）下降，8 周内逐渐恢复到正常水平，是 PSGN 的重要特征。血浆中可溶性补体终末产物 C_{5b-9} 在急性期上升，随疾病恢复逐渐恢复正常。若患者有大于 3 个月以上的低补体血症常提示其他疾病的存在，如膜增生性肾小球肾炎、狼疮性肾炎、潜在感染或先天性低补体血症等。

（六）诊断与鉴别诊断

链球菌感染后 1～3 周出现血尿、蛋白尿、水肿和高血压等典型临床表现，伴血清 C_3 的动态变化，8 周内病情逐渐减轻至完全缓解者，即可作出临床诊断。若起病后 2～3 月病情无明显好转，仍有高血压或持续性低补体血症，或肾小球滤过率进行性下降，应行肾活检以明确诊断。

急性肾小球肾炎应与以下疾病鉴别。

1. 系膜增生性肾小球肾炎（IgA 肾病和非 IgA 系膜增生性肾小球肾炎） 可呈急性肾炎综合征表现，潜伏期较短，多于前驱感染后数小时到数日内出现血尿等急性肾炎综合征症状。患者无血清 ASO 滴度进行性升高，无补体 C_3，病情反复，迁延。IgA 肾病患者的血尿发作常与上呼吸道感染有关。

2. 其他病原微生物感染后所致的急性肾炎 其他细菌、病毒及寄生虫等感染所引起的肾小球肾炎常于感染的极期或感染后 3~5 天出现急性肾炎综合征表现。病毒感染所引起的肾炎临床症状较轻，血清补体多正常，水肿和高血压少见，肾功能正常，呈自限性发展过程。

3. 膜增生性肾小球肾炎（MPGN） 又称系膜毛细血管性肾小球肾炎。临床表现类似急性肾炎综合征，但蛋白尿明显，血清补体水平持续低下，8 周内不恢复，病变持续发展，无自愈倾向。鉴别诊断困难者需作肾活检。

4. 急进性肾小球肾炎 临床表现及发病过程与急性肾炎相似，但临床症状常较重，早期出现少尿或无尿，肾功能持续进行性下降。确诊有困难时，应尽快作肾活检明确诊断。

5. 全身性疾病肾脏损害 系统性红斑狼疮、系统性血管炎、原发性冷球蛋白血症等均可引起肾损害，亦可合并低补体血症，临床表现类似急性肾炎综合征，可根据其他系统受累的典型临床表现和实验室检查来鉴别。

（七）治疗

PSGN 以对症支持治疗为主，同时防治各种并发症、保护肾功能，以利于其自然病程的恢复。

1. 一般治疗 急性期应休息 2~3 周，直至肉眼血尿消失、水肿消退及血压恢复正常。水肿明显及血压高者应限制饮食中水和钠的摄入。肾功能正常者无须限制饮食中蛋白的摄入量，氮质血症时应适当减少蛋白的摄入。

2. 感染灶的治疗 上呼吸道或皮肤感染者，应选用无肾毒性的抗生素治疗 10~14 天，如青霉素、头孢菌素等，青霉素过敏者可用大环内酯类抗生素。抗生素的应用主要是预防患者亲属及接触者受感染致肾炎链球菌，而由于 PSGN 是免疫介导的疾病，抗生素的应用对于 PSGN 治疗作用不大。与尿异常相关反复发作的慢性扁桃体炎，可在病情稳定 ［尿蛋白≤（＋），尿沉渣红细胞＜10 个/HP］后行扁桃体摘除术，手术前、后使用抗生素 2 周。

3. 对症治疗 限制水、钠摄入，水肿仍明显者，应适当使用利尿药。经上述处理血压仍控制不佳者，应给予降压药，防止心、脑并发症的发生。高钾血症患者应用离子交换树脂或透析，此时一些保钾制剂如氨苯蝶啶、安体舒通、阿米洛利等不能应用。

4. 激素冲击及透析治疗 若肾活检提示有较多新月体形成，病程呈急进性进展，则治疗同新月体肾炎类似，可用大剂量甲泼尼龙冲击治疗。对于有容量过多、心功能衰竭、肺瘀血，经利尿疗效不佳的患者或发生急性肾衰竭有透析指征者应及时行透析治疗。成人患者可行血透或连续性静脉血滤，儿童患者可行腹透治疗。由于本病呈自愈倾向，透析治疗帮助患者度过危险期后，肾功能即可恢复，一般不需维持性透析治疗。

5. 持续蛋白尿的治疗 对于成人 PSGN 患者，若起病后 6 个月仍有蛋白尿，甚至尿蛋白＞1.0g/24h，则需应用血管紧张素转换酶抑制药（ACEI）或血管紧张素受体拮抗药（ARB）。

（八）预后

本病急性期预后良好，尤其是儿童。绝大多数患者于 2~4 周内水肿消退、肉眼血尿消失、血压恢复正常。少数患者的少量镜下血尿和微量白蛋白尿可迁延 6~12 个月才消失。血清补体水平 4~8 周内恢复正常。

PSGN 的长期预后，尤其是成年患者的预后报道不一。但多数患者的预后良好，仅有少部分患者遗留尿异常和（或）高血压。若蛋白尿持续，往往提示患者病情迁延至慢性增生性肾小球肾炎。也有些患者在 PSGN 发生后 10~40 年才逐渐出现蛋白尿、高血压和肾功能损害。影响预后的因素主要有：①年龄：成人较儿童差，尤其是老年人；②散发者较流行者差；③持续大量蛋白尿、高血压和（或）肾功能损害者预后较差；④肾组织增生病变重，有广泛新月体形成者预后差。

二、非链球菌感染后肾小球肾炎

非链球菌感染后肾小球肾炎（nonstreptococcal postinfectious glomerulonephritis）的病因以细菌引起者较常见，包括菌血症状态、各种病毒性和寄生虫性疾病，肺炎双球菌、金黄色及表皮葡萄球菌、肺炎杆菌、脑膜炎球菌、伤寒杆菌等均有报道。若感染时间短，或疾病有自愈倾向，则临床表现为急性肾炎；若长期不愈，则按患者免疫状态可转变为急进性肾炎或膜增生性肾炎。其他感染如梅毒、钩端螺旋体病、组织胞质菌病、弓形体病以及恶性疟疾中也有发生；病毒感染如传染性单核细胞增多症、流感病毒、艾可病毒、麻疹病毒、乙型肝炎病毒、丙肝病毒、巨细胞病毒等感染后均可发生肾炎。主要的感染相关肾脏综合征见表5-1。

表5-1 主要的感染相关的肾脏综合征

类型	病程	临床表现	其他	举例
系膜增生性肾小球肾炎 IgM，C_3 沉积为主	急性	亚临床，镜下血尿，非肾性蛋白尿	以 IgA 沉积为主的病例常伴有肝病	急性伤寒热，急性疟疾
IgA 沉积为主	急性或慢性			
弥漫增生性肾小球肾炎 IgM；IgG，C_3 仅有 C_3	急性	肾功能异常，高血压，蛋白尿，水肿	偶见新月体或者血栓	心内膜炎或者肺炎球菌性肺炎相关的肾小球肾炎，链球菌感染后肾小球肾炎
膜增生性肾小球肾炎Ⅰ型（±冷球蛋白血症）	慢性	肾性或者非肾性，GFR 下降	偶伴硬化	丙肝相关性肾小球肾炎，血吸虫性肾小球肾炎（Ⅲ型），疟疾（三日疟）性肾病
膜性（肾病）	慢性	肾病综合征	偶伴系膜区沉积	乙肝相关性肾小球肾炎，梅毒
局灶阶段性肾小球硬化	急性或者慢性	肾病综合征，GFR 下降		HIV 或者细小病毒 B_{19} 感染

（一）其他细菌感染后肾小球肾炎

骨髓炎、腹内、盆腔浆膜腔和肠道脓肿与肾小球肾炎相关。这些情况的共同特征是一般感染出现数月后才被确诊和治疗。肾脏病变从轻的尿检异常至快速进展性肾炎均可出现，但最常见的表现是肾病综合征。补体通常正常，常见多克隆丙种球蛋白病，这可能与许多微生物具有超抗原相关。肾组织学病变包括膜增生性肾小球肾炎、弥漫增生性肾小球肾炎或系膜增生性肾炎。可以出现新月体。治疗是根治感染。只有早期治疗，肾功能才能完全恢复。

先天性和继发性（或早期潜伏）梅毒可能与肾小球肾炎相关。在先天性梅毒，患儿出生 4～12 周出现全身水肿。8% 的患者出现肾病综合征，为最主要的临床表现。0.3% 获得性梅毒患者累及肾。成人可表现为肾病综合征或偶见急性肾炎。梅毒血清学检查阳性（快速梅毒血浆素检测，VDRL 和荧光密螺旋体抗体吸收试验）。膜性肾病是最常见的病理类型。但也可见其他组织学类型，如弥漫增生性肾小球肾炎伴或不伴新月体，MPGN 和系膜增生性肾小球肾炎。在免疫沉积部位分出密螺旋体抗原。治疗梅毒也可治疗梅毒相关的肾小球疾病，4～18 周后肾脏病变有可能完全缓解。

急性伤寒热（沙门菌感染）的特点是发热、脾肿大和胃肠道症状。严重者出现弥散性血管内凝血或溶血尿毒综合征，休克或急性肾损伤。2% 的患者为有临床症状的肾小球肾炎，25% 的患者为无症状镜下血尿或轻的蛋白尿。诊断需从血液或粪便中培养出致病菌或 Widal 试验示抗体滴度升高。尿道中沙门菌和血吸虫共同感染可产生特殊类型的肾小球肾炎。

麻风（分枝杆菌）感染可能与肾小球肾炎、间质性肾炎、淀粉样变相关。文献报道，尸检淀粉样变占4%～31%，间质性肾炎占4%～54%。具有临床表现的肾小球肾炎 <2%，但肾活检病理检查中13%～70% 患者有肾小球肾炎。临床表现多为肾病综合征，少见的为急性肾炎综合征，快速进展性肾小球肾炎更为罕见。最常见的病理类型是 MPGN 和弥漫增生性肾小球肾炎。免疫荧光示 IgG、C_3、IgM、IgA 和纤维素沉积。不同患者麻风相关的肾小球疾病对麻风治疗反应不一。红斑结节麻风伴急性肾损伤可用短程泼尼松（40～50mg/d）治疗。

急性葡萄球菌感染性肺炎可出现镜下血尿和蛋白尿，为免疫复合物介导的肾损伤，病理表现为系膜增生性或弥漫增生性肾炎，免疫荧光和电镜表现类似于链球菌感染后肾炎。已在免疫沉积中发现肺炎球菌抗原，细菌囊壁抗原可以激活补体替代途径。很罕见的，在肺炎球菌神经氨酶的作用下，肺炎球菌 Thomsen - Friedenreich 抗原暴露导致溶血尿毒综合征。

胃肠炎症可能与系膜增生或弥漫增生性肾炎相关。其他细菌如大肠埃希菌、脑膜炎球菌和支原体都有报道诱发肾炎。

（二）病毒感染

肾小球肾炎可由一些病毒感染所致。最常见的乙型肝炎、丙型肝炎和 HIV 感染。少见的肾小球肾炎也可因黄热病、腮腺炎、疟疾、疱疹或水痘感染所致。发病机制包括外源性免疫复合物沉积于肾脏或形成原位免疫复合物；病毒损伤后导致机体针对内源性抗原产生自身抗体；病毒诱导前炎症因子、化学趋化因子、黏附分子、生长因子释放以及病毒蛋白产生的直接的细胞损伤作用。

1. 甲型肝炎病毒相关性肾病　严重甲型肝炎病毒感染相关肾衰竭可能是由于诱发间质性肾炎或者急性肾小管坏死所致。极少数也可表现为免疫复合物相关的弥漫增生性肾炎伴免疫球蛋白和补体 C_3 沉积，临床表现为肾炎或肾病综合征。肝炎病情改善时，肾炎通常也可以缓解。

2. 乙型肝炎病毒相关性肾病　急性乙型肝炎病毒感染可能与短期的血清病样综合征相关：荨麻疹或斑丘疹、神经病变、关节痛或关节炎、镜下血尿和非肾病综合征范围蛋白尿。肾活检病理检查示系膜增生性肾炎。当肝炎缓解时，肾脏病临床表现可自行恢复。急性乙肝病毒感染后约 10% 的成年人以及大多数的儿童患者会成为慢性携带者。在中国和东南亚地区，50% 的慢性携带孕妇会通过垂直传播传给婴儿，而在中东、印度、非洲，儿童和年轻患者更多的是横向传播。欧洲和美国乙型肝炎的患病率低，大多数携带者是由于药物滥用、输血或性传播后天感染所致。乙型肝炎病毒携带者最常见的乙肝相关性肾炎是膜性肾病、膜性增生性肾小球肾炎、结节性多动脉炎和 IgA 肾病。

（1）膜性肾病：膜性肾病在亚洲人群中常见。已证实它与患者携带乙肝病毒表面抗原相关。患者年龄一般为 2～12 岁，男性好发，表现为肾病综合征、镜下血尿，肾功能正常。其他临床症状包括无症状性蛋白尿，慢性肾衰竭少见。儿童乙型肝炎病程平稳，有时可自动缓解。而成人往往不易缓解，出现慢性活动性肝炎或肝硬化等严重的肝脏病变，同时伴有慢性肾脏疾病。肾组织病理检查示毛细血管襻 IgG、IgM、C_3 颗粒状沉积，电镜下上皮侧、系膜区和内皮侧有免疫复合物沉积，有时肾小球中可见病毒颗粒。现认为 HBV 相关膜性肾病发病机制是 HBeAg 和抗 HBe 抗体被动沉积或形成原位复合物。因为抗 HBe 抗体带阳离子，基底膜带阴离子，因此易于穿过基底膜到上皮下侧。

（2）膜增生性肾小球肾炎：成人 HBV 相关肾炎最常见的肾小球病理改变是膜增生性肾小球炎（membraneoproloferative glomerulonephritis，MPGN）。54% 的患者伴有高血压，20% 出现肾功能减退，镜下血尿常见。HBV 相关膜增生性肾小球肾炎的发病机制是肾小球系膜区和内皮下沉积 HBsAg 和抗 HBs 抗体免疫复合物。肾组织类似于原发性 MPGN，但内皮轻度增生伴内皮下较多沉积。少见的病理类型是类似于 III 型冷球蛋白血症伴上皮下和系膜区沉积。

（3）系膜增生性肾小球肾炎伴 IgA 沉积：患者肾活检为 IgA 肾病，但肾组织中有 HBV - DNA。

（4）结节性多动脉炎：HBV 相关血管炎（HBV 相关结节性多动脉炎，HBV - PAN）主要见于因滥用药物或经输血的成年男性，通常发生于轻型肝炎的恢复期。垂直感染的患者或儿童患者则无此病报道。典型的 HBV - PAN 患者在轻度或无症状感染肝炎时表现为血清病样改变。HBV 相关血清病，随着 HBsAg 的清除，疾病可自动缓解，而 HBV - PAN 患者，随疾病进展可累及多脏器。小动脉和中动脉血管炎可表现为心肌缺血、肠系膜绞痛、变应性肉芽肿（Churg - Strauss）性肺综合征、哮喘、嗜酸性粒细胞增多、脑缺血或多发性单神经炎。肾血管炎表现为镜下血尿、肾病或非肾病性蛋白尿，肾素依赖性高血压以及肾功能减退。现认为 HBV - PAN 的发病机制是 HBsAg 和抗 HBs 抗体免疫复合物沉积于血管壁，激活补体，激活炎症反应。血管上常见 IgM 和 HBsAg 沉积，表明损伤是由 HBsAg/IgM 复合物介导。血清检测发现 HBsAg 和抗 HBV 核心抗原抗体。通常血清补体正常，ANCA 阴性。肾活检病理除有小动脉血管炎病变外，肾小球可见不同程度的毛细血管襻塌陷，如同缺血性病变。与特发性显微镜下多动脉炎不同，坏死性病变和新月体形成罕见。系膜增生性肾炎、弥漫增生性肾炎、MPGN 或 MN 均有报道。HBV - PAN 可予激素冲击和细胞毒药物环磷酰胺治疗，能显著增加短期生存率，但长期研究证实加速患者的肝脏病变。近来研究显示短程激素［泼尼松 1mg/（g·d）×2 周］和血浆置换（3 周以上，9～12 次）治疗，继以 IFN - α 和（或）拉米夫定治疗患者长期预后良好。

3. 丙型肝炎病毒相关肾炎

（1）膜增生性肾炎：丙型肝炎相关肾脏疾病通常为 MPGN，表现为蛋白尿（轻度或大量），镜下血尿及轻度至中度肾功能不全。冷球蛋白血症（约 90% 混合性冷蛋白血症患者有抗 HCV 抗体，50% 的 HCV 患者有冷球蛋白血症）和非冷球蛋白血症 HCV 相关 MPGN 患者肾组织病理表现类似，但后者炎细胞浸润和免疫聚集不如前者严重。丙型肝炎病毒感染可能导致严重的肾小管间质损伤。偶见严重的血管炎，包括急进性肾炎，见于长期丙型肝炎病毒感染（＞10 年）的成年女性患者。

（2）其他丙型肝炎病毒相关肾小球肾炎：丙型肝炎病毒感染可能与其他伴或不伴冷球蛋白血症肾小球疾病相关。HCV – MN 类似于特发性 MN，但 HCV RNA 和抗 HCV 抗体阳性，有报道肾小球上皮侧免疫沉积中可检出 HCV 抗原。其他 HCV 相关肾脏疾病包括纤维丝状肾炎、局灶性肾小球硬化（尤其是非洲裔美国人）和血栓性微血管病与抗心磷脂抗体综合征（尤其是肾移植后）。

4. 人免疫缺陷病毒相关性肾脏疾病　HIV 感染与一些肾脏综合征，包括 HIV 相关性肾病（HIVAN）、免疫复合物肾小球肾炎、血栓性微血管病、血管炎、急性肾损伤和电解质紊乱相关。此外，HIVAN 可以与其他感染所致肾病共存，如 HBV 或梅毒相关性膜性肾病、HCV（MPGN 伴冷球蛋白血症），也可并发糖尿病。此外，多种治疗 HIV 感染的药物也可导致肾功能减退。

（1）人类免疫缺陷病毒相关性肾病（HIVAN）：HIVAN 是 HIV 感染最常见的肾脏病变。在非裔美国人，发病率为 3.5%（蛋白尿患者肾活检）~12%（尸检）。HIVAN 为肾细胞感染 HIV – 1 病毒所致。在人肾小管和肾小球细胞中不仅发现 HIV – 1 mRNA 和 DNA，而且在肾组织中发现了病毒复制。因此肾脏可能是 HIV 攻击的靶器官。HIVAN 通常是 HIV 感染晚期表现，偶可见于早期感染患者。黑人多见，可能是环境因素和遗传因素共同作用的结果。典型临床表现为肾病范围蛋白尿和进行性氮质血症。外周水肿和高血压少见，可能 HIVAN 易于丢失盐分。尿常规常见小管上皮细胞，超声检查示肾脏体积正常或增大。随着治疗进展，HIV – ESRD 患者的死亡率与其他透析患者无显著差异，腹膜透析和血液透析疗效相近，HIV 感染患者肾移植后短期生存率与无感染患者类似。

（2）人类免疫缺陷病毒相关的免疫复合物肾小球肾炎：HIV 相关肾小球肾炎多表现为膜增生性肾小球肾炎，在系膜区、内皮下、上皮侧均可见免疫复合物沉积，大量沉积时类似狼疮性改变。膜性肾病少见。临床表现从轻的镜下血尿至肾衰竭均可见。蛋白尿一般为肾病范围，但通常无高脂血症。与 HIVAN 不同，高血压常见。30%~50% 患者有低补体血症和冷球蛋白血症。HIV 相关免疫复合物肾炎一般快速进展至肾衰竭，若并发 HCV 感染，则疾病进展更为迅猛。

（3）人类免疫缺陷病毒相关的血栓性微血管病：HIV 感染偶见诱发溶血尿毒综合征。临床特征为高血压、溶血性贫血、血小板减少和出现精神症状。可能是由于血管内皮细胞损伤所致。肾脏损伤的特征是小动脉和肾小球毛细血管血栓形成，肾小球系膜溶解。本病预后较差，生存期一般短于 2 年。

5. 其他病毒感染相关的肾小球疾病　健康人重症巨细胞病毒（cytomegalovirus，CMV）感染罕见。CMV 感染与 IgA 肾病和移植肾肾病可能并无因果关系。极少报道成人和新生儿免疫复合物肾炎性弥漫增生性肾小球肾炎，颗粒状免疫沉积物中包含 CMV 抗原。CMV 感染可累及移植肾，其特点是肾小管细胞和间质巨噬细胞中有病毒包涵体，它可能导致肾小管功能障碍。但无证据表明它可导致肾小球损伤。例外的是，巨细胞病毒合并 HIV 感染时，可出现塌陷性肾小球病及终末期肾脏病。

细小病毒 B_{19} 感染可导致镰状细胞病患者出现再生障碍危象，极少数危象患者 3 天至 7 周后发生肾病综合征。急性期肾组织病理改变为弥漫增生性肾小球肾炎或 MPGN，后期为塌陷性 FSGS，类似于海洛因肾病和 HIVAN。少数无镰状细胞病患者发生细小病毒 B_{19} 感染相关肾小球肾炎。临床体征包括短暂出现皮疹、关节痛或关节炎和贫血。塌陷性肾小球肾炎患者血清抗细小病毒 B_{19} 抗体升高，表现为 FSGS 的肾组织中可发现病毒 DNA。

其他病毒，特别是导致上呼吸道感染的病毒可诱发短暂的蛋白尿，肾组织学改变为系膜增生。这表明，发热性疾病引起的轻度蛋白尿并不总是通过改变肾小球内跨膜压，即通过血流动力学改变引起肾小球滤过率改变所致，而可能是由未诊断的、短暂的、轻的肾小球肾炎所致。例如超过 25% 的流行性腮腺炎患者可以出现短期的镜下血尿和非肾病蛋白尿，肾功能正常。肾活检提示系膜增生性肾小球肾炎，IgM、IgA、C_3沉积，在系膜区发现腮腺炎抗原。麻疹感染偶见与之相关的毛细血管内增生性肾炎。早期也有报道微小病变患者麻疹感染后肾病综合征缓解。极少数水痘感染患者可出现相关的肾病综合征，肾组织病理改变类似于腮腺炎感染时病变，在肾小球毛细血管壁和系膜区可发现水痘病毒。腺病毒、甲型和乙型流感病毒感染也可致短暂的镜下血尿、蛋白尿，3%的患者出现补体下降。肾组织病理为MPGN伴免疫沉积，主要是C_3及少量的IgM和IgG沉积。上呼吸道柯萨奇病毒B-5和A-4株感染有时与镜下血尿、轻度蛋白尿和弥漫增生性肾炎相关。严重登革出血热患者，可出现急性肾损伤，在一些非重症患者，可出现急性毛细血管内增生性肾炎伴系膜增生，临床表现为镜下血尿和蛋白尿。在系膜区和毛细血管襻有粗颗粒IgG、IgM和C_3沉积，在毛细血管襻沉积强度较系膜区弱。10%~15%急性EB病毒感染的患者可出现镜下血尿和蛋白尿。急性间质性肾炎最为常见，但也可为肾小球弥漫增生和MPGN。EB病毒不仅在浸润的巨噬细胞中复制，还可在近端小管细胞内复制。EB病毒感染可能是导致慢性间质性肾炎的主要原因。

（三）寄生虫感染

1. 疟疾相关的肾脏疾病　疟疾是由感染疟原虫的按蚊叮咬所致，是主要的世界卫生问题。全球患者达3亿~5亿，每年150万~270万人因患此病而死亡。疟疾相关的水、电解质紊乱和急性肾损伤常见。疟疾性急性肾损伤、肾衰竭的死亡率为15%~45%。卵形疟、三日疟和恶性疟感染可致短暂的急性肾小球肾炎。恶性疟感染常见急性肾炎和肾病综合征，肾组织病理多表现为系膜增生，IgM和C_3细颗粒状沉积，电镜下系膜区电子致密物沉积。患者临床表现为镜下血尿，轻度蛋白尿和低补体血症（低C_3和C_4水平）伴循环免疫复合物。三日疟感染特点是慢性肾小球肾炎。临床表现除每4天出现疟疾症状外无特殊。儿童（高峰年龄6~8岁）和年轻患者可有肾病综合征。血清补体正常，因伴营养不良，故血胆固醇正常，晚期可出现高血压。肾脏病理表现为MPGN，IgG、IgM和C_3粗颗粒状沉积，电镜见内皮下电子致密物，膜内空泡（免疫复合物吸收所致）形成，罕见新月体形成。三日疟引起慢性肾病而恶性疟不导致慢性肾病的原因可能与它们的发病机制相关。恶性疟感染所有的红细胞，患者病情重，就诊早，而三日疟只感染敏感红细胞，病情较为平稳。与恶性疟感染后主要由Th_1介导不同，三日疟主要是由Th_2介导的。由于感染三日疟后病程更长，机体有更长的时间产生体液和细胞介导的反应，患者可出现肝脾肿大、瘀血。即使治疗三日疟成功，患者仍将在3~5年后进展至慢性肾功能不全。激素的免疫抑制剂治疗不能改变三日疟肾脏损伤的病程。

2. 丝虫感染相关性肾脏疾病　盘尾丝虫病感染肾病为MPGN，罗阿丝虫感染诱发MN或增生性肾小球肾炎，班氏吴策线虫和马来丝虫可诱发系膜增生性肾炎、MPGN或弥漫增生性肾小球肾炎。肾小球毛细血管内可见微丝蚴。除盘尾丝虫外，在肾小球中未发现丝虫抗原。抗丝虫治疗不能改善肾病综合征，抗丝虫药乙胺嗪可能加重蛋白尿。内脏利什曼病通常表现为镜下血尿和间质性肾炎或弥漫增生性肾小球肾炎或MN。间质性肾炎的发病机制尚不明确。旋毛虫病常见肾组织学病变为MPGN，临床表现为镜下血尿和非肾病综合征蛋白尿。系膜区和毛细血管襻可见免疫沉积，但在肾小球内并未发现特定的抗原。美洲锥虫病和先天性弓虫病相关性肾小球肾炎的报道罕见。

（王秋媛）

第二节　快速进展性肾小球肾炎和新月体肾炎

快速进展性肾小球肾炎（rapidly progressive glomerulonephritis，RPGN）又称急进性肾小球肾炎（急进性肾炎），是一组表现为血尿、蛋白尿及短期内进行性肾功能减退的临床综合征，是肾小球肾炎中最严重的类型，病理通常表现为新月体肾炎。

一、病因

按照病因、临床和病理表现，新月体肾炎可以分为3大类（表5-2）。

表5-2　导致新月体肾炎的疾病（新月体肾炎的临床分型）

临床分型	常见疾病
1. 原发性新月体肾炎	抗GBM肾炎
	免疫复合物型新月体肾炎
	寡免疫型新月体肾炎，常为ANCA相关性血管炎
2. 其他原发性肾炎基础上的新月体肾炎	膜增生性肾炎、IgA肾病等
3. 继发性新月体肾炎	狼疮性肾炎、紫癜性肾炎、感染（细菌性心内膜炎、内脏脓肿）、冷球蛋白血症、肿瘤、药物等

1. 原发性新月体肾炎　　包括：①病因不明者；②肾脏是唯一或最主要病变部位，如抗基底膜肾炎（抗GBM肾炎）、抗中性粒细胞胞浆抗体（ANCA）相关性血管炎等。

2. 在其他原发性肾小球肾炎基础上发生的新月体肾炎　　如系膜毛细血管性肾炎、IgA肾炎、膜性肾病、链球菌感染后肾炎等。

3. 继发性新月体肾炎　　指有明确原发病或明确病因者。常见者包括：①系统性疾病，如狼疮性肾炎、过敏性紫癜、结节性多动脉炎、变应性血管炎、冷球蛋白血症、恶性肿瘤等；②感染性疾病，如感染性心内膜炎、内脏化脓性病灶引起的败血症、人类免疫缺陷病毒（HIV）感染；③药物，如青霉素、青霉胺、肼屈嗪、别嘌醇及利福平等。

二、病理分类

目前普遍采用Couser分类法将新月体肾炎分为3型。

Ⅰ型：又称抗基底膜抗体型新月体肾炎，血抗GBM抗体阳性。根据免疫荧光病理检查显示免疫球蛋白（常为IgG）沿肾小球基底膜呈线性沉积，电镜下下无线条状沉积伴抗肾小球基底膜抗体（抗GBM抗体）的形成电子致密物。可分为两类：①伴肺出血（Goodpasture病）；②无肺出血的抗GBM肾小球肾炎。

Ⅱ型：又称免疫复合物型新月体肾炎。免疫荧光镜检查显示颗粒沉积型，以IgG为主，电镜下可见电子致密物在系膜区呈颗粒样沉积。

Ⅲ型：又称寡免疫复合物型肾小球肾炎。Ⅲ型中70%~80%患者血清中存在抗中性粒细胞胞浆抗体（antineutrophil cytoplasmic antibodies，ANCA），故又称为ANCA相关性肾小球肾炎。

近年来，又有学者将新月体肾炎分为5型，即将Couser分类中的Ⅰ型分成Ⅰ型（ANCA阴性）和Ⅳ型（ANCA阳性）；原Ⅲ型患者中，ANCA阳性者为Ⅲ型，ANCA阴性者为Ⅴ型。这种分型可能更有利于治疗方案的确定及随访。

三、发病机制

RPGN患者肾活检病理通常表现为新月体肾炎。新月体的形成对肾小球的结构和功能有重要影响。新月体的形成过程和机制如下：①肾小球基底膜的损伤和断裂。抗体的直接作用、补体系统C_{5b-9}（膜攻击）成分的激活、活化的巨噬细胞蛋白水解酶活性以及系膜细胞增生挤压等均可导致基膜的损伤和断裂。②炎症细胞和血浆蛋白进入Bowman囊。基膜断裂破坏了肾小球毛细血管的完整性，导致循环细胞、炎症介质及血浆蛋白通过毛细血管壁而进入Bowman囊。③新月体形成。凝血因子，尤其是纤维蛋白原刺激肾小球壁层上皮细胞不断增生，并形成新月体，巨噬细胞和间质成纤维细胞在新月体形成中也发挥了重要作用。新月体的发展与转归主要取决于Bowman囊的完整性及其组成成分，分为三个阶段：①细胞性新月体：发病初期在新月体细胞间仅有少许纤维素、红细胞及白细胞渗出；②细胞纤维性新月体：随着病程进展，细胞间纤维组织逐渐增多；③纤维性新月体：后期纤维组织持续增多，于数日至数周形成以纤维组织为主的新月体。三种新月体可在同一肾标本中出现。新月体一方面与肾小球囊腔粘连，造成囊腔闭塞，另一方面压迫毛细血管丛，造成毛细血管襻萎缩、坏死、出血，结构严重破坏，整个肾小球纤维化。肾小管上皮细胞早期表现为变性、间质水肿、炎性细胞浸润，后期肾小管萎缩、间质纤维化。

四、临床表现

RPGN 患者可见于任何年龄，男女比例为 2∶1。该病呈急性起病，前驱期可有链球菌感染症状。发病时患者全身症状较重，如疲乏、无力、体重下降，可伴发热、腹痛，病情进展急骤，出现严重的少尿、无尿、高血压、贫血。

实验室检查常见血尿、异形红细胞尿和红细胞管型。常伴蛋白尿，尿蛋白量不等，尿中可发现纤维蛋白降解产物。血清肌酐、尿素氮快速进行性升高，常伴代谢性酸中毒和水、电解质平衡紊乱。抗 GBM 肾炎、ANCA 相关性血管炎、系统性红斑狼疮等有相关特征性抗体阳性。

五、诊断与鉴别诊断

临床表现为血尿、蛋白尿及短期内肾功能进行性减退者应考虑本病，详细了解病史和体检，包括感染和用药史，系统性疾病的表现如关节痛、发热、皮疹、光过敏以及肺部有无病变等，对诊断有重要意义。特殊的抗体检查和肾活检病理是确诊本病的关键。

（一）与表现为 AKI 的其他疾病鉴别

1. 急性肾小管坏死　常有明确的病因，如休克、手术、外伤、中毒（药物、鱼胆中毒等）、异型输血等，一般无明显的血尿和蛋白尿等肾小球肾炎的表现。鉴别有困难时，需做肾活检病理检查明确诊断。

2. 尿路梗阻性肾衰竭　常见于肾盂或双侧输尿管结石、膀胱或前列腺肿瘤压迫或血块梗阻等。患者常突发无尿，有肾绞痛或明显腰痛史，超声波检查、膀胱镜检查或逆行尿路造影可证实存在尿路梗阻。

3. 急性间质性肾炎　可以急性肾损伤起病，常伴发热、皮疹、嗜酸性粒细胞增高等表现。常可查出过敏的原因，包括可疑药物用药史。鉴别有困难时，需做肾活检病理明确诊断。

4. 其他肾小球肾炎并发 AKI　包括肾小球疾病严重的活动性病变，伴或不伴新月体形成；肾病综合征严重水肿或浆膜腔积液导致有效血容量不足，肾静脉血栓形成或肾梗死，肾间质水肿压迫肾小管，加之蛋白管型阻塞肾小管，导致肾小球滤过率下降。

（二）新月体肾炎的病理诊断和病因诊断

一般情况下，临床诊断为 RPGN 的患者均需要做病理检查以明确病理类型及病变程度、新月体性质等，并指导治疗。对于抗 GBM 肾炎、ANCA 相关性血管炎等疾病通过某些特殊抗体检查已经确诊者，一般也需要通过病理检查来明确肾脏病变的程度和性质。

1. 病理诊断　新月体肾炎的诊断标准：①新出现的新月体为闭塞肾小球囊腔 50％ 以上的大新月体，不包括小型或部分性新月体；②伴有大新月体的肾小球数超过或等于全部肾小球数的 50％。

2. 病因诊断

（1）其他原发性肾小球肾炎伴新月体形成：系膜毛细血管性肾炎、IgA 肾炎、膜性肾病、链球菌感染后肾炎的重症患者可伴有新月体形成，甚至表现为新月体肾炎，但这些疾病在光镜、电镜及免疫荧光有相应特征性表现。

（2）继发性新月体肾炎：主要依靠临床表现及血清学检查，如狼疮性肾炎患者多伴有多脏器损害，抗核抗体及 dsDNA 抗体阳性；紫癜性肾炎伴有皮肤紫癜；恶性肿瘤及某些药物引起的新月体肾炎应有相应临床表现和用药史。

（3）原发性新月体肾炎：排除以上两种情况后可以确诊为原发性新月体肾炎，然后作分型诊断，分型诊断的要点见表 5 - 3。

表 5 - 3　原发性新月体肾炎的鉴别诊断要点

	抗肾小球基底膜型（Ⅰ型）	免疫复合物型（Ⅱ型）	寡免疫型（Ⅲ型）
免疫病理特点	IgG 沿 GBM 呈线状沉积	IgG 及补体颗粒状沉积	阴性或少量 IgG 沉积
光镜及电镜特点	肾小球炎症反应轻，无电子致密物	肾小球细胞增生及渗出明显，常伴广泛蛋白沉着及电子致密物	肾小球节段性坏死，无蛋白沉着及电子致密物
临床特点	见于 20～30 岁及 60 岁以上两个高峰年龄，贫血较突出（小细胞性）	肾病综合征较多见，有些患者有前驱感染性疾病	乏力、体重下降、发热、肌痛等全身症状较重，多见于中、老年人
血清学特点	抗肾小球基底膜抗体（＋）	循环免疫复合物（＋）、冷球蛋白血症、低补体血症	ANCA（＋）

六、治疗

RPGN 是一组病理发展快、预后差的疾病，近年来该病治疗上进展较多，疗效明显提高。

1. 肾上腺皮质激素　甲泼尼龙 0.5～1.0g 静脉滴注，每日或隔日 1 次，3 次为 1 个疗程，间隔 3～7 日可再用 1～2 个疗程，再改为泼尼松或泼尼松龙口服，泼尼松（龙）起始剂量为 1mg/（kg·d），4～6 周后开始减药，6 个月内逐渐减至 10mg/d 维持，服半年至 1 年或更久。

2. 免疫抑制药物　常用环磷酰胺，静脉注射（每月 1 次，0.5～1g/m²）共 6 个月，累积量达 6～8g 停药。而后可以再用硫唑嘌呤 100mg/d 继续治疗 6～12 个月巩固疗效。注意骨髓抑制及肝脏损伤等不良反应。麦考酚吗酸酯疗效肯定，不良反应较轻，已被广泛应用于肾病治疗。起始剂量 1～2g/d（常为 1.5g/d），以后每半年减 0.5g/d，最后以 0.5g/d 剂量维持半年至 1 年。

3. 血浆置换　用膜血浆滤器或离心式血浆细胞分离器分离患者的血浆和血细胞，然后用正常人的血浆或血浆成分（如白蛋白）对其进行置换，每日或隔日置换 1 次，每次置换 2～4L。

4. 免疫吸附治疗　此法清除致病抗体和（或）循环免疫复合物的疗效肯定，但是价格较昂贵。

5. 大剂量丙种球蛋白静注　具体方案是：丙种球蛋白 400mg/（kg·d）静脉滴注，5 次为 1 个疗程，必要时可应用数个疗程。

6. 替代治疗　如果患者肾功能急剧恶化达到透析指征时，应尽早进行透析治疗（包括血液透析或腹膜透析），以维持生命、赢得治疗时间。如果疾病已进入不可逆性终末期肾衰竭，则应予患者长期维持透析治疗或肾移植。肾移植应在病情静止半年至 1 年、血中致病抗体（抗 GBM 抗体、ANCA 等）阴转后才进行，以免术后移植肾再发 RPGN。

7. 生物学靶向干预药物　其可能靶向包括肿瘤坏死因子、γ 干扰素、基质金属蛋白酶和氧自由基、血小板衍生生长因子和血管内皮生长因子等。这一治疗方法为今后尝试治疗系统性血管炎甚至其他自身免疫性疾病，提供了一种新的特异性途径。

七、预后

患者如能及时行肾活检明确诊断和早期强化治疗，预后可得到显著改善，其中影响患者预后的主要因素有：①免疫病理类型，Ⅱ型、Ⅲ型预后较好，Ⅰ型较差；②强化治疗是否及时，在临床无少尿、血清肌酐低于 530μmol/L，病理尚未显示广泛不可逆病变（纤维新月体、肾小球硬化或间质纤维化）时即开始的治疗者预后较好，否则预后差；③老年患者预后相对较差。

（霍文杰）

第三节 抗肾小球基底膜肾炎

抗肾小球基底膜（glomerular basement membrane，GBM）病是循环中的抗 GBM 抗体在组织中沉积所引起的一组自身免疫性疾病，肾、肺为主要受累器官，表现为肾炎和肺出血。如病变局限在肾脏称为抗肾小球基底膜肾炎（antibasemet membrane nephritis），当肺、肾同时受累时称为 Goodpasture 病。多数抗 GBM 肾炎患者起病急、病情进展快、预后差，肾功能常在几天或几周内进入肾衰竭阶段，少数患者早期即死于肺出血和呼吸衰竭。

Goodpasture 综合征（又称肺出血 - 肾炎综合征）泛指有肺出血及急进性肾炎并存的一大组临床综合征，抗 GBM 病、原发和继发性血管炎、系统性红斑狼疮等一系列疾病临床均可表现为 Goodpasture 综合征。

一、发病机制

人类Ⅳ型胶原是基底膜的重要组成成分，构成基底膜骨架结构。基底膜Ⅳ型胶原是由 6 条不同的 α 链组成（$\alpha_1 \sim \alpha_6$）的三螺旋结构，抗 GBM 抗体的靶抗原位于Ⅳ型胶原 α_3 链羧基端的非胶原区 1 [α_3（Ⅳ）NC1]。靶抗原分布存在局限性，肺、肾为主要受累器官。由于肾小球内皮细胞间存在裂孔，因此血液中的抗 GBM 抗体容易结合到肾小球基底膜上。

抗 GBM 肾炎是一种原位免疫复合物性肾炎。生理情况下肾小球基底膜 α_3（Ⅳ）NC1 区域上的抗原决定簇处于遮蔽位置，机体对自身抗原表现为耐受状态，而天然抗 GBM 抗体在血液循环中的滴度和亲和力均很低，不足以引起自身免疫反应，但在环境变化或某些因素如感染、吸烟、有毒的有机溶剂等刺激诱发下，Ⅳ型胶原的结构发生改变，α_3（Ⅳ）NC1 区域的抗原决定簇暴露，与抗 GBM 抗体结合诱发免疫反应。目前认为，体液免疫和细胞免疫共同参与了抗 GBM 肾炎的发病过程。

二、病理

1. 光镜检查 抗 GBM 肾炎的特征性改变是肾小球毛细血管管壁破坏及球囊中新月体形成。细胞性新月体、纤维细胞性新月体和纤维性新月体可同时存在，但很多抗 GBM 肾炎患者新月体往往处于同一发展阶段，这是由于单一的、共同的免疫病理因素同时作用的结果。极少数轻症病例也可呈现局灶性肾炎，甚至光镜下基本正常（仅免疫荧光阳性）。

2. 免疫荧光 免疫荧光检查具有诊断性价值，肾小球基底膜显示强的、线性的 IgG 荧光染色，C_3 几乎在所有的病例均为阳性，但通常较 IgG 弱，而且可能为不连续的，甚至是颗粒状的。极为罕见的有 IgA 或 IgM 呈线性沉积。少数情况下抗 GBM 抗体可与肾小管基底膜发生交叉反应，产生肾小管基底膜的线性荧光染色，这种改变可能引起间质性肾炎和肾小管损伤。

3. 电镜 抗 GBM 肾炎的电镜超微结构改变不具有特异性，典型抗 GBM 肾炎较少有电子致密物，较多电子致密沉积物则可排除抗 GBM 疾病。

三、临床表现

1. 流行病学 人群发病率约在 0.1/100 万。国外报道抗 GBM 抗体疾病占肾活检病例的 1% 或略多，我国近年来诊断的病例数有逐年上升趋势。过去认为本病多发于男性青壮年，但近年报道的抗 GBM 肾炎有两个发病高峰，第一个高峰在 20～30 岁，男性多见，多表现为 Goodpasture 综合征，第二个高峰在 60～70 岁，女性多见，多为肾脏局限型。在老年患者中，并发 ANCA 阳性的比例明显高于年轻患者。

2. 一般表现 常有疲乏、无力、体重下降等表现。贫血见于 98% 的患者，为小细胞性贫血伴有血清铁下降。

3. 肾损伤表现 大多数表现为急进性肾炎综合征，起病后短时间内即需进行透析治疗。尿检有不同程度镜下血尿，肉眼血尿少见，大量蛋白尿呈典型肾病综合征者较少，多伴有轻、中度高血压。近年来有报道，一些患者起病较慢、肾功能正常，原因可能为循环抗 GBM 抗体滴度较低、肾小球抗 GBM 抗体沉积较少。

4. 肺部受累表现　肺部损伤见于 30% 的患者，表现为肺出血。约 2/3 患者肺出血出现在肾损伤之前数日至数年，也可出现在肾损伤之后。临床上常以咯血为最早症状，轻者痰中略带血丝，重者大量咯血甚至窒息死亡。患者多伴气急、咳嗽、胸痛，肺叩诊呈浊音，听诊可闻及湿啰音，痰中可见大量含铁血黄素细胞。肺 X 线检查早期所见与肺水肿相似，应注意鉴别。如反复出血，肺内含铁血黄素沉积数量增多，X 片显示网状结节的典型改变。

5. 实验室检查　特征性表现是循环中存在抗 GBM 抗体。目前国际通用的检测方法是应用可溶性人肾小球基底膜抗原的酶联免疫吸附法，敏感度和特异度均在 90% 以上。抗 GBM 抗体最常见的类型是 IgG 型，其中以 IgG_1 亚型最常见，少部分可以是 IgG_4 亚型（女性相对多见），极少数是 IgA 型。此外，部分患者同时并发血清 ANCA 阳性。

四、诊断与鉴别诊断

（一）诊断

青年男性或老年女性出现血尿、蛋白尿、肾功能迅速减退，伴或不伴肺出血要考虑本病，如血清抗 GBM 抗体阳性，肾活检示新月体肾炎，免疫荧光见 IgG 沿肾小球毛细血管襻呈线状沉积可作出本病诊断。

（二）鉴别诊断

1. 肾小球假性抗 GBM 沉积　在线状沉积物的患者中应进一步鉴别真性与假性抗 GBM 沉积物。在真性线状 GBM 沉积的患者中，除经典的伴或不伴肺出血的原发性抗 GBM 病外，一部分膜性肾病和膜增生性肾炎患者也可出现线状抗 GBM 沉积物。同样值得注意的是糖尿病肾病、极少数局灶节段性肾小球硬化、感染后肾炎和微小病变可出现假性抗 GBM 沉积物。

2. 其他类型新月体肾炎　根据病理特征性表现，与免疫复合物型及寡免疫型新月体性肾炎的鉴别不难。

3. 同时伴有肾炎及肺出血的相关疾病　即 Goodpasture 综合征。由于抗 GBM 肾炎常伴有肺出血，因此临床需与其他原因造成的肾炎伴肺出血相鉴别。常见有 SLE、各种类型系统性血管炎（如 WG、MPA 等）、类风湿关节炎并发全身血管炎、过敏性紫癜、冷球蛋白血症、混合结缔组织病及部分药物相关性肾损伤等（表 5-4）。SLE 主要为育龄女性好发、WG 常有上呼吸道症状等多种临床症状，但更重要的是从血清学指标的差异来鉴别，如 ANA、抗 dsDNA 抗体阳性及血清补体 C_3、C_4 水平的下降主要见于 SLE，血清冷球蛋白检测有助于冷球蛋白血症性肾炎的鉴别，而 ANCA 主要见于原发性小血管炎。

表 5-4　Goodpasture 综合征（肺出血及急进性肾小球肾炎）病因

抗 GBM 病（20%~40% 的病例）

　Goodpasture 病

系统性血管炎相关疾病（60%~80% 的病例）

　韦格纳肉芽肿病（WG，常见）

　显微镜下型多血管炎（MPA）

　系统性红斑狼疮（SLE）

　变应性肉芽肿性血管炎（CSS）

　过敏性紫癜（HSP）

　白塞综合征

　原发性混合性冷球蛋白血症

　类风湿性血管炎

药物：青霉胺，肼屈嗪，丙硫氧嘧啶

4. 其他　除疾病本身导致肺出血外，还需注意与急、慢性肾炎并发肺部感染、急性肺水肿及肺梗死导致的咯血相鉴别。

（1）急性肾炎伴左心衰竭：由于严重高血压、水钠潴留而产生的充血性心力衰竭时，也可有血痰和呼吸困难，抗 GBM 抗体检测和肾活检病理检查可资鉴别。

（2）肾炎伴肺炎：常见于各种原发或继发性肾炎本身或免疫抑制剂治疗后并发的重症肺炎，胸部 CT 均可表现为肺出血和肺间质改变，但肾炎伴重症肺炎患者常伴高热，血白细胞和中性粒细胞显著升高伴核左移，而肾功能迅速减退不明显，抗 GBM 抗体阴性，积极抗感染及对症治疗有效。

（3）肾炎伴肺梗死：可见相应的心电图及 X 线表现，必要时作核素肺扫描。

五、治疗

鉴于该疾病病理生理过程中抗 GBM 抗体的作用及疾病的进展特征，早期积极血浆置换治疗及免疫抑制剂治疗是重要的治疗原则与改善预后的关键。同时，应告诫患者戒烟，避免接触各种挥发性有机溶剂，减少呼吸道感染的发生。抗 GBM 肾炎一旦确诊即应争分夺秒进行治疗，以尽量恢复肾功能、阻止病变向慢性化发展。

（一）急性进展期强化治疗

1. 强化血浆置换或免疫吸附（immunoadsorption treatment, IA）　可清除患者循环中的抗 GBM 抗体，联合使用免疫抑制剂则可阻断抗体的再产生，该种治疗方案已经日趋成熟，并使大多数抗 GBM 肾炎患者得以存活。

2. 冲击治疗　常采用甲泼尼龙和（或）环磷酰胺冲击治疗。甲泼尼龙 0.5～1g/d 静滴 3～5 天，继以口服剂量 1mg/kg 维持 1 个月后继续减量治疗。CTX 冲击使用 0.5～1g/m²，每月 1 次静脉滴注，或 1～2mg/（kg·d）口服。

（二）长期维持期治疗

1. 免疫抑制治疗（激素合并免疫抑制剂）　免疫抑制剂最常使用环磷酰胺和硫唑嘌呤，中成药有雷公藤多甙片等。新型免疫抑制剂如霉酚酸酯（MMF）、来氟米特、FK-506 等临床应用越来越广泛，且均有不少治疗成功的报道。

2. 抗凝治疗　目前，低分子肝素使用最为广泛，也可使用华法林抗凝。使用过程中必须密切注意患者症状及监测凝血功能，尤其是对于并发肺出血的抗 GBM 肾炎患者需评估出血风险后再考虑抗凝治疗。

（三）支持和替代治疗

对于肾功能进入衰竭阶段或是治疗无效、肾功能急速恶化的患者，应尽早行透析治疗以维持生命、赢得治疗时间。肾移植治疗主张在抗 GBM 体转阴半年以上进行，以防再次因自身免疫作用发生抗 GBM 肾炎。

（崔金艳）

第四节　免疫复合物介导的新月体肾炎

免疫复合物介导的新月体肾炎（immune complex mediated basement membrane nephritis）即 RPGN Ⅱ型，指光镜表现为新月体肾炎，免疫荧光见免疫复合物沉积于肾小球毛细血管襻和（或）系膜区。该型在我国最为常见，约占新月体肾炎的 40%～70%（在国外则以 RPGN Ⅲ型为主）。RPGN Ⅱ型可为原发或继发，继发病因常见于 SLE、感染性心内膜炎、过敏性紫癜等全身系统性疾病。

本型的病理和免疫病理特点极类似于免疫复合物介导的动物实验性肾炎，提示本型与抗原（感染性或自身抗原）抗体形成的循环免疫复合物和（或）原位免疫复合物有关。

一、病理

光学显微镜检查多表现为毛细血管内增生性病变，毛细血管襻细胞及系膜细胞增生明显。免疫荧光检查可见系膜和毛细血管壁散在 IgG 和（或）IgM，常伴 C_3 沉积。电镜主要特征为系膜区有散在的、内皮下有不规则的电子致密物沉积。沉积物的位置、范围和程度，有助于不同病因 II 型 RPGN 的鉴别。链球菌感染后新月体性肾炎常有 IgG 和 C_3 在毛细血管襻沉积；如果系膜区内以 IgA 沉积为主，则更可能是 IgA 肾炎或过敏性紫癜；存在较强的 C_3 沉积伴少量或无免疫球蛋白沉积时，可见于 II 型膜增生性肾炎；三种免疫球蛋白伴全部补体同时沉积时，常为 SLE 或细菌性心内膜炎，在后者 IgM 沉积尤为突出。

二、临床表现

II 型 RPGN 除急进性肾炎综合征表现外，特异性临床表现取决于引起该病的原发病。如链球菌感染后肾炎常伴有水肿、高血压及上呼吸道感染病史；并发 SLE、心内膜炎或过敏性紫癜等疾病时，可出现这些疾病相应症状。值得关注的是，近年来发现，新月体性肾炎（尤其是 II、III 型）临床上并不总是表现为急进性肾炎综合征，有的仅表现为"缓慢"肾功能减退，少尿、水肿、高血压、蛋白尿、血尿可均不严重。因此，必须高度重视相关临床表现，及时肾活检是早期诊断和积极治疗的关键依据。

三、实验室检查

病情活动期循环中常可测得抗核抗体阳性、循环免疫复合物、血清冷球蛋白阳性和血清补体水平下降，并可有抗 DNA 抗体、IgA 纤维连接蛋白，抗链球菌溶血素 O 升高等。如病情改善，上述指标可逐渐恢复正常。一般情况下，免疫指标与病情的活动性有一定的相关性，但并不一定与病情的严重性相关。

四、诊断与鉴别诊断

根据患者临床表现和实验室检查，肾脏病理显示新月体肾炎，免疫荧光见免疫复合物沉积于肾小球，免疫复合物介导的新月体肾炎诊断确立。II 型新月体肾炎临床要除外 SLE、感染性心内膜炎、过敏性紫癜等继发性疾病。

五、治疗

同新月体肾炎。近年来，体外循环技术（血浆置换和免疫吸附）的日趋成熟，新型免疫抑制剂（霉酚酸酯、来氟米特等）的临床应用，均为其治疗提供新的有力武器，疾病预后也大为改善。

（高玉伟）

第五节　寡免疫复合物新月体肾炎

寡免疫复合物新月体肾炎（pauci - immune crescentic glomerulonephritis）即新月体肾炎 III 型，指光镜显示为新月体肾炎，而免疫荧光无或仅见少量免疫复合物沉积。通常认为本病是系统性小血管炎的肾脏受累典型表现，80% 患者血清中可检测到抗中性粒细胞胞浆抗体（anti - neutrophil cytoplasm antibodies，ANCA）。系统性血管炎可分为原发性和继发性，其中原发性占 70%，继发性占 30%（可继发于系统性红斑狼疮、类风湿关节炎、过敏性紫癜及混合性冷球蛋白血症等）。韦格纳肉芽肿（WG）、Churg - Stauss 综合征（CSS）、显微镜下多血管炎（MPA）为一组原发性小血管炎，并常与 ANCA 相关，故又称为 ANCA 相关性小血管炎。

一、发病机制

ANCA 是一类对中性粒细胞嗜天青颗粒及单核细胞溶酶体成分的抗体,其对应的抗原已发现有多种。应用间接免疫荧光(IIF)技术观察酒精固定的中性粒细胞可发现 ANCA 有两种分布形式:抗体在胞质呈均匀分布,称胞质型 ANCA(C - ANCA),这些抗体通常直接对抗蛋白酶 3(PR3);另一种呈环核分布称核周型 ANCA(P - ANCA),通常直接对抗髓过氧化酶(MPO)。除 PR3 和 MPO 外,ANCA 还对应其他类型的抗原。

现已明确 ANCA 与 WG、MPA 及局限于肾脏的血管炎之间存在密切关系。ANCA 可激活中性粒细胞,导致脱颗粒反应,产生氧自由基和释放各种蛋白酶,从而造成血管内皮的损伤。

二、病理

光镜下表现为局灶节段性肾小球毛细血管襻坏死和新月体肾炎,无明显细胞增殖,20% ~ 50% 肾活检标本显示肾小球以外的肾小动脉呈纤维素样坏死。有不同程度范围不一的间质炎症病变,偶可见上皮样细胞和巨细胞形成的以血管为中心的肉芽肿样病变。免疫荧光和电镜检查一般无或微量免疫复合物或电子致密物。

三、临床表现

1. 肾外表现 几乎所有患者均可出现感冒样症状伴不规则发热、不适、肌痛、关节痛等。大约 50% 患者伴有肺部病变,其病变可由短暂的肺泡浸润至严重的可致命的肺出血。皮肤血管炎表现为紫癜、瘀斑、溃疡、结节等,荨麻疹亦十分常见。神经系统通常表现为周围神经病变,偶可有中枢神经系统累及。1/3 的患者可有胃肠道病变,表现为十二指肠溃疡、肠出血或穿孔。虹膜炎、葡萄膜炎及巩膜炎会导致红眼、眼痛等症状。

2. 肾脏表现 几乎均有血尿(肾小球源性血尿),可伴有红细胞管型,肉眼血尿占 1/3。不同程度蛋白尿,国内报道大量蛋白尿可达 1/2 ~ 1/3,国外报道肾病综合征 <10%。高血压较轻,偶有出现急进性高血压。半数出现急进性肾炎综合征,早期出现少尿、无尿、肾功能进行性减退至肾衰竭水平。

四、实验室检查

除 ANCA 外缺乏特异性,可出现血沉增快,C - 反应蛋白升高,γ 球蛋白增高,类风湿因子阳性等。

五、诊断与鉴别诊断

中老年患者出现急进性肾炎综合征,伴全身症状(如发热、肌肉痛、关节痛、皮疹及消化道症状等)和(或)肺出血时应高度怀疑本病的可能,若出现血清 ANCA 阳性,肾活检光镜下显示肾小球纤维素样坏死或伴新月体形成,免疫荧光阴性或少量免疫复合物沉积,则 ANCA 相关性血管炎及其肾损害的诊断成立。ANCA 阴性并不能排除 ANCA 相关性血管炎的存在,约 40% 的 WG、30% 的 MPA 和 50% 的 CSS 为 ANCA 阴性。

鉴别诊断包括狼疮性肾炎、抗基底膜肾炎及其他类型的肾小球肾炎。ANCA 可出现于 20% 抗基底膜肾炎中,但这些患者同时会出现抗 GBM 抗体,有助于鉴别。当患者为免疫复合物型肾小球肾炎包括膜性肾病伴新月体形成时,MPO 或 PR3 - ANCA 亦可阳性,在这些患者中需要寻找肾外血管炎表现以助诊断。不同类型的小血管炎有不同临床表现和血清学特征,需注意鉴别(表 5 - 5)。

六、治疗

同新月体肾炎,分为诱导治疗和维持治疗两个阶段。肾血管炎是一类极易复发的疾病,药物减量后约有 30% ~ 50% 病例复发。故在强烈诱导治疗后减量应密切监测,一般推荐不要中断所有的治疗(包括泼尼松),直到疾病持续缓解至少 1 年。ANCA 持续性高滴度或滴度上升,通常提示病情活动或疾病复发，但也有例外，故 ANCA 滴度不能作为治疗监测的唯一标准，必须结合临床病程、体检及其他的血清学指标综合考虑。

表 5-5　不同类型小血管炎诊断特征

特征	显微镜下多血管炎	韦格纳肉芽肿	变应性肉芽肿性血管炎	过敏性紫癜	冷球蛋白血症
血管炎症状和体征	+	+	+	+	+
IgA 为主的免疫沉积	-	-	-	+	-
冷球蛋白	-	-	-	-	+
抗中性粒细胞胞浆抗体	+	+	+	-	-
坏死性肉芽肿	-	+	+	-	-
哮喘和嗜酸性粒细胞增多	-	-	+	-	-

（范　晴）

第六节　微小病变肾病

微小病变肾病（minimal change disease，MCD）是指临床表现为肾病综合征、光镜下无明显病理改变、电镜下以足细胞足突融合为特点的一类肾小球疾病。本病最早在 1913 年由 Monk 最早报道。

MCD 是儿童肾病综合征最常见的病理类型，约占 10 岁以下儿童肾病综合征 90% 以上，10 岁以上未成年人肾病综合征 50%～70%，成人肾病综合征 10%～20%。儿童 MCD 患者男女比例约为 2∶1～3∶1，成年患者接近 1∶1。MCD 在亚洲发病率较高，欧洲和北美相对较低，其中黑人又较白种人发病率低，这可能与环境、人种、不同单位肾活检指征掌握的差异有关。

一、病因与发病机制

微小病的发病机制可能为 T 淋巴细胞功能异常及循环中存在多种使毛细血管通透性增加的循环因子，损害了肾小球的电荷屏障，产生选择性蛋白尿。因为激素和烷化剂治疗 MCD 有效，病毒如麻疹病毒感染时由于抑制了细胞免疫，可使 MCD 缓解。此外，从来源于 MCD 患者的 T 细胞杂交瘤中提取到的肾小球通透因子可引起类似 MCD 症状。T 细胞产生的某些淋巴因子，使肾小球毛细血管壁通透性增加，当去除这些通透因子，则肾脏毛细血管的通透性恢复正常。临床也观察到反复发作的 MCD 患者肾脏移植给其他患者后，蛋白尿消失，证实循环中可能存在使毛细血管通透性增加的因子。部分 MCD 与病毒感染、药物、恶性肿瘤及变态反应有关。某些患者发病前有药物反应史。非甾体类抗炎药（NSAID）尤其是布洛芬可引起 MCD，其他相关药物还有干扰素、青霉素和利福平等。MCD 偶尔与淋巴瘤有关，通常是霍奇金病；也可伴实质性肿瘤发生，出现明显的副肿瘤综合征现象。MCD 还与变态反应有关，去除致变态原可缓解蛋白尿。MCD 还与造血干细胞移植后的移植物抗宿主反应相关。

二、病理

光镜：肾小球形态结构大致正常，毛细血管壁不增厚，开放良好。近端小管上皮细胞中可见双折光的脂质小滴和 PAS 染色阳性的蛋白小滴。间质水肿罕见，即使在严重肾病综合征和全身水肿的患者亦如此。若 MCD 伴可逆性急性肾衰竭综合征，则可见局灶性近端小管上皮扁平化。

免疫荧光：MCD 大部分患者无免疫球蛋白和补体沉积，偶可见系膜区 IgM 和 C_3 弱阳性［一般不超过（＋）］，如果电镜下没有看到系膜区电子致密物沉积，仍符合微小病变诊断。

电镜：微小病变在电镜下的特征表现为广泛的足细胞足突消失（effacement of podocyte foot processes），肾小球脏层上皮细胞足突消失、融合、空泡变，裂孔闭塞，微绒毛形成，但这并非特异性的，因为任何导致严重蛋白尿的疾病肾小球均有此改变。病变程度与尿蛋白量并不一致，但与肾小球滤过率

（GFR）下降程度一致。病变活动时足突广泛消失，融合；病情缓解时足突消失程度减轻。其他电镜表现还有足突细胞肥大、胞饮泡增多、胞质内脂质和蛋白小滴增多、游离面微绒毛变形等。毛细血管襻上的内皮细胞裂孔常正常，小球基底膜不增厚。

三、临床表现与并发症

儿童发病高峰年龄在 2～6 岁。成人以 30～40 岁多见，60 岁以上患者的肾病综合征中，微小病变性肾病的发生率也不低。儿童中男性为女性 2 倍，成人男女比例基本相似。约 1/3 患者患病前可有上呼吸道感染或其他感染。起病大多较急，临床表现为单纯性肾病综合征即严重蛋白尿、低蛋白血症、高脂血症和水肿，占儿童肾病综合征的 90%，成人的 20%。儿童 MCD 常出现胸腔积液和腹腔积液，出现腹痛时可能并发腹膜炎，常有肝脏增大伴疼痛，水肿严重时甚至累及外生殖器。儿童中有中度高血压者占 13%～30%，成人较儿童多发。血肌酐在发病时可有轻度上升。高血压和血肌酐升高均可随肾病综合征的缓解而恢复正常。但在 60 岁以上成人，可出现严重的高血压，肾功能不全也更为多见。MCD 常有脂尿，偶见镜下血尿（尤其是成人），肉眼血尿罕见，无红细胞管型。由药物所致的 MCD 患者不仅有蛋白尿，而且大部分有因急性小管间质性肾炎所致的脓尿和肾功能不全，停药后大部分患者蛋白尿即能缓解，但脓尿和肾功能完全恢复可能需花数周甚至数月的时间。变态反应相关的 MCD 常伴有过敏表现如皮疹、IgE 水平升高等。

MCD 的并发症有可逆性急性肾衰竭综合征，成人发病率高于儿童。研究显示出现此综合征的 MCD 患者一般年龄偏大，血压较高，发病时尿蛋白量高，尿中可出现肾小管细胞管型和颗粒管型。肾活检显示动脉粥样硬化，可出现灶性小管上皮细胞扁平化，类似于缺血性急性肾衰竭的病变。患者肾功能均能恢复，但其中一部分可能需要透析支持后才能恢复。因此在治疗老年 MCD 患者时要注意是否伴急性肾衰竭，在糖皮质激素治疗的同时可能还需要给予透析支持以帮助患者顺利度过。另一并发症是骨密度降低，可能是由于糖皮质激素的作用及维生素 D 缺乏所致。

四、实验室检查

MCD 特点为严重的蛋白尿。小于 15% 的患者出现镜下血尿，肉眼血尿罕见。部分患者随着血浆蛋白的迅速降低出现血液浓缩，血红蛋白和血细胞比容增高。由于高纤维蛋白原和低蛋白血症，血沉增快。血清总蛋白降至 45～55g/L，白蛋白浓度通常低于 20g/L，甚至低于 10g/L。血总胆固醇、低密度脂蛋白、甘油三酯水平升高，由于高脂血症，可以出现假性低钠血症，而低白蛋白血症使血钙降低。病情严重患者出现血液黏滞度升高，红细胞聚集，血纤维蛋白溶原酶和抗血栓因子Ⅲ减少，从而促进血栓形成。患者肾功能一般正常（部分患者发病时血肌酐可轻度升高），但老年患者可出现急性肾衰竭。发作期 IgG 浓度一般很低，复发患者更为明显，故易于感染。IgM 在发作期及缓解期均轻度增高，IgA 亦升高。半数以上患者 IgE 升高，表明疾病与过敏相关。血补体正常。

五、诊断与鉴别诊断

根据患者临床表现及实验室检查结果，诊断肾病综合征并不困难。微小病变的明确诊断有赖于肾组织活检。在成年人肾病综合征，微小病变并不是最主要的病理类型，为进行鉴别及指导治疗，肾活检是必要的。在儿童肾病综合者患者，常常不首先进行肾活检，即按照微小病变进行激素正规治疗。但对于激素依赖、激素抵抗、频繁复发及需要应用免疫抑制剂的儿童患者，也应进行肾活检。

诊断原发性微小病变之前应当排除继发性微小病变，常见的继发性因素包括病毒感染、药物、肿瘤及过敏反应，见表 5-6。

与微小病变肾病关系较密切的是淋巴瘤，尤其是霍奇金淋巴瘤。有些实体瘤伴发微小病变，有时甚至出现在肿瘤发现前。因此不论是儿童还是成人患者，进行肿瘤方面的筛查是很有必要的。

部分微小病变与过敏反应存在联系，常见的如花粉和食物。在这些患者，最重要的是去除过敏源，往往可以显著减轻蛋白尿。但寻找过敏原是困难的，尤其存在于食物中的过敏源，因此应详细询问患者过敏史，找出可能的过敏源。

表 5 - 6　致继发性微小病变的相关因素

药物

　　NSAID

　　α 干扰素

　　锂：罕见（通常导致慢性间质性肾炎）

　　金：罕见（通常导致膜性肾病）

过敏

　　花粉

　　屋尘

　　昆虫叮咬

　　免疫接种

恶性病

　　霍奇金病

　　蕈样肉芽肿

　　慢性淋巴细胞性白血病：不常见（通常与膜增生性肾小球肾炎相关）

六、治疗方案

微小病变很少能自动缓解，因此必须积极治疗，否则易因脂质紊乱、动脉粥样硬化、感染等产生较高的死亡率。治疗的目的是达到尿蛋白缓解。儿童微小病变对糖皮质激素非常敏感，首选治疗是正规激素口服治疗。在未行肾活检时，激素敏感甚至可以作为诊断微小病变的证据。治疗方案同儿童肾病综合征激素敏感或抵抗的治疗方案（图 5 - 1），治疗疗效判断见表 5 - 7。成人 MCD 则疗效较儿童差，糖皮质激素治疗后起效慢，部分患者起始激素治疗 3 ~ 4 个月才起效，且只有约 75% 的患者激素治疗有效。超过半数的患者尿蛋白缓解后会复发，超过 1/3 的成人患者会频繁复发可成为激素依赖型。40% 儿童 MCD 至成人时会复发。与儿童相比，成人 MCD 的治疗时间更长。成人 MCD 糖皮质激素治疗的前瞻随机对照研究较少，多是参考儿童激素治疗方案（图 5 - 2）。2012 年 KDIGO 指南推荐用激素治疗。泼尼松或泼尼松龙 1mg/kg（最大剂量 80mg/d）每日顿服或 2mg/kg 隔日顿服。在患者能耐受的情况下，若尿蛋白缓解，则起始剂量的激素最少应用 4 周，若尿蛋白不缓解，可延长足量激素应用时间，但最长不超过 16 周。尿蛋白完全缓解后，激素每周减量 5 ~ 10mg，整个疗程为 6 个月。如果患者有应用激素的相对禁忌证或不耐受足量的激素治疗（如未控制的糖尿病、精神症状、严重的骨质疏松），建议应用口服环磷酰胺或钙调磷酸酶抑制剂治疗（CNI）。对于频繁复发的成人 MCD，可再次重复应用上述的足量激素诱导和逐渐减量的治疗方案。

对于频繁复发或激素依赖的成人 MCD，建议口服 CTX 2 ~ 2.5mg/（kg·d），治疗 8 周。对于应用 CTX 后仍复发或希望保留生育功能的患者，建议 CNI 环孢素 3 ~ 5mg/（kg·d）或他克莫司 0.05 ~ 0.1mg/（kg·d），分 2 次用，应用 1 ~ 2 年。对于不耐受激素、CTX 和 CNI 治疗的患者，建议用 MMF 每次 0.5 ~ 1.0g，每日 2 次，应用 1 ~ 2 年。

约 10% 的成人 MCD 经足量激素治疗 16 周尿蛋白不缓解，称为激素抵抗 MCD。对于激素抵抗的患者 MCD 患者要重新评估病情，应重新进行肾活检明确是否为局灶节段肾小球硬化（FSGS），FSGS 的疗效和预后均差于 MCD。对于激素抵抗的 MCD 的治疗目前尚缺乏足够的 RCT 研究，治疗原则同 FSGS 的治疗。

如果 MCD 患者病情严重，甚至出现 AKI，需要透析治疗时，仍需同时使用糖皮质激素作用为一线治疗。一小样本的研究显示，儿童 MCD 患者至成人时 MCD 复发，但这些患者的心血管风险并未升高，因此儿童期间短暂的高脂血症并不意味着远期心血管风险增加。故对于 MCD 伴高脂血症的患者，不建议应用他汀类降脂药物。严重 NS，积极利尿治疗的 MCD 患者应用 ACEI 或 ARB 易出现 AKI，因此对血压正常的 MCD 患者不建议应用 ACEI 或 ARB 降尿蛋白。

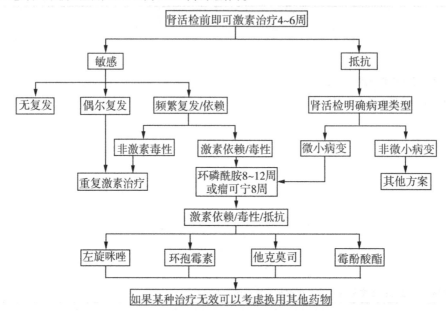

图 5-1　儿童肾病综合征治疗方案示意

表 5-7　微小病变对糖皮质激素治疗后的反应

完全缓解：尿蛋白定性转阴或定量 <0.3g/24h	激素抵抗：对足量激素治疗无反应（儿童 8 周，成人 >12 周）
部分缓解：尿蛋白下降至 ≤基线值 50%	非频繁发复：在激素治疗缓解后 6 个月内有 1 次复发
激素敏感：足量激素治疗 8 周内缓解	频繁复发：在激素治疗缓解后 6 个月内有 2 次及以上复发
激素依赖：足量激素治疗缓解，在激素减量时或停激素后 2 周内复发	首次发作时激素治疗可缓解，复发时对激素无反应

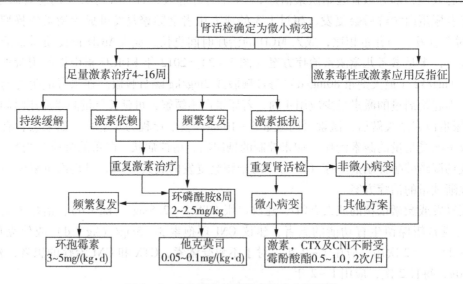

图 5-2　成人微小病变肾病治疗方案示意

　　CNI 和 MMF 是否可以替代糖皮质激素作用为一线药物治疗成人 MCD 及其疗效目前尚无定论；CNI 如环孢素和他克莫司是否更优于 CTX；利妥昔单抗（Rituximab）、左旋咪唑治疗反复复发及激素抵抗 MCD 的疗效；反复复发及激素抵抗 MCD 患者远期心血管、代谢、感染、骨病的风险及治疗对其的影响也需临床进一步研究。

（张金娜）

第七节　局灶节段性肾小球硬化症

局灶节段性肾小球硬化症（focal segmental glomerulosclerosis，FSGS）是一种包括多种病因及发病机制在内的临床病理综合征的诊断。临床主要表现为蛋白尿、肾病综合征，主要病理表现为部分肾小球（局灶）及部分肾小球毛细血管襻（节段）发生硬化性改变。随着病变发展，肾小球逐渐弥漫硬化，甚至出现球性硬化。病变首先累及肾皮质深层的髓旁肾小球；早期就可以出现明显的肾小管-间质病变。FSGS 可为原发性或继发于其他各种疾病，随着诊断水平的不断提高，本病发病率有逐年增高趋势。本病对各种治疗的反应均较差，疾病呈慢性进行性过程，最终发生慢性肾衰竭。

一、分类

（一）原发型（特发性）FSGS

（1）非其他类型 FSGS（NOS 型）。

（2）尖端型 FSGS。

（3）塌陷型 FSGS。

（4）细胞型 FSGS。

（5）门周型 FSGS。

（二）继发型 FSGS

（1）HIV 感染。

（2）静脉毒品（海洛因）滥用。

（3）其他药物（帕米磷酸、干扰素）。

（4）基因异常（in podocin、α-辅肌动蛋白 4、TRPC-6）。

（5）肾小球肥大

1）病态肥胖。

2）镰状细胞病。

3）发绀型先天性心脏病。

4）缺氧性肺病。

（6）肾单位减少

1）单侧肾发育不全。

2）先天性肾单位减少症伴代偿性肥大。

3）反流间质性肾炎。

4）局灶性肾皮质坏死后。

5）肾切除术后。

在过去 20 年中，FSGS 发病率有所增长。该增长可能由于患该疾病的患者确实增多，也有可能由于疾病定义较前明确，更容易借助肾脏病理诊断而导致。不论何种原因，过去 20 年原发性 FSGS 在成人肾脏病中的发病率从低于 10% 上升到约 25%。其中塌陷性 FSGS 以及继发于肥胖的 FSGS 的增长占很大的比例。此外，多项研究表明美国黑人患病率明显高于白人。

二、病理

1. 光镜　肾小球病变呈局灶性（仅累及部分肾小球）、节段性（受累肾小球的节段小叶硬化）分布是本病特征性的病变。各个肾小球的病变程度轻重不一，节段性硬化的范围亦不相同，一般肾皮质深层髓旁肾单位的肾小球节段硬化出现最早，也最明显。硬化处组织 PAS 染色强阳性，嗜银，受损肾小球毛细血管襻的内皮下和塌陷的毛细血管襻可见透明样变的物质，即所谓的"透明滴"。节段硬化的肾小球内可见泡沫细胞（单核巨细胞吞噬低密度脂蛋白形成），并可见节段襻与邻近的囊壁粘连。炎性细胞常聚集在节段硬化处。未硬化的肾小球病变轻微或呈弥漫性系膜基质增生改变。硬化肾小球比例较高时，相对完好的肾小球体积代偿性增大。在肾小管常可见到基底膜局灶增厚和萎缩，伴间质细胞浸润及纤维化。小动脉内膜玻璃样物质沉积和小动脉透明样变亦很常见。

按 2004 年国际肾脏病理学会 FSGS 病理分型标准，光镜下 FSGS 可分为五型：门周型、细胞型、顶端型、塌陷型和非其他类型（NOS 型）。

2. 免疫荧光　非硬化性肾小球节段通常不会有免疫荧光着色或补体沉积，硬化节段毛细血管襻通常有 C_3、C_{1q}、IgM 呈不规则颗粒状、团块状或结节状沉积，其他血清成分在硬化区域较少见。

3. 电镜　FSGS 的超微结构特点为非特异性，电镜的作用主要是识别易根据光镜误诊为 FSGS 的肾小球瘢痕的其他病因。肾小球上皮细胞呈广泛的足突融合，这种融合病变不仅见于光镜下有节段硬化的肾小球，也出现于基本正常的肾小球。系膜基质增多，毛细血管塌陷，电子致密物沉积，上皮细胞和内皮细胞空泡变性。

三、发病机制

原发性 FSGS 机制尚不清楚。本病在不同人种间的发病率具有显著差异，特别是美国黑人发病率高、预后差，提示遗传背景在其发病机制中起重要作用。有报道本病于 MHC 抗原全部相同的供肾移植后复发率达 82%，不完全相同的亲属供肾者复发率为 53%，而其他异体供肾复发率仅 35%，也提示遗传因素的重要作用。本病在移植肾中较快复发，提示本病是一种全身性疾病。在肾小球硬化区可见 IgM 及 C_3 颗粒样沉积，支持本病为免疫复合物性疾病，但 IgM 及 C_3 的沉积也可能是继发性的。切除大鼠 5/6 的肾则肾脏迅速发生局灶节段性硬化，提示血流动力学改变也是重要的发病因素。在致病因素作用下，肾小球内各种固有细胞都受到不同程度的刺激，产生出大量的细胞因子介导固有细胞的活化，造成细胞外基质产生增多、血浆渗出，进而使毛细血管襻塌陷、闭塞，硬化逐渐形成。在这一过程中，肾小球脏层上皮细胞——足细胞，是主要的参与细胞。另外，有人认为足突细胞受损和足突融合，不仅使小球基膜上阴离子电化学屏障受损，且使小球基膜剥离，与壁层上皮细胞粘连成为节段硬化的前提。此外，有研究认为本病与高脂血症、系膜基质合成与降解失调、病毒或毒素介导的损伤等有关。

四、临床表现

本病临床表现无特异性，所有年龄均可发病，但多数发病年龄在 25 ~ 35 岁，男性高于女性，黑种人多见。

所有患者均有不同程度的蛋白尿，50% 可表现为肾病综合征，占原发肾病综合征的 5% ~ 20%。半数以上患者有血尿，多为镜下血尿，偶有肉眼血尿。约 1/3 患者有不同程度的肾功能不全，1/3 患者可有高血压。

成人和儿童 FSGS 临床表现有所不同，儿童蛋白尿多见，成人高血压多见。不同病理类型临床表现也不尽相同。例如，门周型伴肾小球肥大的 FSGS 患者蛋白尿程度相比不伴肾小球肥大患者要轻；与非特异型 FSGS 相比，塌陷型 FSGS 常有严重蛋白尿和肾功能不全，但高血压比例较少；尖端型 FSGS 则常以急性水肿起病。

五、实验室检查

低蛋白血症在 FSGS 患者中常见，血清蛋白均有不同程度下降，尤其在塌陷型及尖端型 FSGS 患者。FSGS 中血清补体一般正常，免疫球蛋白可降低，高脂血症多见。

六、诊断与鉴别诊断

由于 FSGS 病变呈局灶节段分布的特点，所以容易漏诊，并且应注意除外其他肾小球疾病引起的类似病理改变，如 IgA 肾病、狼疮性肾炎、轻链沉积病、Alport 综合征等，另外本病还应与肾小球轻微病变及轻度系膜增生性肾小球肾炎相鉴别，对于经正规糖皮质激素治疗无效的患者应警惕 FSGS 可能，必要时重复肾活检。确诊 FSGS 后还应注意排除继发因素。

七、治疗

大剂量长期激素治疗是成人及儿童 FSGS 的主要治疗。国际儿童肾脏病研究协会推荐初始用泼尼松 60mg/（m^2·d），最多用到 80mg/d，4 周后减到 40mg/（m^2·d）（最多 60mg/d），疗程分为 7 天、4 周或 4 周以上。大剂量、长疗程的泼尼松有利于诱导缓解。因此为达到缓解，泼尼松需持续 16 周服用。成人完全缓解平均需 3~4 个月。对于复发患者，重复激素疗程可能再次达到缓解，需延长疗程（>6 个月）。对于频繁复发的激素依赖性患者，可加用环孢素。

激素抵抗性患者，加用环磷酰胺或环孢素 A（CsA）可能会有一定效果。CsA 治疗 FSGS 有较多的证据支持。一般常用 CsA 剂量为 5~6mg/（kg·d）口服，大部分患者于 1 个月内起效，但 75% 的患者在减量或停用时复发。CsA 有严重的肾毒性不良反应，对于慢性肾功能不全及已有严重小管间质病变的 FSGS 患者，CsA 可加快其进展。肾功能异常者起始剂量宜为 2.5mg/（kg·d），血肌酐在 221μmol/L（2.5mg/dl）以上者忌用，若 4~6 个月后仍无反应，应予停药。通常在 CsA 治疗获得缓解后 12 个月以上缓慢减量，以减少复发。吗替麦考酚酯（MMF）对部分激素或 CsA 不敏感的 FSGS 患者可能有效果，建议剂量为 750~1 500mg/d，分两次口服。其他免疫抑制剂如他克莫司（普乐可复，FK-506）、西罗莫司尚有待于进一步研究。

ACEI/ARB 在 FSGS 中得到试用，能改善 FSGS 的肾脏病症，且远期预后良好，因此该治疗应在其他抗炎及免疫抑制疗法基础上使用，即使其有高血钾、减少肾小球滤过率等不良反应，仍应酌情使用。

八、病程与预后

FSGS 患者一般总体预后相对较差，约半数患者在 10 年内发展为 ESRD。

与预后有关的因素有：①蛋白尿程度。②发病时肾功能：发病时血肌酐水平升高者预后不佳。③病理中的慢性病变：肾间质纤维化或小管萎缩者预后不佳。④患者肾病综合征的临床症状是否得到缓解是有效的预后指标之一，病症缓解的患者肾脏预后远好于未缓解者。完全缓解或部分缓解患者仅有不到 15% 在 5 年内发展为 ESRD，而有高达 50% 未缓解者在 6 年内发展成为 ESRD。⑤病理类型：由于很大部分尖端型 FSGS 患者对糖皮质激素治疗有效，此类患者长期预后一般好于其他类型 FSGS，其次是门周型和 NOS 型，而细胞型和塌陷型预后最差。不足 5% 的原发性 FSGS 者可自发性缓解。

（马西臣）

第八节　膜性肾病

膜性肾病（membranous nephropathy，MN）是以大量蛋白尿或肾病综合征为主要表现，病理上以肾小球毛细血管基膜均匀一致增厚、有弥漫性上皮下免疫复合物沉积为特点，一般不伴有细胞增殖的一组疾病，分特发性膜性肾病（idiopathic membranous nephropathy，IMN）与继发性膜性肾病两类，导致继发性 MN 的病因很多，临床诊断时应仔细鉴别。本节主要介绍特发性膜性肾病。

一、病因与发病机制

特发性膜性肾病是一种免疫介导的疾病，目前更倾向于是一种自身免疫性疾病，原位免疫复合物沉积于肾小球基膜的上皮侧，导致免疫损伤和炎症。目前已经明确导致成人 IMN 的自身抗原包括足细胞抗原 M 型磷脂酶 A_2 受体（M-type phospholipase A_2 receptor，PLA_2R）和导致少数新生儿 IMN 的足细胞中性内肽酶（Neutral endopeptidase，NEP）。在 20 世纪 50 年代 Walter Heymann 采用大鼠近端肾小管上皮细胞刷状缘提取物（FxlA）免疫 Lewis 大鼠，建立了类似于人膜性肾病改变的主动型 Heymann 肾炎模型，此后进一步通过 FxlA 免疫兔后提取相应抗体注射至大鼠，诱导大鼠肾小球上皮下免疫复合物沉积并出现蛋白尿，建立了被动型 Heymann 肾炎模型。被动型 Heymann 肾炎模型的建立表明膜性肾病中免疫复合物系肾小球原位沉积，而非来源于循环免疫复合物或抗原种植，靶抗原应该是肾小球中的某特殊组分。在 20 世纪 80 年代初，终于鉴定出此抗原并命名为 Megalin。但是 Heymann 肾炎并不能完全阐明人特发性膜性肾病的发病机制。首先 Megalin 在人类足细胞并不表达，甚至与 Megalin 结构相似的抗原在人类足细胞也未被发现。其次，Heymann 肾炎肾小球中沉积的 IgG 抗体很容易激活补体经典途径，但是，在人类 MN 中沉积的 IgG 主要为亚型 IgG_4，它不能激活补体经典途径。2002 年，Debiec 发现新一组新生儿特发性膜性肾病由于先天性足细胞 NEP 缺乏的母亲妊娠中产生抗 NEP 抗体，通过胎盘作用于胎儿肾小球基底膜的 NEP 产生原位免疫复合物致病，并鉴定出 NEP 是导致 IMN 的自身抗体。但抗 NEP 抗体仅在特定人群中检出，并非是大多数 IMN 患者的致病抗原。2009 年，Beck 等发现了足细胞抗原 M 型 PLA_2R 是成人 IMN 的靶抗原，70% 的患者体内可找到此抗 PLA_2R 抗体，且为 IgG_4 亚型。在继发性膜性肾病和其他类型肾小球疾病中，则少见此抗体存在。免疫复合物形成后激活补体，激活补体，形成膜攻击复合物 C_{5b-9}，它可导致足细胞功能和结构受损，释放活性氧，启动脂质氧化应激，花生四烯酸产生增加，足细胞的骨架蛋白和 GBM 结构遭到破坏，最终形成蛋白尿。在 IMN 中，上皮下免疫复合物以 IgG_4 沉积为主，它只能激活补体替代途径，而 IgG_1 和 IgG_3 可同时激活经典途径和替代途径。IgG_4 由 B 细胞产生，因此，抑制 B 细胞增殖将来可能成为膜性肾病一个新的靶向性治疗措施。特发性膜性肾病与免疫遗传学指标可能相关，英国等一些欧洲国家特发性膜性肾病患者 HLA - DR3 检出率较高，而日本特发性膜性肾病患者 HLA - DR2 检出率居多，美国、英国本病患者有 B18 - BfF1 - DR3 单型阳性者往往较其他类型预后差。特发性膜性肾病患者的足细胞的结构、数目及足细胞相关蛋白分布异常，提示膜性肾病也是一种足细胞病。

继发性膜性肾病主要由循环免疫复合物所致。

二、病理

早期肾脏肿大、苍白，慢性肾衰竭晚期肾脏大小仍正常或略小。本病光镜和电镜下病理特点为上皮下免疫复合物沉积和基底膜增厚及变形。IMN 的免疫复合物只分布在毛细血管襻而不分布在系膜区，一般无内皮或系膜细胞增生。继发性膜性肾病由循环免疫复合物引起，免疫复合物除分布于毛细血管襻外，还可在系膜区沉积，系膜区有电子致密物沉积。免疫荧光检查可见 IgG、C_3 呈细颗粒状弥漫性沉积于肾小球毛细血管襻，IMN 以 IgG_4 沉积为主，而继发性 MN 则以 IgG 的其他亚型沉积为主。有时可见 IgM 及纤维蛋白。肾间质可见以淋巴细胞为主的细胞浸润，其程度与其肾病综合征和肾功能程度损害明显相关。根据光镜和电镜所见，本病可分为四期，见表 5 - 8。

表 5 - 8 膜性肾病的病理分期

分期	光镜	免疫荧光	电镜
I 期	HE、PAS 染色时肾小球毛细血管壁基本正常，PASM 染色时可见节段分布的细小的上皮下嗜复红物，未见"钉突"，内皮细胞、系膜细胞及襻腔多不受累	免疫球蛋白 IgG 及补体 C_3 沿基膜颗粒状分布	上皮下电子致密物小，形态不规则，稀疏分布，基膜致密层正常，钉突不明显，壁层上皮细胞改变明显，胞质富细胞器，邻近致密物的脏层上皮足突增宽，内见较多聚集微丝
II 期	肾小球毛细血管襻基膜弥漫均匀一致性增厚，上皮侧梳齿状"钉突"形成，弥漫分布	免疫复合物呈颗粒状弥漫分布于基膜上皮侧，有时呈假线状。继发性膜性肾病如 SLE 时，系膜区免疫复合物沉积不仅包括免疫球蛋白和补体，而且强度明显大于上皮侧。IMN 沉积的免疫复合物沉积主要是 IgG、C_3，约占 20% ~40%。IgA 及 IgM 少见	上皮侧电子致密物及钉突显而易见，其大小、形态多较规则，均匀一致分布。脏层上皮细胞胞质丰富，含较多细胞器，足突融合，系膜区尚属正常

分期	光镜	免疫荧光	电镜
Ⅲ期	肾小球毛细血管襻基膜明显增厚，"钉突"较大，多数区域融合，连接成片，形成一层类似于基膜样的物质将沉积物包绕	肾小球毛细血管襻上皮侧沉积物体积增大，散在分布，逐渐融合于基膜之中，废弃的肾小球中也可见阳性的免疫球蛋白和补体	肾小球基膜致密层明显增厚，外侧缘（上皮侧）不规则，增厚的致密层中及上皮侧仍可见电子致密物。脏层上皮细胞足突融合，微绒毛化均较Ⅱ期病变明显
Ⅳ期	肾小球废弃增多，除肾小球基膜明显增厚外，襻腔变狭窄。半薄切片 PASM - Masson 染色有时可见明显增厚的基膜呈"链条"或假双轨样改变。有时可发生局灶透明变性或硬化，罕见新月体形成	同Ⅲ期	致密层明显增厚，被包绕至膜中的电子致密物有的已开始溶解，出现透亮区。内皮下沉积和系膜区增殖多见于继发性膜性肾病

三、临床表现

特发性膜性肾病可见于任何年龄，但以成人多见，平均发病年龄 35 岁左右，男∶女为 2∶1，约占成人肾病综合征的 20% ~ 40%，在原发性肾小球疾病中约占 10%。起病隐匿，少数有前驱感染史。15% ~ 20% 以无症状性蛋白尿为首发症状，80% 表现为肾病综合征。蛋白尿为非选择性。30% ~ 50% 成人患者有镜下血尿，肉眼血尿罕见。早期血压多正常，随病程进展约 50% 出现高血压，可随肾病缓解而恢复正常。80% 有不同程度水肿，重者可有胸腔积液、腹腔积液等体腔积液。本病早期肾功能多正常，约 30% 缓慢进展为慢性肾功能减退，部分进入终末期肾病，需要透析或移植治疗。本病较易合并抗肾小球基底膜型新月体肾炎，可能由于基底膜受损引起膜抗原裸露或释放，导致抗基底膜抗体形成。血清中可能检测到抗基底膜抗体和抗中性粒细胞抗体。因此，如果病情稳定的患者出现迅速的肾功能减退和快速进展性肾炎样表现，应高度警惕此并发症的可能。

特发性膜性肾病的另一显著特点是易并发静脉血栓，发生率各报道差异颇大，此可能与各报道中患者的病情、诊断血栓的方法等因素有关。血栓形成可见于任何部位，但以肾静脉血栓相对多见，约为 4% ~ 52%。急性肾静脉血栓形成表现为突然出现的腰痛，伴肾区叩击痛。尿蛋白突然增加，常出现肉眼血尿、白细胞尿和高血压，超声波检查见病侧肾脏增大。双侧肾静脉血栓形成可致少尿和急性肾损伤。慢性肾静脉血栓形成表现为肾病综合征加重，并出现肾小管功能损害表现如肾性糖尿、氨基酸尿和肾小管性酸中毒等。核素肾图及 CT 亦有助于诊断，确诊需作肾静脉造影。肺、脑、心和下肢等部位血栓可有相应表现，需特别警惕的是，栓子脱落可导致猝死。

四、辅助检查

蛋白尿是膜性肾病最显著的特点。80% 以上的患者尿蛋白 >3g/d，部分患者甚至可 >20g/d。严重患者出现低白蛋白血症及其他蛋白如 IgG 的丢失。血脂蛋白升高，常见 LDL 和 VLDL 升高。30% ~ 50% 的患者发病时可有镜下血尿，但不足 4% 的成人患者会出现肉眼血尿，但儿童肉眼血尿的发生率较成人高，发病时患者的肾功能正常或仅轻度减退。补体 C_3 和 C_4 水平通常正常，在一些活动性膜性肾病患者，尿中可检测出膜攻击复合物 C_{5b-9}，病变静止时，其排出减少。膜性肾病患者有高凝倾向。血纤维蛋白原升高，循环中前凝血因子升高，抗凝因子如抗凝血酶Ⅲ降低。静脉血栓形成时静脉造影、Doppler 超声和磁共振检查可发现栓子。

继发性膜性肾病，行乙肝标志物、丙肝抗体、抗核抗体（ANA）、抗双链 DNA（SLE 标志）、补体 C_3、C_4 及冷球蛋白等检查可能有阳性发现。部分患者抗肾小球基底膜抗体（抗 GBM）和抗粒细胞胞质抗体（ANCA）可阳性，肿瘤相关性者检查胸片、结肠镜、大便隐血、女性乳房 X 线照相等，肿瘤标志物如 CEA 和 PSA 等可能有阳性发现。干细胞移植患者，需明确是否有明确的移植物抗宿主反应，这亦可能与继发性膜性肾病相关。

五、诊断与鉴别诊断

成人以大量蛋白尿尤其是以肾病综合征为主要表现者，应疑及本病，确诊靠肾病理学检查。早期膜性肾病应与轻微病变或局灶性肾小球硬化鉴别，有时在光镜下不能区别，需电镜检查区分。

IMN 诊断之前必须除外继发性者，见表 5 - 9。

表 5 - 9　继发性膜性肾病病因

分组	常见	不常见
免疫性疾病	系统性红斑狼疮，1 型糖尿病	类风湿关节炎，桥本病，Graves 病，混合型结缔组织病，Sjogren 综合征，原发性胆管硬化，大疱型类天疱疮，小肠肠病综合征，疱疹样皮炎，强直性脊柱炎，移植物抗宿主疾病，吉兰 - 巴雷综合征，骨髓和干细胞移植，抗肾小球基底膜和抗中性细胞胞质抗体（ANCA）阳性新月体性肾小球肾炎
感染或寄生虫疾病	乙型肝炎	丙型肝炎，梅毒，丝虫病，血吸虫病，疟疾，麻风病
药物和毒素	金制剂，青霉胺，NSAID	汞，卡托普利，甲醛，碳氢化合物类，布西拉明
混杂因素	肿瘤，肾移植	肉瘤，镰刀细胞性贫血，木村病，血管滤泡性淋巴结增生症

无论是初诊的还是复诊的膜性肾病患者，都要警惕是否有并发症，如临床上出现急性腰腹痛、难以解释的血尿、蛋白尿增加、急性肾功能损害伴单或双侧肾体积增大等，应高度怀疑肾静脉血栓形成，并作 CT、MRI、B 超或多普勒超声血流图、肾静脉造影术等检查，经皮股静脉穿刺选择性肾静脉造影术发现血管充盈缺损或静脉分支不显影即可确诊，若仅观察到某一局部造影剂引流延迟也应怀疑该部位有小血栓存在。慢性型（尤其发生在左肾时）有时还能见到侧支循环。

六、治疗

（一）一般治疗

1. 休息　大量蛋白尿、水肿明显时应卧床休息。

2. 限钠　成人每日摄钠 2～3g，儿童适当减少。尿少而血容量偏多时，还应限制水摄入。

3. 蛋白和热量摄入　高蛋白饮食可致肾小球高负荷、高滤过而致肾损伤，对无明显肾功能损害者，蛋白质摄入以 1～1.5g/（kg·d）为宜，应以含必需氨基酸的优质蛋白为主。必要时适当静脉输入白蛋白，以提高胶体渗透压和循环血流量，增进利尿。每日摄入热量应达 1 800～2 000kcal，足够的热量摄入可减少蛋白质分解。

4. 利尿　水肿明显又无低血容量的少尿患者，在限制钠盐无效时，可适当应用利尿药。

（二）激素及其他免疫抑制剂

对激素及其他免疫抑制剂的疗效仍有争议。多数学者主张根据其预后危险程度而有选择地加以治疗，以避免对低危患者过于积极地使用免疫抑制剂而引起药物的不良反应。对于无肾病综合征、无高危因素、肾功能正常的年轻患者，不需用免疫抑制剂，可给予血管紧张素酶抑制药和（或）血管紧张素 Ⅱ 受体拮抗药类药物，控制血压在 125/75mmHg，并长期随访肾功能和尿蛋白，定期评估风险。对于有肾病综合征，尿蛋白持续 >4g/d，超过基线水平的 50%，即使经抗凝和 ACEI 或 ARB 抗蛋白治疗 6 个月以上尿蛋白仍未进行性下降的；或出现严重的、致残或致命的肾病综合征相关的并发症时，或 6～12 个月内 SCr 升高超过最初诊断时的 30%，但 eGFR≥25～30mL/（min·1.73m^2），且这种改变不能用上述药物或感染等原因解释的，推荐开始应用激素及免疫抑制剂治疗。但对于 SCr > 309μmol/L（>3.5mg/dl）或 eGFR<30mL/（min·1.73m^2），超声示双肾缩小（长径 <8cm），或有严重的或致命的感染，不应用免疫抑制剂治疗。

需用激素和免疫抑制剂的 IMN 的初始治疗：激素与烷化剂联合应用则可诱导长期缓解。

（1）推荐初始治疗包括 6 个月的交替周期性口服和静脉应用糖皮质激素及口服烷化剂。治疗方法：甲泼尼松龙每天静脉滴注 1g，连续 3 天，继以泼尼松 0.5mg/（kg·d），晨顿服，连用 27 天，下月用苯丁酸氮芥 0.1 ~ 0.2mg/（kg·d）或 CTX 2mg/（kg·d），共 30 天。如此交替，共 6 个月。只要患者未出现肾功能减退或严重的致残或潜在致死的与 NS 相关的并发症出现，则至少完成 6 个月的上述周期性交替治疗。经 6 个月治疗病情无缓解才考虑为治疗无效。治疗中需根据患者的年龄和 eGFR 调整 CTX 或苯丁酸氮芥的剂量。每天（非周期性的）应用口服烷化剂治疗也可能是有效的，但药物相关的毒性风险的发生可能更高，尤其是应用超过 6 个月时。

（2）IMN 的其他初始治疗方案：神经钙调蛋白抑制（CNI）治疗：符合初始治疗标准的 IMN，但不愿接受周期性激素和烷化剂治疗或存在治疗禁忌证的患者，推荐应用环孢素或他克莫司治疗至少 6 个月，建议 CNI 剂量在治疗 4 ~ 8 周内减至起始剂量的 50%，达到缓解且无 CNI 治疗相关的肾毒性出现，可持续治疗至少 12 个月。CNI 治疗中需常规监测 CNI 浓度，当治疗中出现无法解释的 SCr 升高（>20%），也需监测 CIN 浓度。

（3）初始治疗中不推荐应用的药物：在初始 IMN 治疗中，不推荐单独应用糖皮质激素和 MMF 治疗。

（4）对初始治疗抵抗的 IMN 治疗：对初始烷化剂/激素治疗抵抗的患者，建议应用治疗 CNI 治疗。对初始应用 CNI 治疗抵抗的患者，建议应用烷化剂/激素治疗。

（5）成人 IMN 肾病综合征复发的治疗：可再次应用初始达缓解的治疗方案，初始应用 6 个月周期性烷化剂/激素治疗的患者，当复发时，此治疗方案仅可再用 1 次。

（6）儿童 IMN 的治疗：建议儿童 IMN 治疗同成人 IMN 治疗，但儿童周期性烷化剂/激素治疗不要超过 1 个疗程。

（7）其他免疫抑制治疗：合成的肾上腺皮质激素（ACTH）和抗 CD20 单抗治疗 IMN，可以显著减轻患者的蛋白尿，但其长期疗效仍需进一步研究。

只有当 IMN 患者无大量蛋白尿（>15g/d），但出现快速肾功能减退（1 ~ 2 个月内 SCr 翻倍），需重复肾活检。

（三）高凝血症及肾静脉血栓形成的治疗

建议对 IMN 肾病综合征患者，有显著的低白蛋白血症（<25g/L）及高血栓形成风险，应考虑应用口服华法林预防性抗凝。肾静脉或其他部位血栓形成的抗凝治疗，常用肝素 1 ~ 2mg/（kg·d）及尿激酶 4 万 ~ 8 万 U 加入 5% 葡萄糖液 250mL 中缓慢静滴，2 ~ 4 周为 1 个疗程。亦可用低分子肝素 5 000U 腹壁皮下注射，每日 1 次。对血纤维蛋白原增高者，可用降纤酶 5U 加入生理盐水 250mL 缓慢静滴，每日 1 次，5 ~ 7 天为一疗程。疗程结束后，继以口服华法林 2.5mg/d，双嘧达莫 25 ~ 50mg，每日 3 次。上述治疗尚可减少蛋白尿，改善肾功能。抗凝治疗有潜在出血危险，应加强监护。已有肾静脉血栓形成者，除上述治疗外，可在早期（起病后 3 日内）肾动脉插管给予溶纤药，如尿激酶、降纤酶等。对于急性肾静脉大血栓，在保守治疗无效时，尤其是双肾、孤立肾或右肾大血栓，可考虑手术摘除。在抗凝治疗的同时应积极治疗肾病综合征，防治加重高凝的因素，如合理应用激素与利尿药，防治高脂血症及其他部位栓塞并发症等。

七、病程与预后

膜性肾病进展缓慢，儿童自然缓解率为 30% ~ 50%，未经治疗的成人膜性肾病，其 1 年、2 年和 3 年的完全缓解率分别为 10%、16% 和 22%。

预后与多种因素有关：①持续大量蛋白尿，是长期预后不佳最重要的指标。若患者尿蛋白 >8g/d，持续 6 个月以上，66% 可能进入慢性肾功能不全；尿蛋白 >6g/d，持续 9 个月以上，55% 可能进入慢性肾功能不全；若患者尿蛋白 >4g/d 达 18 个月以上，则进入慢性肾功能不全的风险更高。②就诊时肾功能减低，病程中肾功能进行性恶化的风险高。③年龄：儿童较好，50 岁以上者较差。④性别：女性预后比男性好。⑤肾活检病理分期：Ⅰ 期多可缓解、甚至恢复，Ⅱ 期亦较好，Ⅲ ~ Ⅳ 期预后不佳。肾小管萎缩、肾间质纤维化是预示 IMN 肾功能恶化的独立的危险因素。IMN 伴新月体形成和局灶性节段性肾小球硬化也是预后不良的重要指标。⑥有严重并发症者亦差。在肾移植中，本病很少复发。见表 5 – 10。

表 5 - 10   与预后相关的时间依赖性指标

超强指标

　　肾功能持续减退

　　持续严重蛋白尿

　　≥8g/d 持续≥6 个月

　　≥6g/d 持续≥6 ~ 9 个月

　　合并新月体形成

　　持续中度蛋白尿如≥4g/d 持续≥6 ~ 18 个月

　　首次体检时存在非常严重蛋白尿如≥10g/d

　　首次体检时肾功能受损

　　慢性小管间质改变

　　　间质纤维化

　　　小管萎缩

　　肾病综合征时的动脉粥样硬化或血栓并发症

　　尿 β_2 - 微球蛋白或 IgG 排泄率升高

中等强度指标

　　男性

　　老年 > 50 岁

　　控制不佳的高血压

　　局灶阶段性肾小球硬化

　　第 3 阶段肾小球损伤

　　间质单核细胞浸润

　　透明样血管损伤

（王春艳）

第九节　IgA 肾病

　　1968 年 Berger 和 Hinglais 对长期镜下血尿患者的肾活检标本进行免疫荧光技术检查，发现在肾小球毛细血管襻系膜区有 IgA 或 IgA 为主的免疫球蛋白沉积，并将该类疾病命名为 IgA 肾病。尽管在随后的许多年内，人们对这一新发现的肾脏疾病的重要性表示怀疑，但随着免疫学和分子生物学的发展，对 IgA 肾病的认识越来越深入。目前 IgA 肾病已经被世界公认为是原发性肾小球肾炎中最常见的类型。IgA 肾病也是我国最常见的原发性肾小球疾病，占我国终末期肾病病因的第一位。常在上呼吸道感染后加重，有家族聚集性。主要以聚合体低糖基化 IgA_1 的巨大特异性免疫复合物沉积于肾小球为病理特征；以血尿、蛋白尿和肾功能损害为主要临床表现。

　　随着肾活检的日益普及，IgA 肾病的诊断水平逐步提高，其在原发性肾小球疾病中的比例逐渐上升。由于 IgA 肾病的高发病率和较高的尿毒症发生率，已引起我国乃至世界肾脏病学者的高度关注。

一、流行病学

　　IgA 肾病是世界范围内引起终末期肾衰竭最常见的原发性肾小球疾病，发病具有明显的地域差异。一般而言，黄种人明显高于白种人和黑种人，在各个不同的国家间存在很大的差别。在行肾活检的患者中，亚洲 IgA 肾病阳性率约为 40% ，欧洲为 20% ，北美为 5% ~ 10% 。尽管非洲裔美国人的阳性率和美国某些州的白种人阳性率相同，但是在中非 IgA 肾病的阳性率不足 5% 。这些阳性率差异的一部分原因可能是：①对于相对轻度尿异常的患者进行有创性检查的态度不同；②疾病发病机制中基因决定因素的影响。

IgA 肾病在普通人群中预测发病率为 25/10 万~50/10 万。但新加坡尸检人群中发现为 2%~4.8% 的人肾小球系膜区存在 IgA 沉积。在日本，一项对肾脏捐赠者的研究显示，510 个移植肾脏中有 82 个肾脏（16%）在移植时活检发现有 IgA 沉积，其中 19 个肾脏表现为系膜增生性肾小球肾炎。

IgA 肾病可发生于任何年龄，16~25 岁居多，男性多于女性，男女比例约 3：1。通常情况下，IgA 肾病主要发生在青春期儿童和青年人，但初次发病的时间可以从 4 岁至 60 岁以上，其血尿和蛋白尿的程度也可以有很大差别。肉眼血尿是 IgA 肾病的最初表现，也可以是该病长期迁移过程中的常见症状，多继发于上呼吸道或胃肠道感染，儿童和青年人比较多见，40 岁以上成年人比较少见。

二、病因

IgA 肾病的病因尚未完全阐明，可能与感染、饮食习惯及居住环境、黏膜免疫功能异常及遗传背景等有关。

（一）感染

IgA 肾病无论是初始发病或复发均与感染有密切关系，尤其是并发上呼吸道感染。近年来许多研究证实扁桃体感染与 IgA 肾病发病相关。我们对 IgA 肾病患者腭扁桃体隐窝分泌物进行细菌培养，发现大多数患者培养出的细菌为甲型溶血性链球菌，其次为副流感嗜血杆菌。我们采用灭活的甲型溶血性链球菌刺激体外培养 IgA 肾病及非肾炎患者腭扁桃体单个核细胞后，前者 J 链阳性 IgA 细胞数明显增多；$CD_4^+ CD_{25}^+ Treg$ 细胞明显减少；培养上清 IgA 和 IgA_1 明显增多；IgA 肾病组 IL-4 及 $TGF-\beta_1$ 表达较非肾炎组明显增高，$IFN-\gamma$ 则明显降低。在未采用灭活甲型溶血性链球菌刺激时，IgA 肾病组的上述检测结果也明显高于或者低于非肾炎组。我们新近研究证实：在上述同样条件下，β_1，3-半乳糖苷转移酶及其分子伴侣 Cosmc 蛋白及基因表达均降低，低糖基化 IgA_1 表达升高。副流感嗜血杆菌也是扁桃体上的一种常见细菌，也有学者认为副流感嗜血杆菌可能在 IgA 肾病患者发病中起重要作用。

（二）饮食习惯及居住环境

亚洲国家 IgA 肾病患病率显著高于欧美，存在明显的地域差异性，去除肾活检适应证的选择和条件的不同等因素外，也有学者认为与饮食习惯及居住环境有关。

（三）黏膜免疫功能异常

IgA 是人体产生最多的免疫球蛋白，在抗原刺激下由黏膜免疫系统 B 细胞分泌，负责黏膜免疫。黏膜免疫系统亦称黏膜相关淋巴组织（MALT），主要是指呼吸道、胃肠道及泌尿生殖道黏膜固有层和上皮细胞下散在的无被膜淋巴组织，以及某些带有生发中心的器官化淋巴组织，如扁桃体、小肠的派氏集合淋巴结及阑尾等。人扁桃体属于黏膜相关淋巴组织，是人体最大的黏膜免疫器官，由腭扁桃体、管状扁桃体、咽扁桃体和舌扁桃体组成，共同构成 Waldeyer 环，是空气和食物进入体内的门户。抵抗病毒、细菌和食物抗原进入上呼吸道及消化道的第一道防线，其功能细胞有 T、B 淋巴细胞、树突细胞等。T 淋巴细胞在网状上皮中占细胞总量的 40%。主要接受抗原提呈细胞传递抗原信息后产生各种细胞因子，促进 B 淋巴细胞成熟。滤泡间区可以产生 IgG、IgA、IgM 和 IgD。树突细胞为扁桃体中主要的抗原提呈细胞。B 细胞产生的分泌型 IgA 二聚体具有亲水特性，能够防止细菌或病毒黏附和侵入上呼吸道黏膜。激活的 T 细胞可产生 Th_1 型和 Th_2 型细胞因子，充分显示了它们既能支持细胞免疫介导的应答又支持体液免疫介导应答的多样性。

已有许多研究证实：IgA 肾病与非肾炎扁桃体炎患者比较，发现前者腭扁桃体组织和单个核细胞中，CD_4^+ 细胞 CD_{25}^+ 细胞、J 链阳性 IgA 细胞、CD_{19}^+ 细胞 CD_{27}^+ 细胞、CD_{68} 细胞、CD_{21} 细胞及 CD_3 细胞等明显增多；IgA_1、低糖基化 IgA_1、IL-4、TLR9、STAT6 和 $Fc\alpha RI$ 表达明显增高；IgA 类别转换的相关酶 AID 及 $I\alpha_1 Cal$ 基因表达也明显增多；β_1，3 半乳糖转移酶及分子伴侣 COSMC 表达下降。以上研究提示 IgA 肾病患者腭扁桃体黏膜免疫功能存在异常。

新近研究发现患有乳糜泻的患者 IgA 肾病发病风险增高 3 倍，可能与肠黏膜细胞酶活性不足，导致麦粉食物中的麦胶蛋白不能被分解，使得食物抗原反复刺激肠黏膜引起黏膜免疫异常有关。

（四）遗传背景

IgA 肾病大多数为散发，家族性发病可能占 IgA 肾病的 5%。IgA 肾病具有家族聚集性。对 IgA 肾病家族成员进行调查，发现其家族成员镜下血尿检出率增高，或部分家族成员可能无症状，却有相似的免疫异常。且已有家族成员先后患 IgA 肾病的报道，提示遗传因素在 IgA 肾病发病中起重要作用。

有学者通过连锁分析将 IgA 肾病致病基因定位于人类 6 号染色体长臂（6q22 – 23）上，并命名为 IGANI。对 IgA 肾病的遗传学研究主要集中在人类白细胞抗原（HLA）的 IgA 基因片段，特别是基因限制性片段多态性的研究上，但目前尚无一致定论。有报道称 IgA 肾病相关的 HLA 抗原位点，欧美为 BW35 多见，我国和日本以 DR4 多见，也有报道称我国北方汉族以 DRW12 多见。此外还有报道表明 B12、DR1 以及 IL – RN2 等位基因，ACEI/D 基因型与 IgA 肾病相关。megsin2093C 是 IgA 肾病易感基因等。新近研究发现我国南方吸烟者中 TNFSF13 基因与 IgA 肾病易感性相关。

散发的 IgA 肾病遗传因素直到最近还没有被很好地确定。至今为止，仅有数篇关于 IgA 肾病的全基因组关联研究（GWAS）的文献发表。最近有学者进行了一项对中国人群和欧洲人群 IgA 肾病大规模的 GWAS。这项研究确定了 IgA 肾病的五个易感基因位点，包括 3 个在染色体 6p21 的 MHC 基因上的不同信号，但具体机制仍不清楚。在对中国人群的研究中，保护性等位基因存在率显著低于欧洲和非洲人。常见的遗传变异对 IgA 肾病的发生风险有影响。

三、肾脏病理

通过肾活检了解 IgA 肾病的病理学改变，不仅有助于诊断和鉴别诊断，对于制订合理的治疗方案，判断预后也有着重要意义。

（一）IgA 肾病肾脏病理特点

1. 肾脏病理类型多样化　IgA 肾病肾脏病理类型可表现为局灶节段硬化、系膜增生性肾炎、微小病变、新月体肾炎和增生硬化等。

2. 肾脏病理表现多样化　IgA 肾病肾脏病理损害包括肾小球固有细胞的改变，如内皮细胞、足细胞、基底膜及肾小管上皮细胞的病变；同时也可见各种炎性细胞的浸润。可出现小的细胞性和（或）纤维性新月体，也可出现血管性炎症改变。可出现急性炎症样病变，也可出现慢性炎症及纤维化过程。类似于狼疮肾炎的肾脏病理表现。

3. 肾脏病理特点的解释　有学者认为，肾小球组织对 IgA 的沉积有着不同的反应，沉积的 IgA 是否引起 IgA 肾病取决于 IgA 与肾小球的相互作用。肾小球系膜组织对 IgA 沉积的易感性及局部炎症损害后反应的差异，可能是导致 IgA 肾病肾脏病理类型和病理损害多样化的原因。IgA 肾病临床特点是反复血尿和蛋白尿发作，如不有效进行干预，可逐渐出现肾功能损害。我们认为，环境中抗原（细菌或食物等）反复不定期地刺激机体黏膜免疫组织，由于刺激的时相和强度存在差异，黏膜免疫组织和（或）骨髓组织产生聚合体低糖基化 IgA_1 的量和持续时间不同，沉积于肾小球的聚合体低糖基化 IgA_1 特异性 CIC 的量和持续时间及机体的反应性也存在差异。这可能是 IgA 肾病血尿和（或）蛋白尿反复发作和多样化肾脏病理特点形成的重要原因。

（二）免疫病理检查

1. IgA 或 IgA 为主的免疫球蛋白沉积　IgA 肾病主要通过免疫荧光检查确诊。本病的特点为单纯 IgA 或者 IgA 为主的免疫球蛋白在肾小球系膜区和毛细血管襻弥漫沉积。肾小球沉积的 IgA 主要为 IgA_1，以入链为主，少见于 K 链。IgA_1 同 IgA_2 主要区别点在于 IgA_1 存在铰链区，IgA 肾病肾小球虽未见分泌片沉积，但已证实有 J 链沉积，提示沉积的是多聚体 IgA。单纯 IgA 沉积占 IgA 肾病的 26%；IgA + IgG 沉积占 37%；IgA + IgM 沉积占 13%，IgA + IgG + IgM 沉积占 25%。IgA + IgG + IgM 型组织学改变较重，常伴有广泛的肾小球硬化及明显的肾小管间质损害，慢性肾功能不全的发生率也较高。IgA + IgG 型及 IgA + IgM 型的病理及临床损害介于两者之间。我们总结了 90 例 IgA 肾病单纯性血尿患者免疫病理情况，发现这类患者以单纯 IgA 沉积为主，IgA 荧光强度主要集中在 2 + ~3 + 。

2. 补体成分沉积　补体成分的沉积很常见。C_3 沉积占 95%，C_3 沉积物的分布常与 IgA 相同。沉积于肾小球的 C_3 是 C_3 的活性成分（C_{3b}）。在所有肾小球肾炎中，仅见于 IgA 肾病和狼疮肾炎，说明补体替代途径激活在这两类疾病中具有重要意义。补体激活的经典途径的早期补体成分（C_1 和 C_4）仅占 IgA 肾病的 12%。而在系统性红斑狼疮、人类免疫缺陷病毒（HIV）感染等导致的继发性 IgA 肾病中，C_{1q} 沉积较为显著。IgA 肾病 C_4 的沉积多发现与 IgA + IgG + IgM 型，单纯 IgA 型少见。肾小球 C_4 的沉积往往意味着 MBL 途径的激活，而非补体经典途径激活。补体和免疫球蛋白很少沉积于 IgA 肾病肾小管和肾间质，伴随间质性肾炎时，IgA 及 IgG（有时合并 C_3、C_{1q} 或 IgM）散在沉积于肾间质。

3. 纤维素沉积　多数 IgA 肾病系膜区存在纤维素的颗粒状沉积，在出现新月体或者毛细血管襻坏死等活动性病变的患者中，纤维素呈斑片状或球性分布。纤维蛋白在 IgA 肾病沉积并不多见，大量纤维蛋白沉积局限于坏死灶和新月体。毛细血管襻如有纤维蛋白沉积，则病理损害较为严重。因此纤维蛋白在毛细血管襻的沉积可能有助于预后的判断。

（三）光镜检查

1. 肾小球病变　IgA 肾病主要累及肾小球，肾小球系膜细胞及基质增多是 IgA 肾病的基本病变。早期肾小球以系膜细胞增多为主，随之系膜基质逐渐增多。IgA 肾病病理改变变异性较大，几乎所有类型的肾小球免疫复合物损伤均可见于 IgA 肾病。如膜增生、局灶性节段硬化、微小病变、新月体形成、增生硬化等。多数病例可见系膜细胞增生和系膜基质增宽。根据病变的轻重又可进一步分成轻、中、重度系膜增生性肾小球病变。部分病例在 Masson 三色染色下可见系膜区嗜复红物沉积，常呈块状分布。系膜增生严重时可插入内皮下形成毛细血管襻节段性双轨征，很少出现肾小球分叶或弥漫性双轨征。局灶节段硬化多伴有严重蛋白尿及足细胞病变，往往提示预后不良。以往的研究认为 IgA 肾病单纯性血尿患者病变轻微，不需要特殊处理。我们总结的 90 例 IgA 肾病单纯性血尿患者肾脏病理结果发现，这类患者肾脏病理类型以局灶和（或）节段硬化型为主，病理损害程度不一定轻微。IgA 肾病硬化病变不断增加，可出现肾小球轴性硬化和非球性硬化，晚期则表现为广泛分布的球性硬化。一部分患者可出现新月体及毛细血管襻坏死。原发性 IgA 肾病新月体累及 50% 以上的肾小球并不常见，伴有新月体形成的 IgA 肾病患者有 5% ~8% 可迅速进展为终末期肾病。新月体的形态多样化，多为小新月体或半月状。

2. 肾间质和肾小管病变　肾小管内红细胞和（或）红细胞管型是 IgA 肾病常见的病理表现。伴有毛细血管襻坏死和新月体的 IgA 肾病患者，肾间质可出现炎性细胞浸润，多数为淋巴细胞、单核细胞及多型核白细胞。小管间质的炎症和纤维化是慢性化的病理表现，是判断预后的肾脏病理学指标。IgA 肾病小管病变很少累及享氏襻和集合管。在部分大量肉眼血尿的患者中，可发现较多红细胞管型阻塞肾小管。大量蛋白尿的患者可见肾小管内有蛋白管型。肾小管间质病变包括炎性细胞浸润及斑片状纤维化加重。肾小球球性硬化往往伴随着邻近的肾小管萎缩和间质纤维化，萎缩小管病灶以外可出现小管腔扩张。

3. 肾血管病变　动脉硬化和动脉透明变性等非炎症性血管病变在成年 IgA 肾病患者中可出现。有学者认为，部分 IgA 肾病患者在出现高血压之前，已经出现小动脉或细小动脉的损伤，这提示血管病变可能先于高血压的发生，而且肾内小动脉病变是影响 IgA 肾病高血压发生及其预后的独立影响因素。肾小球病变时炎症介质通过肾小管和球后毛细血管网，导致小管间质炎性细胞浸润、间质细胞和小管上皮细胞转分化，继而促进肾小管萎缩、间质纤维化和血管病变。同时血管损伤又可影响肾小球和间质血供，造成进一步损伤。已有研究发现，伴有血管病变患者的肾功能不全、高血压发生率以及尿视黄醇结合蛋白水平均高于无血管病变组，肾活检肾小球球性及节段硬化也高于无血管病变组。

（四）电镜检查

肾小球系膜细胞增生、系膜基质增多并伴有巨块型高密度电子致密物沉积，是 IgA 肾病的典型超微病理改变。典型的电子致密物可沿着毛细血管襻系膜区沉积。部分患者系膜区可见半透亮电子致密物沉积。部分患者系膜外也可见电子致密物呈节段分布沉积，毛细血管襻沉积的电子致密物以内皮下常见，其次为上皮下和基底膜。系膜细胞在电镜下表现为数量增多、体积增大、细胞器增多。患者肾脏固有细胞的亚细胞结构如微丝、内质网和线粒体等明显增多。

（五）IgA 肾病肾脏病理评价体系

1. WHO 组织学分类法

（1）I 级（微小病变）：光镜下肾小球正常，极少部分区域有轻度系膜区增宽，伴或不伴系膜细胞增多。

（2）II 级（轻度病变）：50% 以上肾小球正常，少部分肾小球可见系膜细胞增多，肾小球硬化、粘连等改变，新月体罕见。

（3）III 级（局灶节段硬化性肾小球肾炎）：系膜细胞弥漫增生，系膜区增宽，病变呈局灶节段性改变，偶尔可见粘连及新月体。间质病变较轻，仅表现为间质水肿，灶性炎症细胞浸润。

（4）IV 级（弥漫系膜增生性肾炎）：几乎所有的肾小球都可以见到系膜细胞呈弥漫性增生性改变，系膜区明显增宽，肾小球硬化，常见到废弃的肾小球。50% 以上的肾小球合并有细胞粘连及新月体。间质肾小管病变较重，肾小管萎缩明显，间质可见大量炎性细胞浸润。

（5）V 级（弥漫硬化性肾小球肾炎）：病变与 IV 级相类似但更重。可见肾小球呈节段性和（或）全球性硬化，透明样变及球囊粘连等改变较为突出。新月体较 IV 级更多，肾小管间质病变也较 IV 级更重。

2. Lee SMK 分级系统　Lee SMK 分级系统完全是根据组织学病变而确立。它包括系膜增生程度、球性硬化、毛细血管外增生及小管间质病变。具体内容，见表 5 - 11。

表 5 - 11　Lee SMK 分级系统

分型	肾小球病变	小管和间质病变
I	基本正常，偶尔轻度节段系膜增生，伴或不伴细胞增生	
II	系膜增生或硬化的肾小球 <50%，很少见有小新月体	
III	弥漫性系膜增生和系膜增宽（偶尔呈局灶节段），偶见小新月体和粘连	偶尔局灶间质水肿和细胞浸润，罕见小管萎缩
IV	显著弥漫性系膜增生和硬化，新月体形成（累及 <45% 小球），部分或全部肾小球硬化	小管萎缩，间质炎症浸润，偶见间质泡沫细胞
V	性质类似 IV 级，但更为严重，新月体形成（累及 >45% 小球）	性质类似 IV 级，但更为严重

有学者认为在评价 II 级或 III 级组织学分级的患者中，Lee SMK 分级系统存在一些不足，该分级系统没能认识到间质纤维化可以作为预测肾脏存活的一个独立因素。尽管多数情况下，肾小球病变程度与间质纤维化相一致，这是建立 Lee SMK 分级系统的理论基础。

3. Haas M 分类系统　该系统根据肾小球病变的严重程度，将病理类型分为 5 个亚型。Haas M 提出无论肾小球病变属于哪种类型，只要皮质区超过 40% 的小管萎缩或消失，即可归于 V 型，预后不良。其具体分级方法，见表 5 - 12。

表 5 - 12　Haas M 分类系统

亚型	肾小球改变	小管和间质改变
I 型：轻度组织改变	系膜细胞轻度增加，无节段硬化，无新月体	
II 型：局灶节段肾小球硬化样改变	类似原发性 FSGS 的局灶性、节段性肾小球硬化，伴系膜细胞轻度增加，无新月体	
III 型：局灶增生性肾小球肾炎	≤50% 的肾小球细胞增生，细胞增生可限于系膜区，或是毛细血管内增生导致毛细血管襻阻；可以有新月体；尽管绝大多数 III 型病变的细胞增生呈节段性，但节段分布并非 III 型的必要条件	

亚型	肾小球改变	小管和间质改变
Ⅳ型：弥漫增生性肾小球肾炎	>50%的肾小球细胞增生，可以有新月体。正如Ⅲ型，细胞增生可以节段分布，也可以球性分布	
Ⅴ型：晚期慢性肾小球肾炎	≥40%肾小球呈球性硬化	和（或）≥40%皮质区小管萎缩或消失（PAS染色条件下评估）

4. IgA 肾病牛津分类　2004 年由国际 IgA 肾病协作组和肾脏病理学会发起，由全球四大洲，10 个国家/地区参加，历时 5 年进行 IgA 肾病分类系统研究（包括中国）。于 2009 年以 "IgA 肾病牛津分类" 为名发布其研究的结果。工作组制定了对肾组织病变详细评分的评分表，并对可能对患者预后有影响的四项指标：①系膜细胞增多 Mesangialhypercellularity（M）；②毛细血管内细胞增多 En - docapillary proliferation（E）；③节段肾小球硬化 Segmental sclerosis（S）；④肾小管萎缩/间质纤维化 Tubular atrophy and interstitial fibrosis（T）。制定了量化标准（Oxford - MEST 评分系统），并推荐了 IgA 肾病的规范病理报告模板。此 4 项病理指标的简单定义见表 5 - 13。我们以 90 例 IgA 肾病单纯性血尿患者为研究对象，发现这些患者的牛津分级主要以 M1S0E0T0 为主，所有患者均有系膜细胞增生的病理改变，然而同时合并有两种或两种以上病变的病例数也占了 46.67%，提示这类患者的肾脏病理改变并不轻。

表 5 - 13　IgA 肾病病理分级标准病理指标的定义（IgA 肾病牛津分类）

病理指标	定义	评分
系膜细胞增多[a]	<4 个系膜细胞/系膜区 = 0 4 ~ 5 个系膜细胞/系膜区 = 1 6 ~ 7 个系膜细胞/系膜区 = 2 >8 个系膜细胞/系膜区 = 3 （系膜细胞增多评分指的是对所有肾小球的平均分）	M0 < 0.5 M1 > 0.5
节段肾小球硬化	任何毛细血管襻的硬化，但不涉及整个肾小球或存在粘连	S0 - 无 S1 - 有
毛细血管内细胞增多	肾小球毛细血管腔内细胞增多，并导致管腔狭窄	E0 - 无 E1 - 有
小管萎缩/间质纤维化	小管萎缩或间质纤维化的皮质区面积比例，选择高的比例值	T0 - 0 ~ 25% T1 - 26% ~ 50% T2 - >50%

注：a 系膜评分应在 PAS 染色切片做评估，如果有超过 50% 的肾小球系膜区细胞超过 3 个细胞，应该归为 M1，因此，系膜评分并非总是需要正规的系膜细胞计数。

四、临床表现

（一）单纯性尿检异常

尿检异常主要表现为单纯血尿或血尿伴蛋白尿或单纯蛋白尿。如患者不伴有水肿、高血压、肾功能损害和肾病综合征的临床表现，则可称为单纯性尿检异常。单纯性尿检异常仅表现为单纯性血尿或血尿伴蛋白尿或单纯性蛋白尿。IgA 肾病起病隐匿，约超过 50% 的患者因正常体格检查发现尿检异常而来肾内科就诊，经肾活检确诊为 IgA 肾病。约超过 95% 的 IgA 肾病患者以单纯性血尿或血尿伴蛋白尿为尿检异常的主要表现，单纯表现为蛋白尿不超过 5%。

1. 单纯性血尿　单纯性血尿可表现为持续镜下血尿和肉眼血尿，尿蛋白阴性或微量。持续性镜下血尿可由肉眼血尿转化而来，也可在上呼吸道等感染和（或）劳累时由镜下血尿加重转化为肉眼血尿。出现肉眼血尿时可伴有轻微的全身症状，如肌肉痛、尿痛及腰背痛、低热等。肉眼血尿在早期文献中被认为是一种长期良性的表现，现在已有文献对此提出质疑。在已经诊断为 IgA 肾病的患者中，20% ~

40%的患者可以有肉眼血尿的表现，并出现持续性的肾损伤。严重持续性的肉眼血尿患者可出现一过性肾功能损害。尿色呈洗肉水样或呈棕色，有时可见血凝块。尿沉渣检查可见满视野红细胞，以变异性红细胞为主。也有部分IgA肾病患者肉眼血尿以均一型红细胞为主。部分患者可表现为反复发作的肉眼血尿。肉眼血尿经抗感染等治疗后可以好转并转化为镜下血尿甚至消失。

2. 血尿伴蛋白尿　是IgA肾病患者尿检异常的主要表现。可以在起病时就表现为血尿伴蛋白尿；也可以在上呼吸道等感染和（或）劳累等情况时，由单纯性血尿加重并伴有蛋白尿。尿蛋白超过500mg/d，是患者预后的不利因素。持续性或间断性镜下血尿和蛋白尿，是肾脏慢性损伤的表现。

3. 单纯性蛋白尿　IgA肾病仅表现为单纯性蛋白尿的情况少见。单纯性蛋白尿可以是微量蛋白尿，亦可以表现为大量蛋白尿。

4. 影响尿检异常加重的因素　影响IgA肾病患者尿检异常加重最主要的因素是感染。以上呼吸道感染最为常见，如并发急性扁桃体炎或慢性扁桃体炎急性发作，患者常常出现咽喉肿痛和异物感。尿检异常加重往往在上呼吸道感染后的24h内即可出现，72h达到高峰。这点与β溶血性链球菌（常为A组中的XII型）感染1~2周或以后发生的急性肾小球肾炎不同。经抗感染治疗后尿检异常加重可以明显好转甚至消失。急性胃肠炎等其他部位的感染和劳累等因素也是IgA肾病患者尿检异常加重的重要因素。

5. 扁桃体黏膜免疫与尿检异常加重　日本学者曾通过物理、化学和炎症刺激IgA肾病患者腭扁桃体，同时观察血清中IgA水平及尿检变化来阐明IgA肾病与扁桃体的关系。采用腭扁桃体刺激的方法包括超短波照射、按摩及注射透明质酸。采用上述刺激后，IgA肾病患者血清中循环IgA水平升高及血尿明显加重。我们研究同样发现：IgA肾病患者行腭扁桃体摘除术后24h开始出现血清IgA和IgA_1水平升高，尿红细胞和（或）尿蛋白增多，72h时达到高峰，血清IgA和IgA_1水平升高与尿检异常程度呈正相关。我们研究还发现：IgA肾病患者腭扁桃体及外周血中存在着记忆B细胞（$CD_{19}^+CD_{27}^+$阳性细胞）的高表达，在腭扁桃体摘除后外周血中上述细胞的表达下降，两者表达呈正相关；腭扁桃体和外周血中记忆B细胞表达的百分率高低与尿检异常加重程度呈正相关。可能为IgA肾病患者在感染、牵拉、挤压腭扁桃体等刺激情况下，激活腭扁桃体内记忆B细胞和（或）将激活信号传递给骨髓相同的记忆B细胞，使之活化成为浆细胞，分泌过多的多聚低糖基化IgA_1进入血流，形成免疫复合物沉积于肾小球导致肾损伤。

（二）高血压

肾性高血压在继发性高血压中占首位。IgA肾病并发高血压的发生率明显高于正常人。据我国相关资料统计显示，IgA肾病并发高血压的患者占37.5%。慢性肾小球肾炎高血压的发病率可随着患者年龄增长而增高。在肾脏功能受损，肾小球滤过率逐渐下降时，往往伴随血压的升高，IgA肾病患者高血压的发生率也逐渐增高。当患者处于终末期肾病时高血压的发生率可达80%~90%。血压升高的原因主要与水钠潴留、肾素-血管紧张素-醛固酮系统激活、肾脏内降压物质减少有关。

（三）肾病综合征

有研究者荟萃了近30年IgA肾病的临床研究，结果显示蛋白尿高于3g/24h的比例是1%~33%。亚洲国家IgA肾病的肾病综合征发生率较西方国家稍高，前者为10%~16.7%，后者为5%左右。还有研究认为，尿蛋白超过2g/24h是IgA肾病预后不良的因素之一。

IgA肾病可根据尿检异常情况区分为：单纯蛋白尿型肾病综合征和蛋白尿合并血尿型肾病综合征。前者的肾脏病理损伤类型可为轻微病变和局灶节段性硬化；后者的病理损伤类型更为严重，可为局灶节段性硬化伴或不伴小新月体形成、中重度系膜增生、新月体肾炎和增生性硬化等，常伴血管炎症和广泛小管间质损害。

（四）家族性IgA肾病

1978年Tolkoff-Rubin等首次报道了家族性IgA肾病。家族性IgA肾病的定义，一般认为先证者三代以上经尿液和肾功能检查阳性的家庭成员行肾活检，同一家系中至少两名证实为IgA肾病。有研究统计，家族性IgA肾病患者约占IgA肾病总数的10%左右。家族性IgA肾病患者的临床和肾脏病理表现无特殊性，但肾功能受损和终末期肾病的发生率较高。

（五）急性肾衰竭

IgA 肾病出现急进性肾炎综合征或者急性肾衰竭并不常见。患者多伴有持续性肉眼血尿，大量蛋白尿。肾功能短时间内急剧恶化，可伴有水肿和高血压。急性肾衰竭在老年人群发生率较高，可能是这一部分通常并发有较多的其他慢性疾病，如高血压、糖尿病等。IgA 肾病患者并发急性肾衰竭的发生常见于两种原因：一是部分肾脏病理损伤表现为肾小球内大量新月体形成，包括细胞性新月体和纤维性新月体，新月体内常可见纤维蛋白原的沉积，可伴有血管炎样改变；二是部分发作性肉眼血尿的 IgA 肾病患者虽然病理损伤并不严重，但肾小管内可见大量红细胞管型堵塞了肾小管，造成小管上皮细胞缺血缺氧，致细胞变性和坏死，在接受抗凝血药物治疗时更容易出现。这样的患者起病急，症状较重，有时需要肾脏替代治疗，但一般预后较好，肾功能损伤多可逆转。

（六）慢性肾功能不全

在我国 IgA 肾病是导致尿毒症的最常见原因，有 30%～40% 的患者在 10 年左右进入终末期肾衰竭。慢性肾功能不全通常是 IgA 肾病长期迁延不愈的必然结局。少数患者以急进性肾炎综合征起病，导致肾单位的丧失而转至慢性肾功能不全。部分 IgA 肾病患者进行正常体格检查时，即发现尿检异常并发高血压和（或）肾功能受损，甚至为终末期尿毒症。这类患者多无临床表现，以致延误病情。

五、实验室检查

IgA 肾病患者治疗周期长，需要长期随访。本节将长期随访过程中需要进行实验室检测的项目介绍如下。

（一）尿沉渣检查

正常人尿液中没有红细胞或仅有极少量红细胞。当尿沉渣用显微镜观察到红细胞总数 >8 000 个/mL 或观察 10 个高倍视野平均红细胞数 >3/HP 时称为血尿。若只能靠显微镜才能检查出的血尿，即称镜下血尿。当血量超过 1mL/L 时，尿液可呈淡红色，洗肉水样色或鲜红色，则称肉眼血尿。进行红细胞形态学分类，对鉴别红细胞来源有较大的临床意义。正常情况下，每日尿中仅有 30～100mg 蛋白排出。目前一般检查尿蛋白的方法很多，主要有加热、醋酸法、磺柳酸法和干化学试带法等进行定性或半定量测定。尿沉渣检查对肾和尿路疾病的诊断、鉴别诊断与肾疾病严重程度及预后判断提供重要信息，从而具有重要临床意义。

（二）肾功能检查

1. 血清肌酐测定　血清肌酐（SCr）是肌酐代谢的终末产物。正常情况下体内肌酐产生的速度约为 1mg/min。肌酐仅通过肾小球滤过并以同样速度排出，不再为肾小管重吸收。因此，SCr 浓度升高，可反映肾脏肌酐清除率下降和肾小球滤过率（glomerular filtration rate，GFR）的下降。GFR 下降到正常人的 1/3 时，血清肌酐才明显上升。血清肌酐测定并不是敏感地检测肾小球滤过功能的指标。IgA 肾病患者的长期随访过程中，尽管患者的血清肌酐值在正常范围，也应密切注意血清肌酐的上升速率。

2. 血清胱蛋白酶抑制药 C 测定　血清胱蛋白酶抑制药 C（Cyst C）是人体内几乎各种有核细胞均可表达分泌的一种碱性非糖基化蛋白，每天分泌的量较恒定。可自由通过肾小球滤过膜，然后几乎全部被近曲小管上皮细胞重吸收并迅速分解代谢，由于 Cyst C 是被代谢而不是排泌，尿液中含量极微。反映肾小球滤过功能比血清肌酐更敏感。

3. 血清尿素氮（BUN）测定　血清 BUN 是人体蛋白质代谢的终末产物，主要经肾脏排泄，血清 BUN 的测定方法，目前主要有自动生化分析仪测定法（常用酶耦联速率法），因肾有强大的贮备能力，只有当 GFR 降至正常 50% 以下时，BUN 才明显升高，加之受饮食等多种因素影响，均可致 BUN 升高，因而血清 BUN 测定并不是肾功能损害的早期特异性指标。

4. 血尿酸测定（uric acid UA）　尿酸是核蛋白和核酸中嘌呤的代谢终末产物，即可来自体内（内源性），约占体内总尿酸的 80%，也可来自食物中嘌呤的分解代谢（外源性），占体内总尿酸的 20% 左右，肝是尿酸的主要生成场所，除小部分尿酸可在肝脏进一步分解或随胆汁排泄外，其余均从肾脏排泄。尿酸测定往往受到外源性尿酸的干扰，因此若能严格禁食嘌呤类食物 3~6d 再采血测定，更能反映血 UA 水平改变的意义。

（三）B 型超声检查

超声作为一种成熟的影像学技术，因其无创、无痛苦、简便，在肾脏检查中占有重要地位，随着彩色多普勒及介入超声的迅速发展，超声在肾脏病学的检查及监测、治疗中其优越性更加突出。急性肾衰竭时超声显示肾脏大小可正常或增大，皮质回声通常正常，但也可因水肿或出血而呈低回声；在间质性肾炎时有时因间质细胞浸润而回声增强，肾脏皮质与髓质分界明显；慢性肾衰竭患者随着病程的延长，皮质回声逐渐增强，直至终末期肾衰竭。双肾缩小，皮髓质分界不清，且与肾窦回声差异逐渐消失。彩色多普勒肾脏血流减少，功能代偿期为高速低阻血流，肾衰竭时为低速高阻血流。

六、诊断及鉴别诊断

（一）诊断

1. 临床诊断 　IgA 肾病并没有特异性的临床表现。如发现患者存在单纯性血尿，或血尿伴有蛋白尿，或单纯性蛋白尿，或伴有咽喉部不适，但无明显水肿，血压正常或轻度增高，尤其是年轻的患者，应考虑 IgA 肾病的可能。

2. 肾脏病理诊断 　IgA 肾病确诊有赖于肾脏活检病理组织切片检查。IgA 肾病患者肾活检穿刺的意义主要是：①明确 IgA 肾病的诊断；②了解肾脏病理损伤程度，为制定治疗方案和评价预后参考。

（1）光镜下肾脏病理形态特点：IgA 肾病的组织病理学特点变异较大，光镜下病理形态改变呈多样性。可以表现为局灶节段性硬化、系膜增生、轻微病变、新月体形成及增生硬化等肾脏病理类型。近期相关资料显示，有 40%~50% 的 IgA 肾病病理表现为局灶节段性硬化。局灶性或弥漫性肾小球系膜细胞及基质增多是 IgA 肾病最基本的病变，可在系膜病变的基础上出现炎性细胞浸润、足细胞病变、细胞和纤维性新月体形成、毛细血管襻坏死及间质血管炎性改变，细胞增生与纤维硬化交织出现。

（2）肾脏免疫荧光及电镜特点：免疫荧光检查在 IgA 肾病诊断上具有重要价值。IgA 肾病可见肾小球系膜区 IgA 呈弥漫性或节段性沉积。多数患者可伴有其他免疫球蛋白和补体成分的沉积。IgG 与 IgM 分布与 IgA 分布相类似，但以 IgA 荧光强度最高。若 IgG 与 IgA 沉积强度相同，应注意排除狼疮肾炎。IgA 肾病常伴有 C_3 沉积，若出现 C_4 与 C_{1q} 沉积，则应注意排除其他原因。肾小球系膜细胞增生、系膜基质增多伴有团块状高密度电子致密物沉积于系膜区，是 IgA 肾病的典型超微病理改变。若观察到较广泛的内皮下和（或）上皮侧以及基底膜内电子致密物沉积则应排除其他因素存在。

3. 临床表现与肾脏病理联系 　IgA 肾病患者如出现肌酐清除率逐渐下降，血清肌酐水平逐渐增高超过正常水平，此时肾脏病理类型大多表现为增生硬化。而尿检异常的程度与肾脏病理形态学改变并不一致。尿检异常程度较重者，可能肾脏病理改变轻微；而尿检异常程度较轻者，可能存在明显的肾小球硬化及肾间质纤维化。

目前对单纯性血尿是否需要行肾活检肾脏病理学检查仍存在争议。国内外部分学者对肾功能正常的单纯性血尿或少量蛋白尿（<0.5g/d）的患者不建议行肾组织活检。我们近年观察了 90 例［男 22 例，年龄（29.23±10.14）岁；女 68 例，年龄（31.60±8.88 岁）］单纯性血尿患者肾活检肾脏病理形态学改变。该研究结果显示：IgA 肾病单纯性血尿患者的病理类型以局灶和（或）节段硬化型为主。46.67% 的单纯性血尿患者存在肾小球全球硬化；30% 的患者存在肾小球节段硬化；同时存在肾小球全球硬化和（或）节段硬化的患者占 58.89%，合并有一个以上小新月体形成的患者占 24.44%。去除年龄因素后进行分析，单纯性血尿患者的肾脏病理类型以局灶节段硬化型占 52.22%、系膜增生型占31.11%、轻微病变型占 15.56%、增生硬化型占 1.11%。免疫荧光以单纯 IgA 沉积为主，IgA 荧光强度以 2＋多见。IgA 肾病发病机制的补体途径主要以旁路途径为主。单纯性血尿程度与病理损伤无明显相关性。应重视肾脏病理活检在单纯性血尿患者中的作用。因此，我们建议对年轻的单纯性血尿患者应定

期检查排除其他原因，观察6个月后血尿仍未消失，应考虑进行肾活检肾脏病理检查，明确诊断及肾脏病理损伤程度。根据肾脏病理类型及肾脏损伤程度予以积极治疗，最大程度延缓疾病的进展。

（二）鉴别诊断

1. 单纯性血尿非肾炎的鉴别诊断　单纯性血尿在临床上非常常见。尽管尿红细胞形态学对血尿的来源有非常重要的帮助，但仍要重视与非肾炎单纯性血尿的鉴别诊断。对单纯血尿尤其是长期镜下血尿的患者要排除：①泌尿生殖系肿瘤，如早期的肾盂、输尿管、膀胱和盆腔肿瘤；②早期泌尿系的结核、结石；③慢性泌尿系感染；④"胡桃夹"现象；⑤长期服用抗凝血药的患者。

2. 易误诊为IgA肾病的鉴别诊断　原发性肾小球疾病中，IgA肾病需要与G溶血性链球菌感染后急性肾小球肾炎、非IgA系膜增生性肾病、薄基底膜肾病和继发性肾小球疾病相鉴别；临床上常见的继发性肾小球疾病病因包括过敏性紫癜肾炎、狼疮肾炎、肝病相关性肾病、强直性脊柱炎相关肾损害、人类免疫缺陷病毒（HIV）感染相关性肾损害等。与上述疾病鉴别，需要完善相关血清学指标的检查，如类风湿因子、自身免疫性抗体、肝炎标记物、肿瘤标记物、血清蛋白电泳等。下面就临床上容易误诊为IgA肾病的几种疾病做一简要介绍。

（1）β溶血性链球菌感染后急性肾小球肾炎：儿童多见。常于上呼吸道感染后的1~3周出现血尿、蛋白尿、水肿及高血压等症状，甚至肾功能损害。且持续时间较长，可从数天到数周。与IgA肾病发作性肉眼血尿不同，β溶血性链球菌感染后的急性肾小球肾炎潜伏期相对较长。实验室检查通常有典型的补体C_3下降，在8周后多数恢复正常；可出现抗溶血性链球菌"O"抗体阳性、血沉升高。肾脏病理光镜下可见：弥漫性毛细血管内皮细胞及系膜细胞增生伴中性粒细胞浸润，肾小球体积增大，可见少数新月体形成。肾小管细胞发生浑浊肿胀，管腔中有红细胞及白细胞管型，肾间质有水肿。肾小球基底膜一般正常，但在电镜下则可见基底膜上皮侧有呈"驼峰"样的高密度沉积物，在基底膜内侧也可有不规则沉积物，基底膜密度有时不匀，部分可变薄、断裂，上皮细胞足突有融合现象。免疫荧光检查可见C_3及IgG在"驼峰"中存在，并沿毛细血管呈颗粒样沉积。

（2）非IgA系膜增生性肾炎：即通常所说的系膜增生性肾小球肾炎，在我国患病率较高。有30%~40%患者起病前有感染症状，多为上呼吸道感染。起病常隐匿，血尿发生率约80%，可呈反复发作表现，也可呈肉眼血尿或镜下血尿。蛋白尿多少不一，但通常为非选择性蛋白尿。肾脏病理光镜下可见：弥漫性系膜细胞及基质增生，小管和间质基本正常。主要鉴别点为免疫荧光可见系膜区为以IgG或IgM为主呈颗粒状弥漫性分布，可伴系膜区C_3沉积。

（3）薄基底膜肾病：薄基底膜肾病又称良性家族性血尿、家族性再发性血尿、家族性血尿综合征、家族性复发性血尿综合征。以反复血尿、肾功能正常和阳性家族史为临床特点。绝大多数患者肾功能保持正常。肾脏病理光镜下观察肾小球病变不明显，免疫荧光偶见少量IgA、IgM、IgG等沉积。电镜下可见肾小球基底膜弥漫性变薄，基底膜厚度<250nm或<300nm为特征。该病的诊断主要依赖于电镜和阳性家族史，预后良好。

（4）过敏性紫癜肾炎：过敏性紫癜肾炎与原发性IgA肾病的肾脏病理改变有着高度相似性，均有IgA在肾小球系膜区沉积，光镜所表现的肾脏病理类型多样化。由于该病是免疫复合物介导的肾脏小血管炎，新月体、肾小球毛细血管襻坏死及纤维素沉积程度较重。其鉴别主要依赖于临床表现。过敏性紫癜肾炎临床表现除有血尿和（或）蛋白尿外，还有皮肤紫癜、关节肿痛、腹痛、便血等症状。血尿、蛋白尿多发生于皮肤紫癜后1个月内，有的仅是无症状性尿检异常。

（5）慢性肝病相关性肾损害：多种慢性肝病包括病毒性肝炎和酒精性肝病等，以及各种原因导致的肝硬化，均可见IgA沉积于系膜区而导致的肾脏损害。肾脏病理形态学改变与原发性IgA肾病相似，以系膜细胞增生，系膜基质增多为主，可伴有C_{1q}的沉积。临床上出现血尿和（或）蛋白尿，部分患者血清IgA增高。一般隐匿起病，多表现为镜下血尿，蛋白尿较少，肾脏功能受损较轻。可能与慢性肝脏病变时胃肠道黏膜免疫功能下降，病变的肝细胞对从门静脉入肝的多聚IgA清除能力下降有关。

乙型肝炎病毒和（或）丙型肝炎病毒相关性肾炎多表现为蛋白尿或肾脏综合征，可有血尿，起病时肾功能多正常。乙型肝炎病毒相关性肾炎的肾脏病理类型多为膜性肾病；丙型肝炎病毒相关性肾炎则以膜增生性肾小球肾炎常见。

（6）强直性脊柱炎相关肾损害：强直性脊柱炎是一种慢性炎性关节疾病，主要侵犯骶髂关节、脊柱骨突、脊柱旁软组织及外周关节，并可伴发关节外表现。约40%的患者可发生肾脏损害，其肾脏临床表现为血尿和（或）蛋白尿、肾病综合征、肾功能减退、肾小管功能异常等。肾损害病理类型多样，包括继发性 IgA 肾病、系膜增生性肾小球肾炎、局灶节段性肾小球硬化、膜性肾病、肾淀粉样变等。国内以继发性 IgA 肾病多见。结合临床表现、实验室及影像学检查可资鉴别。

（7）狼疮肾炎：狼疮肾炎是我国最常见的继发性肾小球肾炎之一。肾脏病理如果伴有包括 IgA 等多种免疫球蛋白在系膜区的沉积，尤其在系统性红斑狼疮的临床表现及实验室检查缺乏典型改变时，则应予原发性 IgA 肾病进行鉴别。

（8）Alport 综合征：Alport 综合征是以肾脏病变为主要临床表现的遗传性疾病。临床上以血尿为常见，大多数表现为肾小球性血尿。在上呼吸道感染或劳累后也可出现肉眼血尿。部分患者可出现蛋白尿，甚至表现为肾病综合征范围内的大量蛋白尿。一般从发现肾功能异常开始至终末期肾病的时间为5~10年。Alport 综合征除肾脏病变外，肾外的临床表现有听力障碍和眼部病变等。电镜检查可见特征性的肾小球基底膜增厚和分层。

七、治疗

（一）治疗原则

由于具有说服力的原发性 IgA 肾病治疗随机临床对照试验较少，对原发性 IgA 肾病的治疗缺乏特异性和系统性共识方案。但可遵循如下原则：①去除诱因；②控制血尿和（或）蛋白尿；③降低尿检异常的发生频率；④保护肾功能，延缓肾功能恶化的进展。

（二）一般治疗

（1）饮食饮食应以清淡为主。少食辛辣食物，如辣椒、芥末和胡椒等。应避免高蛋白饮食。当肌酐清除率下降时，应遵循优质低蛋白饮食的原则。

（2）避免劳累：建议患者可以正常工作，但应避免劳累，如有疲劳感时则应注意休息。过度劳累可能出现血压增高和机体的免疫力下降，患者尿检异常的发生频率增高。

（3）抗感染机体感染尤其出现上呼吸道感染时，患者往往容易出现尿检异常情况加重，部分患者甚至出现肉眼血尿。合并感染时可选用敏感抗生素及时治疗。

（三）控制血尿和（或）蛋白尿

控制血尿和（或）蛋白尿，降低尿检异常发生的频率，是治疗原发性 IgA 肾病及防止肾脏慢性化损伤的关键，也是我们努力的目标。对于肾脏仍有清除功能的患者，控制蛋白尿和高血压是可改变预后的两个重要因素。

1. 单纯性镜下血尿，肾脏病理损伤轻微　对于尿沉渣表现为单纯性镜下血尿，肾活检肾脏病理表现为轻微病变，血压和（或）肾功能正常的患者，可以进行临床观察。此类患者应长期进行随访。应嘱咐患者每月进行尿沉渣检查1次，并定期进行肾功能和其他相关检查，以便排除其他疾病。如果过度劳累和并发有上呼吸道感染等征象，应随时进行尿沉渣检查。一旦出现尿检异常加重，则应积极进行干预。

2. 复发性肉眼血尿　肉眼血尿发生时往往存在不同程度的蛋白尿。对于复发性肉眼血尿，无论初次肾活检肾脏病理损伤的程度如何，都应引起高度重视。初期复发性肉眼血尿，肾脏病理损伤可能轻微，但随着肉眼血尿的反复发作，肾脏的损伤可能加重。复发性肉眼血尿的发生，往往伴随着患者上呼吸道感染和过度劳累等。进行适当的抗感染治疗和休息，肉眼血尿可以消失。如患者存在慢性扁桃体炎症时，可进行腭扁桃体摘除术。

3. 血尿和蛋白尿同时存在　血尿和蛋白尿同时存在，是大部分原发性 IgA 肾病尿检异常的表现形式。综合相关文献和我们的经验，根据不同的肾脏病理类型和临床表现，建议可采用如下治疗方案：

①病理损伤较轻的局灶性节段性肾小球硬化（FSGS）等类型的患者，可采用 ACEI 和（或）ARB，和（或）加用口服的免疫抑制药物；②肾脏病理损伤未达到新月体肾炎的标准，但有较多小新月体的患者，可使用糖皮质激素和免疫抑制药；③临床表现为肾病综合征的患者，按肾病综合征治疗；④如患者存在感染征象，应进行抗感染治疗；⑤如果患者存在慢性扁桃体炎症改变，并确认与尿检异常加重有必然联系，建议摘除腭扁桃体，有时可收到较好疗效。

（四）常用的药物

1. 控制高血压的药物　IgA 肾病控制高血压的常用药物包括：ACEI/ARB、钙通道阻滞药、利尿药、β 受体阻滞药、α 受体阻滞药等。IgA 肾病的肾损伤可以导致高血压，而高血压本身又是加重肾损害的重要因素。ACEI/ARB 通过抑制血管紧张素系统（RAS），在减少 IgA 肾病患者的蛋白尿、保护残存肾功能、延缓其进展为终末期肾病等方面优于其他降压药。若患者血压不能达标，可联合使用其他降压药物。应结合患者的血压、肾功能、蛋白尿等临床表现使用该类药物。尽量做到既能控制高血压，又能控制蛋白尿；既能保护肾功能，又不出现低血压状态。对于不同状态的患者应采用不同的治疗方法。

（1）高血压，肾功能正常：对于 IgA 肾病并发高血压，但肾功能和血浆蛋白正常者，首选 ACEI 和和（或）ARB，可加用 CCB。按正常剂量使用，缓慢将血压降到患者能耐受的最低水平，力争尿蛋白转阴。

（2）血压及肾功能均正常：对于此类患者如血浆蛋白正常者，首选 ACEI 和（或）ARB。宜从最小剂量开始，逐渐加量至患者能耐受（无头晕乏力等症状），力争尿蛋白转阴。

（3）同时存在高血压及肾功能不全：对于血清肌酐 < 265μmol/L 肾功能不全并发高血压但血浆蛋白正常的 IgA 肾病患者，可先予以 CCB + 小剂量 ACEI 和（或）ARB，逐步将 ACEI 和（或）ARB 加量，并逐步取代 CCB。该方法的前提是患者的血清肌酐水平不增高并能耐受，力争尿蛋白转阴。

（4）血压正常，肾功能不全：对于血清肌酐 < 265pmol/L 骨功能不全而血压及血浆蛋白正常的 IgA 肾病患者，可先从患者能耐受 ACEI 和（或）ARB 的最小剂量开始，逐步谨慎加量。该方法的前提是血肌酐水平不增高并能耐受，力争尿蛋白转阴。

（5）肾病综合征，低蛋白血症：对于大量蛋白尿，低蛋白血症的肾病综合征 IgA 肾病患者，谨慎或不使用 ACEI 和（或）ARB，以防止急性肾损伤的发生。

2. 糖皮质激素　IgA 肾病的临床和病理表现呈多样化，治疗需要遵循个体化的治疗原则。有观点认为蛋白尿持续 1g/24h 以上，在使用 RAS 系统阻滞药，血压得到良好控制的情况下，仍具备使用糖皮质激素的指征。对于中 - 重度蛋白尿患者，糖皮质激素的使用可以改善预后。但是糖皮质激素的使用剂量、方法、是否合用免疫抑制药，仍然需要根据患者的具体情况，制定合理的糖皮质激素使用方案。

3. 免疫抑制药　IgA 肾病如肾脏病理改变严重，如有广泛肾小球新月体形成时，肾功能进展往往很快，大量血尿、蛋白尿如单用糖皮质激素很难得到有效控制，为了尽可能地保护肾功能，防治疾病进展，需要与免疫抑制药联合使用。

（1）环磷酰胺：环磷酰胺不仅能杀伤增殖期淋巴细胞，也能影响某些静止期细胞，故使循环中淋巴细胞数目减少。B 细胞较 T 细胞对该药更为敏感。临床研究显示环磷酰胺对于组织增生严重的 IgA 肾病（系膜增生，新月体形成）效果明显。但部分患者因为不良反应太大而无法耐受治疗。使用环磷酰胺治疗前应检查血常规、尿常规、肝肾功能，然后每 2 周复查 1 次。在用药过程中，将白细胞控制在不低于 3.5×10^9/L、中性粒细胞不低于 2.0×10^9/L 的水平。环磷酰胺最常见的不良反应为消化道反应、脱发、骨髓抑制、继发性感染、出血性膀胱炎、性腺毒性等。应特别注意不良反应的发生，必要时停药。

（2）硫唑嘌呤：硫唑嘌呤系嘌呤类抗代谢药，是 6 - 巯嘌呤的衍生物，通过干扰嘌呤代谢的所有环节，抑制嘌呤核苷酸的合成，进而抑制细胞 DNA、RNA 和蛋白质的合成。能同时抑制细胞免疫和体液免疫反应。IgA 肾病伴大量蛋白尿患者使用激素加硫唑嘌呤能减少蛋白尿及改善预后。但对于肾组织严重慢性化改变的患者，不主张使用激素加硫唑嘌呤的方案。在使用硫唑嘌呤的同时使用别嘌醇，则剂量需减少 25%，因为别嘌醇可抑制黄嘌呤氧化酶，从而影响硫唑嘌呤代谢。

（3）霉酚酸酯：霉酚酸酯是霉酚酸的酯类衍生物。霉酚酸酯口服后在体内迅速水解为活性代谢产物霉酚酸。霉酚酸是次黄嘌呤单核苷磷酸脱氢酶的抑制药，能抑制淋巴细胞的增殖和功能，包括抗体形成、细胞黏附和迁移。该药最大的优点是无明显的肝肾毒性。对于 IgA 肾病治疗效果的评定，还需更多的循证医学证据支持。

4. 雷公藤多苷　雷公藤多苷的主要成分包括雷公藤内酯甲、雷公藤三萜酸 B 和雷公藤三萜酸 A 等。雷公藤多苷具抗炎、免疫抑制、抗生育、抗肿瘤等活性。国内自 20 世纪 70 年代以来开始使用雷公藤治疗肾炎并积累了丰富的临床使用经验。已有许多研究证实，雷公藤多苷治疗微小病变、膜性肾病、IgM 肾病、IgA 肾病、紫癜肾炎、狼疮肾炎等均有疗效。雷公藤多苷对 IgA 肾病患者血尿和蛋白尿均有较好治疗效果。雷公藤多苷治疗肾小球肾炎的确切机制尚不明确，目前已对雷公藤多苷的药理作用进行了大量体内和体外的研究。现有的研究证实雷公藤多苷能抑制 T 细胞的增殖、诱导活化的 T 细胞凋亡。长期服用有可能引起肝功能损害、白细胞减少和性腺抑制等。服药期间要定期复查肝功能和血常规等。对于儿童和未生育的患者，不宜长期和大剂量的使用。

（五）腭扁桃体摘除术

IgA 肾病与黏膜免疫关系密切。IgA 肾病患者扁桃体感染后常常出现肉眼血尿或尿检异常加重。因此，对 IgA 肾病患者并发上呼吸道感染、胃肠道感染或其他部位感染时，应给予抗生素治疗；如尿检异常加重反复发作且与慢性扁桃体炎症关系密切，可考虑使用抗生素控制感染后，择期行腭扁桃体摘除术。国内外许多研究已证实 IgA 肾病患者摘除腭扁桃体后随访其尿检正常率、肾功能稳定率和肾脏生存率均高于对照组；循环中 IgA_1 及 IgA 水平降低，重复肾活检示沉积于肾小球系膜区的 IgA 强度减弱，提示腭扁桃体摘除可能是 IgA 肾病治疗的有效手段。由于缺乏严格的随机对照临床试验结果，目前国际上对于腭扁桃体摘除治疗 IgA 肾病的意义仍存在争议。

八、预后

大量临床研究显示在确诊 IgA 肾病后，每年有 1%～2% 的患者进展至终末期肾病。国外已有研究认为，IgA 肾病患者发病 10 年内正常肾功能维持率为 78%～87%。近年已有资料表明，我国维持性血液透析患者中的 60% 以上为慢性肾小球肾炎，而 IgA 肾病几乎占到其中的一半，大多数均为青年和壮年患者。以上这些数据充分说明了 IgA 肾病预后的严重性，已引起我国肾脏病学者的高度重视。IgA 肾病作为一种全球发病率最高的原发性肾小球疾病，是导致终末期肾病的主要病因。控制 IgA 肾病的进展，改善该病的预后具有非常现实的临床意义。

影响 IgA 肾病预后的主要临床因素包括：①尿检异常的程度和复发频率；②发病时的年龄；③是否并发高血压及血压控制情况；④发病时肾功能情况等。

提示预后不良的肾脏病理类型和表现包括：①中、重度的系膜增生；②肾小球硬化及节段性肾小球硬化的比例较高；③新月体形成的数目较多；④小管间质炎症及纤维化范围较大；⑤血管炎症损伤较重；⑥增生硬化等。

改善 IgA 肾病预后主要措施包括：①积极寻找并控制导致疾病加重的各种诱因；②控制尿检异常并降低其发生的频率；③严格控制高血压，保护肾脏功能；④定期进行尿沉渣及肾功能检查，加强患者随访。

（刘　红）

第六章

继发性肾小球疾病

第一节 ANCA 相关性血管炎肾损害

一、概述

ANCA 相关性血管炎是成人原发性小血管血管炎的最常见类型，因与抗中性粒细胞胞浆抗体（Anti – Neutrophil Cytoplasmic Antibody，ANCA）有关而得名。它包括显微镜下多血管炎（Microscopic Polyangiitis，MPA）、韦格纳肉芽肿（Wegener's Granulomatosis，WG）、变应性肉芽肿血管炎（即 Churg – Strauss Syndrome），某些药物也可诱导 ANCA 相关性血管炎的发生。MPA、WG 和变应性肉芽肿血管炎肾脏受累分别占 90%、80% 和 45%。血管炎相关性肾损害是指小血管炎和毛细血管炎所致的肾损害，ANCA 相关性血管炎肾损害病理表现主要为局灶节段坏死性肾小球肾炎，临床可出现血尿、蛋白尿及急慢性肾功能不全等肾脏受累表现。其发病机制尚未完全阐明，现在认为 ANCA、T 细胞和其他免疫活性细胞以及它们所分泌的细胞因子共同参与了血管壁的损伤过程。血管炎临床表现变化多端，除肾脏以外，常累及多器官系统，加上其相对较低的发病率，易造成漏诊和误诊，及时的治疗对于避免肾脏等重要器官的进行性损伤及降低患者的死亡率有重要的意义，因此应该尽量做到早期诊断，合理治疗。

二、诊断

（一）病史采集要点

1. 起病情况　患者多为中老年，男性稍多于女性。多数起病隐匿，少数表现为疾病的快速进展。早期可出现一些全身非特异症状，如发热、关节痛、肌痛、乏力、皮疹、食欲缺乏、体重减轻等。患者可能因为血管炎肾外表现就诊于相关科室如因听力下降到耳鼻喉科就诊，检查中发现血尿、蛋白尿、肾功能不全。

2. 肾损害表现　ANCA 相关性血管炎肾损害主要症状表现为血尿、蛋白尿、管型尿，尤其是红细胞管型及急慢性肾功能不全，可以表现为急性肾炎甚至急进性肾炎或是慢性肾衰竭，但较少出现肾病综合征范围的蛋白尿。几乎所有患者都有血尿，甚至还有明显的肉眼血尿，后者多见于肾脏受损严重者，如新月体性肾炎。

3. 肾外表现　其他器官系统受累较常见，如皮肤紫癜、皮疹、溃疡；累及肺部可出现咳嗽、咳痰、咯血、胸痛、呼吸困难，过敏性哮喘则是变应性肉芽肿血管炎早期较为特征的表现；韦格纳肉芽肿常最先出现上呼吸道症状，表现为鼻塞、鼻窦部疼痛、鼻腔血性或脓性分泌物，甚至出现耳鸣、耳聋、耳膜穿孔；眼部受累可表现为结膜炎、角膜溃疡及巩膜炎等；神经系统受累常可出现肢体乏力、麻木、疼痛等周围神经炎或颅神经受损表现，甚至可以有中枢神经系统受累的表现，如昏迷、脑膜刺激征等；关节痛也较常见；累及消化道可出现恶心、呕吐、腹痛、腹泻、便血等症状。肝脏、心脏、胆囊、胰腺、甲状腺等可受累出现相应临床症状。

4. 既往病史 应注意近期有无感染史。有无可引起继发性血管炎的其他疾病，如系统性红斑狼疮、过敏性紫癜、类风湿性关节炎、冷球蛋白血症等。过敏性鼻炎及哮喘等变态反应病史对于提示变应性肉芽肿性血管炎有很大帮助。详细询问用药史也是必要的，例如抗甲状腺药物丙硫氧嘧啶可诱发 ANCA 相关性血管炎。因此，对于有甲状腺功能亢进等可能使用上述药物的患者，应详细询问有关病史。慢性丙型肝炎是继发性冷球蛋白血症的主要原因，故尚需询问是否有乙型、丙型肝炎等病史。

（二）体格检查要点

1. 一般情况 可有低热，血压升高，对于肺部受累及者，可能有气促、发绀、呼吸加快。

2. 皮肤、黏膜 最常见的为可触及的紫癜，也可有丘疹、水疱及溃疡形成，好发于下肢。可伴水肿。

3. 头部 一些患者可能最先表现为"红眼"（结膜炎）或"鼻炎"，因此体检时应注意有无结膜炎、角膜炎及视力减退。鼻窦区有无压痛，鼻腔有无脓血性分泌物，有无鼻中隔偏曲。有无听力障碍。

4. 肺部 叩诊注意有无胸腔积液、肺实变的改变，听诊肺部有无异常呼吸音及啰音。

5. 心脏 叩诊有无心界扩大，听诊有无心音改变、附加心音及杂音，注意有无心律失常。

6. 四肢、关节 继发于冷球蛋白血症者可有雷诺现象，注意有无关节肿胀畸形。

7. 神经系统 有无浅感觉异常、麻木、痛觉过敏，有无病理征。

（三）门诊资料分析

1. 尿液检查 血尿、蛋白尿、细胞管型，尿沉渣相差显微镜检查可见多数畸形红细胞，提示肾小球源性血尿。血尿的程度常常与肾脏炎症反应的程度呈正比，而尿蛋白的量通常达不到肾病综合征范围，以少到中等量为主。

2. 血常规检查 伴或不伴正常细胞性贫血，常有血白细胞数增多，中性粒细胞比例增高，易误诊为细菌感染。由于 ANCA 与中性粒细胞关系密切，有人认为中性粒细胞的激活与本病的发病有关，也可能是细菌感染激活中性粒细胞，触发了本病的发生或进展。变应性肉芽肿血管炎多有血嗜酸性粒细胞升高（>10%），有时伴血小板增多。

3. 血生化检查 常有血尿素氮、肌酐升高，还可有肾功能不全的其他生化改变，如高钾血症、高磷血症、低钙血症、酸中毒（阴离子间隙增大、CO_2 结合力下降、HCO_3^- 浓度降低等）。有呕吐、食欲缺乏者可有低钾血症和低钾低氯性碱中毒。

（四）继续检查项目

1. ANCA 检查 结合临床，ANCA 阳性有利于血管炎的诊断，常用间接免疫荧光和 ELISA 两种测定方法。间接荧光法将患者的血清与正常人的中性粒细胞共同孵育，若患者血清中有 ANCA，则血清可和中性粒细胞胞浆结合，利用荧光标记的抗体进行标记，可以检测到患者血清中是否有能与正常人中性粒细胞胞浆结合的抗体，因而称为抗中性粒细胞胞浆抗体。根据免疫荧光的显示模式，可将 ANCA 分为胞质型 ANCA（cytoplasmic ANCA，cANCA）和核周型 ANCA（perinuclear ANCA，pANCA）。研究发现 pANCA 是在用固定剂固定中性粒细胞过程中人为因素造成的假象，其抗原仍在胞质中。随后研究表明 cANCA 的主要的相对应的抗原为位于中性粒细胞的蛋白酶 - 3（Proteinase 3，PR - 3），而 pANCA 针对的抗原主要为中性粒细胞的髓过氧化物酶（Myeloperoxidase，MPO）。利用 PR - 3 或 MPO 作为抗原，通过酶联免疫吸附法（ELISA）可以准确地测定血中是否有 cANCA 或 pANCA。间接免疫荧光法测定 AN-CA 法有较高的敏感性，但其特异性较差，有时易将抗核抗体（ANA）误测定为 ANCA，而出现假阳性，而 ELISA 法测定的 cANCA（也称 PR3 - ANCA）或 pANCA（也称 MPO - ANCA）则具有较高的特异性，但敏感性较差。因此，间接荧光法有助于筛选，而 ELISA 法则有利于确证。通常临床上将两者同时测定，可大大增加测定的敏感性和特异性。韦格纳肉芽肿 80% ~90% 为 cANCA 阳性，余 pANCA 阳性，敏感性与活动度/病变范围有关。MPA 约 70% pANCA 阳性，少数 cANCA 阳性。虽然 cANCA 倾向于韦格纳肉芽肿的诊断而 pANCA 倾向于 MPA 的诊断，但单凭 ANCA 鉴别 WG 和 MPA 有一定难度。变应性肉芽肿血管炎阳性率约 50%，以 pANCA 为主。值得注意的是部分病例（约 10%）可为 ANCA 阴性，应结合临床和病理做出诊断。另外 ANCA 也可在某些药物诱发的血管炎、抗 GBM 肾炎、风湿性疾病如系统性红斑狼疮及自身免疫性胃肠道疾病如溃疡性结肠炎中也可出现阳性，多为 pANCA，但滴度常不高。

2. 抗肾小球基底膜抗体　可用于急进性肾炎表现时排除抗 GBM 抗体引起的急进性肾炎（Ⅰ型急进性肾炎）。

3. 其他血液指标　可有血沉加快、CRP、RF 升高等非特异性改变，且常于疾病的活动程度相关，血清 C_3 多正常。怀疑血管炎诊断的患者，常需检测乙型和丙型肝炎的血清学标记、血冷球蛋白测定以排除继发性血管炎。对年轻女性还需测定抗 dsDNA 抗体和 ANA 抗体以排除系统性红斑狼疮。

4. 胸部 X 线或 CT 检查　肺部受累可见肺有片状浸润影，也可有单发或多发结节，部分可伴空洞形成，有时不易与肺结核或肺癌鉴别。反复肺部受累者，可表现为弥漫性肺间质纤维化。如并发肺出血，X 线胸片可见大片肺实变阴影，发展迅速。

5. 肾脏 B 超　了解肾脏大小及结构变化。双肾大小有助于判断疾病的进程，在以急性病变为主时，双肾体积增大；到疾病后期，由于肾脏有较明显的纤维化，双肾体积正常或缩小，肾实质回声增高。

6. 组织学检查　宜尽快肾活检。典型的血管炎肾损害主要表现为局灶节段坏死性肾小球肾炎，肾小球毛细血管襻纤维素样坏死较常见，伴广泛新月体形成、肾小球囊基底膜断裂和严重肾小管间质炎症。肾小球和肾小管间质浸润的炎症细胞包括了各种细胞成分，有中性粒细胞、嗜酸性粒细胞、淋巴细胞、单核细胞和巨噬细胞，甚至可见到多核巨细胞，呈肉芽肿样改变，有时可见小动脉也受到累及，未受累及的肾小球可以比较正常。由于血管炎病程可呈发作 - 缓解交替的慢性过程，故肾活检时可见新鲜的活动性病变和慢性病变共存，常见的活动性病变有纤维素样坏死、细胞增生和细胞性新月体，而纤维性新月体、肾小球硬化和肾间质纤维化则为慢性病变。免疫荧光染色一般呈阴性或微弱阳性（寡免疫，Pauci - immune）。偶尔可见散在 IgM 和 C_3 沉积。在新月体或血栓中可有纤维蛋白原染色阳性。电镜下没有电子致密物（抗原抗体复合物）沉积。

7. 有其他器官受累及的表现者（如眼、耳、鼻、口腔、肺或神经系统）　请相应专科会诊，考虑做相应部位的组织活检，比如鼻或喉部的活检。

（五）诊断要点

血管炎起病可以比较缓慢，表现为非特异症状，如乏力、食欲缺乏、消瘦等，易被忽略。加上本病可累及各器官，临床表现变化多端，也易被误诊，需要临床医生提高警惕性。对于年龄比较大，临床表现为肾炎综合征（血尿、蛋白尿）的患者，特别是有肾外病变和肾功能急剧恶化的患者，应注意本病的可能。临床上表现有系统性血管炎、呼吸道肉芽肿性炎症及肾小球肾炎三联征，实验室检查 cANCA 阳性，考虑诊断为韦格纳肉芽肿。根据美国风湿学会韦格纳肉芽肿分类诊断标准：①鼻或口腔炎症：痛或无痛性口腔溃疡、脓性或血性鼻分泌物；②胸部 X 线异常：胸片示结节、固定浸润或空洞；③尿沉渣异常：镜下血尿（ >5 个红细胞/HP），或红细胞管型；④病理：动脉壁、动脉周围或血管周围区域有肉芽肿炎症。上述四项有两项阳性可诊断韦格纳肉芽肿。本诊断标准是在对 ANCA 不了解的背景下制定出来的，有学者认为 ANCA 的检测和组织活检对韦格纳肉芽肿的诊断具有十分重要的意义。病变组织活检示小血管的坏死性血管炎或肾小球肾炎，不伴肉芽肿的形成，累及多个系统，实验室检查 pANCA 阳性，考虑诊断为 MPA。患者出现系统性血管炎表现的同时出现哮喘者应高度怀疑变应性肉芽肿血管炎，外周血嗜酸性粒细胞增多，病变组织活检示肉芽肿性血管炎伴嗜酸性粒细胞浸润则可以确诊。美国 1990 年变应性肉芽肿血管炎分类诊断标准为：①哮喘；②外周血嗜酸性粒细胞增多，>10%（白细胞分类）；③单发性或多发性单神经病变或多神经病变；④游走性或一过性肺浸润；⑤鼻窦病变；⑥血管外嗜酸性粒细胞浸润。具备上述四条或四条以上即可考虑本病诊断，同样本标准也是在对 ANCA 没有足够认识之前制定，因而没有考虑到 ANCA 在诊断中的作用，在应用时需注意。

（六）临床类型

ANCA 相关性血管炎根据临床及病理表现，可以分为：①显微镜下多血管炎（MPA）；②韦格纳肉芽肿（WG）；③变应性肉芽肿血管炎（即 Churg – Strauss Syndrome）。

（七）鉴别诊断要点

注意与一些临床表现或肾脏病理表现相似的疾病鉴别。

1. 急性肾小球肾炎　和血管炎肾损害表现相似，但急性肾小球肾炎表现为血尿、蛋白尿、水肿、高血压等急性肾炎综合征，多有前驱链球菌感染史，好发于儿童，血清抗链球菌溶血素 O（ASO）滴度升高，伴有 C_3 浓度下降，8 周后 C_3 恢复至正常。而血管炎肾损害多见于老年人，肾外表现比较明显，血补体 C_3 不低，ANCA 阳性等可资鉴别。若诊断有困难，可行肾活检确诊，肾脏病理急性肾小球肾炎为毛细血管内增生性肾小球肾炎，光镜下通常为弥漫性肾小球病变，以内皮细胞及系膜细胞增生为主要表现，急性期可伴有中性粒细胞和单核细胞浸润。病变严重时，增生和浸润的细胞可压迫毛细血管壁使管腔狭窄或闭塞。肾小管病变多不明显，但肾间质可有水肿及灶状炎症细胞浸润。免疫病理检查可见有 IgG 和 C_3 呈粗颗粒状沿毛细血管壁和（或）系膜区沉积，而 ANCA 相关性血管炎少有免疫荧光阳性者。

2. 抗 GBM 抗体引起的急进性肾炎　多表现为前驱感染后出现血尿、蛋白尿、水肿、高血压，少尿和肾功能短期内迅速下降。血抗 GBM 抗体阳性，ANCA 通常阴性，肾活检光镜表现与血管炎引起的相似，但病变步调较血管炎肾损害一致，即病变的新旧程度比较一致，且通常无小血管炎的表现。而 ANCA 相关性血管炎肾损害也可表现为急进性肾炎（新月体肾炎）。由于血管炎的病理可呈发作 – 缓解的慢性过程，所以肾活检可见到新鲜的活动病变，如纤维素样坏死和细胞性新月体，也可见到慢性病变，如纤维性新月体、肾小球硬化和肾间质纤维化。免疫荧光可见 IgG 和 C_3 沿肾小球毛细血管壁呈线状沉积，可资鉴别。

3. 狼疮性肾炎　常见类似的全身症状，如发热、皮疹、关节痛及多器官系统受累表现，肾脏常累及，但其多见于 20 ~ 40 岁育龄女性，血清抗核抗体阳性如抗 ANA、抗 dsDNA 阳性，补体 C_3 多降低，肾活检可见从轻微病变至肾小球硬化的各种病理类型，根据 2003 年 ISN/RPS 标准将狼疮性肾炎分为 Ⅰ ~ Ⅳ 型，以 Ⅳ 型（弥漫增殖型）最多见，肾小球系膜和内皮细胞弥漫增生，同时可有膜增生性病变、新月体形成、"铁线圈"病损和苏木素小体，免疫荧光呈现"满堂亮"，可见肾小球（毛细血管壁和系膜区）、间质及血管广泛免疫球蛋白（主要为 IgG，伴少数 IgM、IgA）及补体沉积。而 ANCA 相关性肾损害主要表现为局灶节段性坏死性肾小球肾炎，很少有内皮细胞增生，免疫荧光呈无或很弱阳性。必须指出，ANA 抗体能和中性粒细胞的细胞核结合，导致用免疫荧光检测 ANCA 时表现出类似 pANCA 的荧光模式，易误以为 pANCA 阳性。进一步进行 MPO – ANCA 检测有助于鉴别诊断，注意一些系统性红斑狼疮患者也可有 MPO – ANCA 阳性。

4. 过敏性紫癜肾炎　任何年龄都可发病，以青少年多见，男性发病略多于女性，春秋发病多见，通常与机体对某些致敏因素反应有关，如感染、食物或某些药物等，30% ~ 50% 患者发病前有上呼吸道感染症状，可出现过敏性紫癜四联症即皮肤紫癜、消化道症状、关节痛和肾小球肾炎，且皮肤紫癜比较有特征性，易于鉴别。肾脏病理表现类似与 IgA 肾病，免疫荧光显示肾小球系膜区 IgA 和 C_3 沉积，而 ANCA 相关性血管炎肾脏无或很少有免疫荧光沉积，此外过敏性紫癜一般 ANCA 阴性。

5. 药物诱发的血管炎　PTU、甲巯咪唑、肼苯达嗪、米诺环素，少见如青霉胺、别嘌醇、普鲁卡因胺、氯氮平、苯妥英、利福平、异烟肼等均可诱发血管炎的发生，可有 ANCA 阳性，多为 pANCA，根据相关服药史可资鉴别，且药物所致的血管炎一般病情较轻，ANCA 的滴度较低。

6. 另外类风湿性关节炎、Goodpasture 综合征，冷球蛋白血症等　均可出现类似的临床表现，可以根据类风湿因子、抗 GBM 抗体、血冷球蛋白等指标进行鉴别。

7. 肺部受累有时需要与结核、肺部肿瘤相鉴别　根据相关病史、实验室检查如痰找抗酸菌、PPD 皮试、痰找癌细胞和血癌胚抗原（CEA）及必要时的组织活检一般可明确诊断。

三、治疗

（一）治疗原则

1. 积极诱导缓解　ANCA 相关性血管炎累及多个器官，肾脏常表现为局灶节段性坏死性肾小球肾炎，进展较快，不及时治疗易导致肾功能不可逆损伤。因此，一旦确诊后，应尽快给予积极治疗，以期短期内使病情迅速缓解，控制炎症反应，使病情稳定。

2. 防治并发症　ANCA 相关性血管炎累及多个器官常可致严重的伴发症。例如肺部毛细血管炎导致的肺出血，病情凶险，患者肺弥散功能受损，表现为严重的低氧血症（Ⅰ型呼吸衰竭），是决定患者生存的重要因素，应注意防治。

3. 维持治疗、防止复发　ANCA 相关性血管炎的一个重要特点是非常容易复发。因此，在积极治疗达到缓解后不能松懈，需积极进行维持治疗和必要的监测以巩固疗效，防止复发。

4. 注意药物治疗的副反应　ANCA 相关性血管炎患者年龄往往较大，而治疗血管炎的治疗方案却是比较强烈的免疫抑制治疗，加上这些患者常有肾损害，对药物的排泄能力下降，患者易出现比较严重的毒副反应。因而强调个体化治疗，即根据患者的体质、疾病的活动程度、病变的范围、起病的急缓、肝功能、是否有其他慢性疾病如糖尿病、胃溃疡等以及患者的经济情况制定个体化的治疗方案，并进行积极的监测，以期达到将可能的副反应减少到最低。

（二）治疗计划

1. 一般治疗　急性期应适当卧床休息，待肉眼血尿消失、水肿消退及血压恢复正常后逐步增加活动量。有水肿、高血压者，予以无盐或低盐饮食。不建议患者进食袋盐，后者常为钾盐，可加重肾衰竭的高钾血症。氮质血症时应限制蛋白质摄入，并以优质动物蛋白为主，尽量减少植物蛋白。对于严格控制蛋白摄入者，可补充 α 酮酸以防止蛋白营养不良，另注意补充维生素。明显少尿的急性肾衰竭患者需限制液体入量，但若有透析支持，则对液体摄入的限制可以适当放宽。尿少时还应注意避免摄入过多含钾的食物，如橙、香蕉、冬菇、木耳等。避免进食杨桃，后者可使肾衰竭患者出现神经系统损害，甚至昏迷。

2. 对症治疗

（1）利尿消肿：钠水潴留可以引起水肿、高血压，甚至急性心力衰竭等。经限制钠、水入量后，仍有水肿、高血压，应加用利尿剂。常用的利尿剂有噻嗪类，但当肾小球滤过率 < 25mL/（min·1.73m^2）时，需要使用强有力的襻利尿剂如呋塞米等。呋塞米可以口服或静脉注射，30min 起效，作用仅 4 ~ 6h，必要时可用 20 ~ 40mg，每日 2 ~ 3 次，有时可能需要较大剂量，应注意大剂量呋塞米对听力的不良反应。还可以加用血管解痉药，如小剂量多巴胺，加强利尿效果。一般不使用渗透性利尿剂、汞利尿剂和保钾利尿剂。

（2）降压：若经休息、限盐、利尿，血压仍不能恢复者，应进行降压治疗。患者往往体内肾素系统活性较高，可以使用 ACEI 和 ARB 类药物，并且有减少尿蛋白的作用。但此类药物可能减少肾小球滤过率，加重肾功能不全和高钾血症，对于没有透析支持患者需密切观察及监测血肌酐和血钾水平。必要时可用钙通道阻滞剂、α 受体阻断剂控制血压。由于患者常有尿少，不推荐使用硫酸镁降压，以免引起高镁血症。有高血压脑病时，应紧急采用降压药静脉用药：如硝普钠成人剂量 50mg 加入 5% 葡萄糖液中滴注，按血压调整滴速。硝普钠降压迅速，用药后数十秒即起作用，维持时间短，停药 3 至 5min 作用即消失。不良反应有低血压、恶心、呕吐、面红、肌肉颤动等。其代谢产生氰化物通过肾脏排泄，肾功能下降时易发生硫氰酸中毒，不宜长期、大剂量应用。在没有透析支持的情况下，一般使用不超过 1 ~ 2d；如有透析支持则可以比较安全使用。目前多用硝酸甘油代替，以避免硫氰酸盐蓄积。高血压脑病有抽搐者，降压的同时药物止痉、供氧等对症处理。

（3）充血性心力衰竭的治疗：本病水钠潴留是由于循环血容量增多造成，并非真正的心肌收缩力下降，因此治疗上应限钠、利尿、降压以恢复血容量，纠正水钠潴留或减轻心脏负荷，一般不采用加强心肌收缩力的洋地黄类药物。必要时可采用血管活性药物如酚妥拉明、硝酸甘油或硝普钠以减轻心脏负荷，经保守治疗仍不能控制病情，可用血液滤过脱水治疗。

（4）透析治疗：伴有急性肾衰竭的患者何时开始透析替代治疗并无绝对的标准，一般推荐早期进行透析治疗，防止并发症的出现。较常用的透析指征为：①急性肺水肿；②高钾血症，K^+ > 6.5mmol/L；③BUN ≥ 21.4mmol/L 或血肌酐 ≥ 442μmol/L；④高分解状态，每天血尿素氮上升 ≥ 8.9mmol/L或血肌酐上升 ≥ 176.8μmol/L，血钾每日上升1mmol/L以上；⑤无尿2天或少尿4天以上；⑥严重酸中毒，二氧化碳结合力（CO_2CP）< 13mmol/L，pH < 7.25；⑦少尿2天以上伴下列情况之一者：体液潴留，如眼结膜水肿、心音呈奔马律、中心静脉压升高；尿毒症症状，如持续呕吐、烦躁、嗜睡；高血钾，血钾 > 6.0mmol/L、心电图有高钾表现。

3. 诱导缓解　ANCA 相关性血管炎肾损害若不经治疗，常较快进展为不可逆肾衰竭。因此早期及时治疗尤为重要，多数患者可以得到缓解，避免或脱离透析。常用于诱导缓解药物包括以下几种。

（1）糖皮质激素：首选用药，常用泼尼松 1mg/（kg·d），满 8 周后每周减 5mg 至 0.5mg/（kg·d），然后减慢减量速度（如 2 ～ 3 周减 5mg），直至减为维持量，维持量取决于病情缓解情况而定，如果可能以 7.5mg/d 为宜。对于肾脏有显著活动病变（毛细血管襻坏死、细胞性新月体形成和大量炎症细胞浸润）并伴有短期肾功能恶化者，给予甲泼尼龙（Methylprednisolone，MP）0.5 ～ 1.0g，加入 200mL 生理盐水中缓慢滴注，连续 3d。长期应用糖皮质激素的患者可出现感染、药物性糖尿病、骨质疏松等不良反应，需加强监测，及时处理。

（2）环磷酰胺（Cyclophosphamide，CTX）：现在多认为联用环磷酰胺可获得更高的缓解率及较低的复发率，用法为 0.5 ～ 1.0g/m²，静脉注射，每月注射一次至基本缓解（一般 3 ～ 6 个月）；或 CTX 1.5 ～ 2mg/（kg·d），口服至基本缓解（一般 3 个月）。年龄 60 岁以上者，CTX 考虑减少剂量 20%。因为 CTX 部分在肾脏排泄，肾功能不全者应减少剂量约 20%。肾脏有较多慢性病变而血肌酐升高者，往往对 CTX 比较敏感，CTX 剂量应酌减。其主要不良反应为骨髓抑制和中毒性肝损害，并可出现性腺抑制、脱发、胃肠道反应及出血性膀胱炎。应每 2 周检查一次血象，如血白细胞计数 < 3.0 × 10⁹/L 或中性粒细胞绝对计数 < 1.5 × 10⁹/L，则应暂时停药观察。如出现白细胞减少者可使用粒细胞集落刺激因子（G – CSF），一般不加重血管炎病情。

（3）其他细胞毒药物：①甲氨蝶呤（Methotrexate，MTX）对肾损害的疗效多不如 CTX，且血肌酐 > 180μmol/L 者肝损害、骨髓抑制等不良反应显著增强，不宜使用。但研究表明，对于肾损害较轻的血管炎患者，MTX 也有较好的疗效，且不良反应较 CTX 小。②硫唑嘌呤（Azathioprine，AZA）、吗替麦考酚酯（Mycophenolate Mofetil，MMF）诱导缓解疗效多较 CTX 差，多用于激素加 CTX 诱导缓解后的维持治疗。AZA 用于血管炎缓解后的维持治疗，疗效和 CTX 相似，不良反应比 CTX 小，但仍可致血白细胞减少、肝损害等不良反应。MMF 则不易引起血白细胞减少等不良反应，适宜长期维持治疗，唯价格比较昂贵。

4. 肺出血处理　肺部受累表现为肺毛细血管炎时，患者可无明显临床症状或仅表现为痰中带血，但可快速进展为弥漫肺泡出血（Diffuse Alveolar Hemorrhage，DAH）引起危及生命的大咯血及呼吸衰竭，死亡率高达 60%，是临床工作中患者最常见的死亡原因之一。据相关文献报道，韦格纳肉芽肿 DAH 的发生率为 7% ～ 45%，MPA 为 10% ～ 30%，变应性肉芽肿血管炎则相对较少见。因此，临床上患者出现不明原因（注意排除肺部感染及肺水肿）的气促、呼吸困难、咯血（约 1/3 患者可无此表现）、胸痛及与疾病不相平行的贫血（血红细胞计数及血细胞比容下降），警惕肺出血的可能，肺部体检早期可无明显异常，此时应立即行胸部 X 线检查、血细胞计数、出凝血常规、心电图、血氧饱和度监测及动脉血气分析。X 线胸片通常表现为类似于肺水肿的急性双侧肺部浸润影但无心脏增大，较少有胸腔积液。值得注意的是，肺出血早期可能 X 线片可以没有明显变化，而肺出血者病情进展极为迅速，因此本病强调早期发现，积极治疗。给予甲泼尼龙（Methylprednisolone，MP）0.5 ～ 1.0g，加入 200mL 生理盐水中缓慢滴注，连续 3 天冲击治疗，同时加用静脉注射 CTX 促进诱导缓解。对于血肌酐 > 500μmol/L尤其是伴有抗 GBM 抗体阳性的患者，在激素和细胞毒药物诱导治疗同时，早期进行血浆置换常可获得到满意的疗效。肺出血严重时，大量红细胞、血红蛋白充满肺泡腔，肺泡弥散功能减弱，引起低氧血症，甚至呼吸衰竭，应给予氧疗，低氧血症仍不能纠正时考虑机械通气。另外注意消除患者紧张情绪、镇静、患侧卧位、头低位防止窒息的发生。

5. 维持治疗

（1）硫唑嘌呤 ［1～1.5mg/（kg·d）］合用小剂量糖皮质激素（泼尼松：7.5～10mg/d）。

（2）吗替麦考酚酯（MMF）1.0～2.0g/d，分两次服用作为维持治疗，并合用小剂量糖皮质激素（泼尼松：7.5～10mg/d）。

（3）每月查血常规和肝功能一次，白细胞 $< 3 \times 10^9$/L，中性粒细胞 $< 1.5 \times 10^9$/L 或出现肝损害时需停药观察。

（4）维持性免疫抑制治疗的时间长短尚无共识，建议总疗程 1 年以上。

（5）停用免疫抑制剂后需定期随访（每 3～6 个月一次），检测 ANCA 并结合其他临床或病理指标判断是否有复发，并及时防止复发。

6. 复发的治疗　ANCA 相关性血管炎的一个重要特点是非常容易复发，约有 50% 韦格纳肉芽肿患者在 5 年内至少会有一次复发。MPA 复发率稍低。复发时上述免疫抑制治疗仍然有效。此时免疫抑制剂的剂量取决于复发的程度。

7. 防治药物治疗的副反应　常见的副反应有感染、肝功能损害、骨髓抑制、药物性糖尿病、骨质疏松、出血性膀胱炎等，一旦出现给予相应的处理。

8. 其他治疗　①对于已有肾衰竭的患者应及时给予透析支持。急性肾衰竭达到透析指征者应尽早透析治疗，经血浆置换和/或免疫抑制剂治疗后患者可能可以脱离透析。慢性肾衰竭患者只能维持性透析治疗。经过治疗缓解或好转的患者，常遗留有不同程度的肾损害或肾功能不全。这时应注意保护残存的肾功能，如使用血管紧张素转化酶抑制剂（ACEI）或血管紧张素 II 受体拮抗剂（ARB），防止肾小球过度滤过和减少尿蛋白，以保护肾功能，同时应注意控制血压和避免使用肾毒性的药物。慢性肾衰竭患者只能维持性透析治疗，终末期肾衰竭者可考虑肾移植，但移植一般应在病情控制半年到 1 年左右后进行，复发率为 15%～20%。②复发往往和上呼吸道感染及慢性携带金黄色葡萄球菌相关，TMP/SMZ 可用于维持缓解。③丙种球蛋白对血管炎疗效不肯定，主要用于预防感染。④人源化抗 T 细胞单克隆抗体有一定疗效，但尚未大量应用经验。

（三）治疗方案的选择

韦格纳肉芽肿和 MPA 的治疗相似，主要治疗药物为免疫抑制剂，药物毒性总体较大，且患者多为中老年，药物易致严重不良反应，故必须准确判断病情，才能使疗效/不良反应比达到最大化。活动病变可通过治疗逆转，而过度治疗慢性病变只增加不良反应。肾小球纤维素样坏死、细胞性新月体、肾小球囊基底膜断裂、间质炎症浸润甚至肉芽肿形成、肾小管炎、小动脉炎均为显著活动指标需要积极治疗。纤维性新月体、肾小球硬化、肾小管萎缩及肾间质纤维化则是慢性化指标。肾间质纤维化常伴有淋巴细胞浸润，故在纤维化背景下的淋巴细胞浸润并非活动证据，慢性病变不适宜使用过度积极的免疫抑制治疗。中性粒细胞、嗜酸性粒细胞浸润甚至出现多核巨细胞则提示急性病变。无肾活检条件的单位，可参考肾功能变化、尿常规和 ANCA 滴度加以判断，血尿（特别是肉眼血尿）伴 ANCA 阳性常提示活动病变；血肌酐高低并不能代表活动病变的程度，但短期血肌酐升高则提示活动病变，特别是伴有血尿（畸形红细胞）时更支持。

通常肾脏急慢性病变共存，治疗方案（即免疫抑制疗法的强度）取决于两者比例。只要有较多的活动病变，仍可采用上述方案或酌情减量（如激素剂量减半）。对肾脏以慢性病变为主者，过分积极治疗无必要，但仍需控制肾外活动病变，特别是防止肺出血的发生，此时免疫抑制方案主要依肾外病变而定。

关于 CTX 静脉脉冲或连续口服的选择问题，根据国外一项对 11 个共 200 名 ANCA 相关性血管炎患者非随机研究的荟萃分析结果，静脉使用 CTX 似乎更易诱导缓解，并且减少感染的发生，复发率虽无统计学差异，但其绝对值高于口服 CTX 组。

以往的观点认为，在药物治疗的基础上应用血浆置换并不能改善患者的预后，并进行了一系列关于血浆置换的研究，Pusey CD 等人（1991 年）发现血浆置换在已经进入透析的肾脏病变较严重的患者可以改善预后，而对于肾脏较轻的患者与单纯药物治疗比较无明显差异。根据 Klemmer PJ 等人（2003 年）的研究，ANCA 相关性血管炎伴发弥漫肺出血（DAH）时，血浆置换可以获得良好的治疗效果。一项来自欧洲 9 个国家的前瞻随机对照研究（2007 年），将 137 名初次起病血肌酐 > 500μmol/L 的 ANCA 相关性血管炎患者随机分为血浆置换组（70 人）给予隔日一次血浆置换共 7 次及甲泼尼松冲击组（67 人），血浆置换组给予隔日一次血浆置换共 7 次，甲泼尼龙冲击组给予大剂量甲泼尼龙冲击治疗，两组同时给予口服糖皮质激素和 CTX 治疗，6 个月后改为激素加 AZA 维持。3 个月后，血浆置换组和甲泼尼松冲击组分别有 69% 和 49% 患者肾功能得到恢复，脱离透析。12 个月后，两组分别有 19% 和 41% 的患者进展为 ESRD，而两组的死亡率则无明显统计学差异。因此，对于血肌酐 > 500μmol/L、肾活检显示为寡免疫复合物的新月体（局灶节段性坏死性）性肾炎，在使用激素和细胞毒药物的基础上加用血浆置换有助于肾功能的恢复并脱离透析，尤其是伴有抗 GBM 抗体阳性、有肺出血倾向的患者。

四、病程观察和处理

（一）病情观察要点

（1）治疗期间定期监测尿量、尿常规、肾功能，观察其变化情况并判断药物治疗疗效。尿量增多、尿蛋白减少、血尿减轻、血肌酐下降是肾脏炎症得到控制，病情趋于缓解的指标。

（2）定期检测 ANCA：目前普遍认为 ANCA 在 ANCA 相关血管炎的发病中起着重要的作用，但对于 ANCA 在病情监测及复发预测方面的价值尚存在争议。少数经临床和病理获得诊断的患者可为 ANCA 阴性，同时 ANCA 也可出现在其他疾病过程中，而且血 ANCA 水平并不完全与患者的临床和病理改变相平行，这种情况可以通过改进测定方法如同时用间接荧光和 ELISA 方法测定 ANCA 并结合临床表现和其他辅助检查结果综合分析得到解决。Han 等通过对 48 个诱导缓解的患者长期随访（平均 42.6 个月）发现，共有 16 个患者在随访期间发生 23 次复发，其中有 12 次复发前都有 PR3 - ANCA 或是 MPO - ANCA 滴度 4 倍以上的升高，2 次复发前 PR3 - ANCA 和 MPO - ANCA 均升高 4 倍以上，有 3 次复发虽有 ANCA 的升高，但不到 4 倍，余下 6 次复发前及复发时 ANCA 不升高或是降低。另外，将伴有 ANCA 4 倍以上升高的情况分为 2 组，Ⅰ组维持原治疗不变，Ⅱ组加强免疫抑制剂的治疗，结果发现在随访期间Ⅰ组的复发率为 100%（10/10），发生在 ANCA 升高后的 2~12 个月内，平均为 5.8 个月。Ⅱ组 11 次升高有 2 次复发，分别发生在 ANCA 升高后的 3、6 个月。因此认为，血 ANCA 较基础水平明显升高对于预测复发，指导治疗具有重要的价值。

（3）观察患者肾外病变情况：肺毛细血管炎导致的肺出血往往可以危及患者生命，注意预防及早期识别，注意患者有无咯血丝痰、咯血、气促、发绀等表现。一旦出现上述表现，应尽快做胸片检查以了解是否有肺出血及其范围。对有肺出血者，还需积极监测血气分析以了解是否有低氧血症。

（4）密切监测药物副反应：继发感染时，给予及时有效的抗生素治疗，避免造成肾功能进一步恶化。由于肾小球滤过率下降，应尽量避免使用肾毒性的抗生素如氨基糖苷类抗生素，而且经肾脏排泄的抗生素如头孢类和喹诺酮类抗生素需根据 GFR 调整剂量。定期复查血常规和肝功能，当白细胞 < 3.0 × 10^9/L，中性粒细胞 < 1.5 × 10^9/L 或出现肝损害时需停药观察。如果患者出现免疫低下的表现，如常并发带状疱疹感染或巨细胞病毒感染，需适当减少免疫抑制剂的剂量，以免引起免疫抑制过度。

（二）疗效判断与处理

一般来说，如果经诱导治疗后症状和体征改善（如食欲改善、水肿消失）、ANCA 阴转、尿量增多、血尿减轻、尿蛋白减少、肾功能与其病理改变相适应 [例如肾活检显示 50% 肾小球硬化，该患者 GFR 不可能完全恢复至正常水平，最多只能恢复至 50mL/（min·1.73m²），这时也可认为已经缓解]。重复肾活检显示肾脏活动性病变明显减少，则表示已达到临床缓解。

五、随访

（1）避免受凉感冒，注意休息，避免使用可致肾损害的药物。

（2）用药期间每月查血常规和肝功能，生育期女性患者随访过程中还需注意月经史。

（3）停用免疫抑制剂后需定期随访（每 3~6 个月一次），检测 ANCA 并结合其他临床或病理指标判断是否有复发，并及时防止复发。

六、预后

如果不经治疗，多数患者进展至不可逆肾衰竭，一年内死亡率可达 80%，常死于严重肾脏病变或是大量肺出血。激素加环磷酰胺治疗可使 90% 以上患者获得缓解。国外有研究表明 8 年生存率可达 80% 以上，预后和血肌酐水平呈负相关，主要死亡原因为肾衰竭、肺出血及严重感染。约有 50% WG 患者在 5 年内会有至少一次复发，MPA 复发率稍低，复发时重新使用免疫抑制治疗仍然有效。

（方　芳）

第二节　乙肝病毒相关性肾炎

一、概述

乙型肝炎病毒（HBV）感染可引起多种多样的肝外病变，肾小球肾炎是发生在 HBV 感染患者的一种疾病。

二、诊断

（一）病史采集要点

本病临床表现多种多样，可类似于各种临床类型的原发性肾小球肾炎样表现，轻者可表现为隐匿性肾炎、慢性肾炎综合征、急性肾小球肾炎甚至急进性肾炎样改变。

1. 起病情况　起病年龄多为儿童及青少年，据报道膜性肾病 80%~100% 为男孩，膜增生性肾炎男女比为 3.8∶1。儿童时母亲垂直传播或家庭中相互传播，年长及成人常无明显接触史，有的有接受血制品治疗史。

2. 主要临床表现　各种类型临床表现的乙肝病毒相关性肾炎可分述如下。

（1）肾病综合征：绝大多数病者属此类型。临床表现为大量蛋白尿（>3.5g/d）；低蛋白血症（血浆白蛋白<30g/L）；高脂血症；水肿。伴有肉眼或镜下血尿，可有高血压及肾功能不全，血清补体常降低，病理类型为膜性肾病和膜增生性肾炎。

（2）肾小球肾炎：本病可有表现为急性肾小球肾炎的临床症状如水肿、少尿、血尿、高血压等。也可表现为慢性肾炎综合征，起病缓慢，反复水肿长达数月至数年。尿蛋白持续（++）以上或伴有血胆固醇升高，总蛋白下降，白蛋白下降，病理类型多为弥漫增生型，其中多见于膜性肾炎及膜增生性肾炎。个别患者病程迁延，蛋白尿、血尿持续存在，并逐渐出现贫血、肾功能不全而发展至慢性肾炎、慢性肾衰竭阶段。最终可发展到终末期硬化性肾小球肾炎。少部分患者还可呈急进性肾炎综合征样表现。

（3）无症状性蛋白尿：临床主要表现为少量的蛋白尿，定量通常在 1.0g/24h 以下，以白蛋白为主，尿沉渣检查正常，无水肿、高血压及肾功能损害。病理有些可呈轻度系膜增生性肾炎，病程可迁延长达 1 年以上。

（4）单纯性血尿：主要表现为无症状性血尿，包括持续性镜下血尿或反复发作性肉眼血尿。病程也经常较长，血生化无肾炎或肾病改变。肾功能正常，同样无水肿、高血压表现，病理改变可为系膜增生性肾炎。

3. 既往病史　对本病的诊断和鉴别诊断有重要意义，通常有乙型肝炎病毒感染史，家中成员常有肝炎病史。

（二）体格检查要点

1. 一般情况　一般情况好，可有精神萎靡、疲劳、乏力、食欲差等慢性肝炎样表现。部分病者有高血压。

2. 皮肤黏膜　注意患者无有皮肤、黏膜黄染、苍白，水肿较常见。常累及眼睑及颜面，肢体水肿也常见呈凹陷性。

3. 浅表淋巴结　一般无明显异常，部分患者可有头颈部浅表淋巴结肿大。

4. 头颈部　一般无明显异常，应注意有无咽、扁桃体感染表现。注意眼部病变、听力改变。注意有无颅内高压及脑水肿的眼底改变。

5. 胸腔、心脏及肺部　部分患者可有双侧胸腔积液，并发心力衰竭者可出现相应心脏及肺部表现。

6. 腹部　注意有无腹部静脉曲张、部分患者有腹腔积液，肝、脾肿大。

（三）门诊资料分析

1. 尿液检查　尿常规检查可见有红细胞，相差显微镜红细胞形态检查为肾小球源性血尿。可有管型尿（透明管型、颗粒管型），尿蛋白定性可由微量至大量不等，可呈 + ～ + + +，多属非选择性。部分患者蛋白尿可达肾病综合征水平。病情迁延者可有肾小管间质损害表现，如糖尿、氨基酸尿及尿酸化功能障碍。

2. 血常规　红细胞计数及血红蛋白可正常到稍低或严重下降。白细胞计数多正常或稍高。有肝炎活动时血沉可增快。

3. 血液生化及肾功能检查　可有肝功能异常。可有低蛋白血症，高脂血症，一般血清电解质及酸碱平衡无明显异常。早期血清尿素氮及肌酐可在正常范围，随着病情发展，肾功能下降者血尿素氮及肌酐可有不同程度的增高，部分表现为急进性肾炎者还可出现。肾功能进行性下降，血清尿素氮及肌酐进行性上升。

（四）继续检查项目

1. 尿蛋白定量　24h 尿蛋白定量可从无到大量蛋白尿改变。部分患者尿蛋白定量初次检查就达到肾病综合征水平。

2. 其他血液学检查　乙肝病毒抗原及其标志物常常阳性，乙肝病毒 DNA 水平可明显升高，转氨酶异常。血沉增快，部分大量蛋白尿患者可有低白蛋白血症及高脂血症。部分患者可有免疫球蛋白水平异常，甚至白/球蛋白比例倒置，可有低补体血症。风湿及自身免疫性血清学检查、血清蛋白电泳或免疫固定电泳、肿瘤标志物血清学检查等有助于排除如系统性红斑狼疮性肾炎、血管炎肾损害、多发性骨髓瘤肾病及肿瘤相关性肾炎等疾病。

3. 肾功能检查　包括肾小球滤过功能和肾小管功能检查。部分患者可以肾功能正常。也可以有肾小球滤过率、内生肌酐清除率降低，酚红排泄试验、尿浓缩稀释功能及酸化功能减退。肾功能不全分期多属代偿期或失代偿期。

4. 影像学检查　超声影像学检查可见部分患者肾脏大小正常，部分患者可见双肾缩小，肾皮质变薄或肾皮质、髓质分界不清等结构紊乱改变。另外也可见肝、脾肿大的征象。

5. 肾活检病理　对于考虑乙肝病毒相关性肾炎患者应强调行肾活检以进一步明确诊断。如无肾穿刺活检禁忌证，此为诊断的必备检查。肾活检病理多表现为不典型膜性肾病及膜增殖样肾小球肾炎。光镜下可见基底膜不规则增厚，伴系膜增生。免疫荧光可见"满堂红"现象。HBV 抗原及其标志物一个或多个沉积于毛细血管壁及系膜区。除 IgG 外，还有 IgM、IgA、C_3、C_{1q} 等沉积。电镜可见上皮下及基底膜内、内皮下、系膜区有电子致密物，有时并可见病毒样颗粒。此外可见极少数的系膜增生性肾小球肾炎、轻微病变、局灶节段性肾小球硬化等，后三者目前尚有争议。

（五）诊断要点

目前国际上尚无 HBV 相关性肾炎的统一诊断标准。我国在 1989 年北京全国乙型肝炎病毒相关肾炎座谈会上讨论，参照国内外多数学者意见，建议国内试用下述三条为 HBV 相关性肾炎的诊断标准：①血清 HBV 抗原阳性。②患肾小球肾炎并可除外狼疮性肾炎等继发性肾小球疾病。③肾组织切片上找到 HBV 抗原标志物。此为最基本条件，缺此不能诊断。由于检验技术或抗体质量的差异，故应做多种抗原检测或肾组织洗脱液检查以及原位杂交等手段来提高检出率。另外由于小儿很少患有原发性膜性肾病，若小儿患者符合①②条，病理确诊为膜性肾病，尤其是电镜观察有此特点时，尽管肾组织未发现到 HBVAg，仍可考虑为 HBV 性相关肾炎的可能。

（六）鉴别诊断要点

由于本病临床表现与相同病理类型的原发肾小球肾炎相似。且诊断时必须在肾组织内找到乙肝病毒标志物。故鉴别诊断我们需要考虑以下情况：①血清 HBV 及其标志物阳性，而肾组织 HBV 及其标志物阴性，这最大可能肾损害与 HBV 感染无关，不能下 HBV 相关性肾炎诊断。但是当血清抗体过多，肾切片上 HBV 抗原位点被饱和时可能出现假阴性，这时需要酸洗脱肾切片上抗体再重新染色检查。②相反若肾组织中 HBV 及其标志物阳性而血清阴性，这是可能由于 HBV 抗原直接种植于肾小球内，或血清中 HBV 抗原消长并不与肾组织中消长同步，此时只要肾组织切片上确有 HBV 抗原，且上述诊断标准中的②仍然存在，HBV 相关肾炎诊断仍能成立。③儿科患者极少有原发性膜性。肾病，只要诊断标准中的①②成立，且病理类型表现为膜性肾病，即使肾组织未发现 HBV 及其标志物，仍能诊断 HBV 相关性肾炎。

三、治疗

（一）治疗原则

乙肝病毒相关性肾炎目前尚缺乏特效药物治疗，治疗原则主要是防治乙肝病毒感染，抗病毒治疗和适当的糖皮质激素治疗。血管紧张素酶抑制剂（ACEI）、血管紧张素 Ⅱ 受体阻滞剂（ARB）控制血压，减少尿蛋白。抗凝及抗血小板凝集等综合治疗来保护肾脏，延缓肾功能损害的进程。

（二）治疗计划

1. 一般治疗　休息、饮食治疗同各种相似类型的原发性肾小球肾炎。此外加强护肝、对症支持治疗。

2. 药物治疗

（1）免疫抑制剂：国内曾有人对初发表现为肾综，且无病毒复制，肝功能正常的患者给予糖皮质激素治疗，在减少蛋白尿方面可获得一定疗效。但多数患者认为激素可延迟乙肝中和抗体产生，并可能促进 HBV 复制而加重病情。故必需慎用激素。目前认为只有病情需要，如青少年初发表现为肾综的乙肝相关膜性肾病。且血清 HBV 复制指标（HBV‑DNA、HBeAg）正常时才可以应用，同时需监测 HBV 复制指标及肝功能变化，而且不适宜大剂量、长疗程使用激素治疗。细胞毒药物多数学者认为慎用或不主张使用。

（2）抗病毒治疗：干扰素可以通过与细胞表面特异性受体结合，激活某些酶以后破坏多核糖体阻止病毒蛋白质合成，从而阻断乙肝病毒的繁殖和复制，但不能进入宿主细胞直接杀灭病毒。此外还能增强吞噬细胞及淋巴细胞活性，有免疫调节作用。故也有不少学者用于治疗 HBV 相关性肾炎，用药后常可以见到 HBV 复制阴转，蛋白尿缓解或转阴，但剂量和疗程和不良反应尚待进一步观察。拉米呋定（Lamivudine）通过竞争性抑制 HBV‑DNA 多聚酶活性，从而抑制 HBV‑DNA 合成。由于不影响人体线粒体中 DNA 合成，细胞毒性低，可口服，使用方便，在 HBV 相关性肾炎的应用已得到肯定，特别在病毒复制，乙肝活动时疗效显著。和治疗慢性乙型肝炎一样，对 HBV 相关肾炎拉米呋定 100mg/d 是较佳的临床治疗剂量。疗程至少 1 年。HBeAg 阴转或 HBV‑DNA 10^5copy/mol，根据病情再巩固使用半年，对 HBeAg 阴性、HBeAb 阳性及 HBV‑DNA 阳性的前 C 区变异株应用 2 年以上。其他目前新型的抗病毒治疗药物如阿德福韦（Adefovir）原用于 HIV 高效抗逆转病毒的治疗，小剂量（10mg）和拉米呋定一样，也有很好的抗 HBV 作用。目前主要用于治疗拉米呋定无效或 HBV - DNA 阳性的前 C 区变异株。

四、病情观察及处理

（一）病情观察要点

（1）临床症状的观察和记录需特别注意水肿、血压、尿量及乙肝病毒感染变化的情况。

（2）治疗期间的观察同相似类型的原发性肾小球肾炎治疗。还需特别注意监测肝功能及 HBV 复制指标如 HBV - DNA、HBeAg。

（3）注意药物及剂量应根据肝、肾功能进行相应调整，特别是病毒复制、肝功能异常的抗病毒治疗。注意药物的不良反应。

（二）疗效评定标准

（1）治愈：症状全部消失、乙型肝炎病毒抗原转阴、尿常规正常。

（2）好转：症状减轻、乙型肝炎病毒抗原转阴或仍阳性，蛋白尿减少。

（3）未愈：症状未减轻、乙型肝炎病毒抗原阳性，尿蛋白不减少或增多。肾功能继续损害。

（4）未治：患者未接受治疗。

五、预后

和原发性肾小球肾炎一样，HBV 相关性肾炎的预后也和其病理类型相关，HBV 相关性肾炎膜性肾病预后较好，尤其是小儿初发表现为肾综者，部分还能自发缓解。而 HBV 相关性肾炎膜增殖肾炎预后较差，儿童也常逐渐进展至慢性肾衰竭。

六、随访

1. 出院带药及医嘱　患者需要注意休息。避免过度劳累。继续带药治疗及注意观察病毒复制、肝功能情况及药物不良反应。

2. 检查项目与周期　对于好转与未愈患者，应定期 1 ~ 2 周复查尿常规、尿蛋白定量、肾功能和电解质、酸碱平衡检查。至少 1 个月复查肝功能变化、乙肝病毒抗原及 HBV - DNA 等检查。

（王　玲）

第三节　高尿酸血症肾病

一、高尿酸血症的发病机制

（一）尿酸的产生及代谢

尿酸是一种弱的有机酸，分子量 168Da。尿酸是一种三氧化嘌呤，含嘧啶和咪唑环亚结构，是嘌呤环的 2、6、8 位被氧化后的产物。尿酸的微酸性来自于第 9 位上氢离子（pKa，5.75）和第 3 位上氢离子（pKa，10.3）的电离。第 1 和第 7 位的氢离子不发生明显的电离。嘧啶环第 3 位上的氢不容易随细胞内外液 pH 变化而发生电离。电离的尿酸很容易形成尿酸盐，主要是一钠盐、二钠盐和钾盐。尿酸在 pH 7.4 时主要形成一钠盐，占 98%，主要分布在血浆、细胞外液和滑膜液，只有 4% ~ 5% 的尿酸是与血浆蛋白结合的。尿酸的溶解度很低，其分解产物尿囊素的溶解度是尿酸的 5 ~ 10 倍，然而人类缺乏能将尿酸分解为尿囊素的尿酸酶，因此尿酸就是嘌呤代谢的终产物。37℃ 时血浆中尿酸的饱和浓度是 7.0mg/dl。虽然血浆尿酸水平经常超过此值，但尿酸可以超饱和存在于血浆而不致析出，其确切的机制目前尚不清楚。血液系统的恶性肿瘤患者在接受细胞毒药物治疗时血尿酸 - 钠盐可达到 40 ~ 90mg/dl 的超饱和浓度，这些患者的尿酸盐溶解度为什么能达这么大目前还不清楚，可能是由于形成了较稳定的尿酸盐溶液或血浆中促尿酸溶解的物质增加，或二者皆有。

尿酸是人体内嘌呤代谢的最终终产物。而嘌呤是两类生物大分子——脱氧核糖核酸（DNA）和核糖核酸（RNA）的组成碱基。人体尿酸80%来源于细胞核，摄入的动物性或其他富含嘌呤的食物分解代谢所产生的占20%。嘌呤合成及降解虽然在各组织中都存在，但尿酸只在含有黄嘌呤氧化酶的肝和小肠组织中产生，肾脏也可能有一些。食物中的核酸一般以核蛋白的形式存在，核蛋白在胃内经胃酸及酶的作用分解成核酸和蛋白质。核酸进入小肠后，在肠道各种水解酶的作用下，经过多步水解，最后形成嘌呤碱和嘧啶碱，嘌呤碱和嘧啶碱除少部分被吸收外，大部分被进一步分解而排出体外。因此，机体嘌呤碱的主要来源还是靠自身合成，来自食物的仅占一小部分。血尿酸生成方面的调控主要靠嘌呤的合成及分解代谢完成。其中嘌呤核苷酸的合成有两条途径，即从头合成途径和补救合成途径。嘌呤核苷酸的从头合成过程主要在细胞质中完成，首先合成次黄嘌呤核苷酸（Inosine Momophosphate，IMP），然后通过不同途径合成单磷酸腺苷（AMP）和单磷酸鸟苷（GMP），进一步合成二磷酸腺苷（ADP）和二磷酸鸟苷（GDP）以及三磷腺苷（ATP）和三磷酸鸟苷（GTP）；与从头合成不同，补救合成过程较简单，是细胞利用游离碱基或核苷重新合成相应核苷酸的过程。体内嘌呤核苷酸的分解代谢主要在肝、小肠及肾脏中进行。嘌呤核苷酸可以在核苷酸酶的催化下，脱去磷酸成为嘌呤核苷，嘌呤核苷在嘌呤核苷磷酸化酶（Purine Nucleoside Phosphorylase，PNP）的催化下转变为嘌呤。嘌呤核苷及嘌呤又可经水解，脱氨及氧化作用生成尿酸。

每日尿酸的2/3从尿中排泄，剩余的1/3通过消化道由胆管、胃及小肠排出体外。进入消化道的尿酸被大肠埃希菌酶解破坏，因此这一过程叫尿酸的酶解。尿酸盐与蛋白在体内的结合率非常低（4%~5%），因此尿酸盐在肾小球几乎是完全自由滤过的。尿酸在肾脏排泄的经典模型是由4步组成的：①肾小球的滤过（100%）；②肾小管的重吸收（98%~100%）；③肾小管的再分泌（50%）；④分泌后的再次重吸收（40%）。最后有8%~12%由肾小球滤过的尿酸排出体外。负责尿酸重吸收的转运蛋白主要是位于肾小管刷状缘侧的人尿酸转运蛋白1（URAT1）和在肝细胞基底侧膜、肾小管基底侧膜和刷状缘侧膜的葡萄糖转运蛋白9（GLUT9）；而负责尿酸分泌的转运蛋白有多药耐药蛋白4（MRP4）及有机阴离子转运蛋白（OATs）的OAT1、OAT3及OAT4。因此，肾脏疾病时引起高尿酸血症的机制主要有两方面：①GFR下降导致尿酸的滤过下降，见于各种原因引起GFR下降者；②肾小管功能异常导致对尿酸的重吸收增加和（或）分泌下降时。

（二）高尿酸血症的发生机制

1. 尿酸生成过多　如前所述，尿酸的生成需要嘌呤的合成及分解代谢调控，而这一过程需要一系列酶的参与，每种酶的异常都会导致尿酸产生的异常。目前研究得比较清楚的由尿酸代谢相关酶异常导致的疾病有如下几种。

（1）莱施-奈恩综合征：是一种X连锁的嘌呤代谢异常性疾病，次黄嘌呤-鸟嘌呤磷酸核糖转移酶（HGPRT）活性几乎全部丧失。1964年首先发现。HGPRT缺陷使嘌呤核苷酸补救合成途径障碍，导致次黄嘌呤和鸟嘌呤堆积，从而转变为最终代谢产物-尿酸。在婴儿及儿童时期就易发生高尿酸血症，发病早者出生后6~8个月就可出现明显症状。首发症状通常为高尿酸血症所致，很大一部分婴儿尿中有橙色颗粒排出，但这一症状经常被忽略以致出现自毁行为等比较明显的晚期症状时才被发现。

（2）1-焦磷酸-5-磷酸核糖（PRPP）合成酶活性过高：PRPP合成酶基因突变可导致该酶活性过高，出现高尿酸血症和高尿酸尿。PRPP合成酶由PRPS1和PRPS2两个基因编码，分别位于X染色体Xq22-24和Xp22.2-22.3。已经有报道PRPS1基因点突变导致PRPP合成酶变构而使其活性增加。患者可出现血尿、结晶尿、尿道结石、肾脏病及痛风性关节炎。家族性发病者可伴有感觉神经性耳聋。患者都有高尿酸血症和高尿酸尿，体液中由于尿酸过度堆积可以导致各种症状，有报道痛风性关节炎最早可在21岁就发病，也可以出现肾绞痛和尿路结石。家族性发病者临床症状出现早。

（3）糖原贮积病：Ⅰ型糖原贮积病（冯·吉尔克病，Von Gierke disease），患者由于葡萄糖-6-磷酸酶缺陷（G-6-PD），在少年或成年后可出现高尿酸血症和典型的痛风表现。其机制主要是尿酸合成过度，但也有肾脏排泄减少的因素，因为该病患者肾小管乳酸、羟丁酸和乙酰乙酸的排泄增加从而竞争性地抑制了尿酸的排泄。此外，Ⅲ型、Ⅴ型、Ⅶ型糖原贮积病也可以出现高尿酸血症，但一般不出现痛风。G-6-PD基因已被克隆，业已证明该基因突变导致的氨基酸置换（R83C和Q347X）可以引起Ⅰ型糖原贮积病。

关于嘌呤代谢过程异常目前已知的除前文提到的几种先天性疾病外，知之甚少，这也从某些特发性高尿酸血症甚至痛风的发病机制不明确，也无特异性治疗的事实得到验证。

2. 尿酸排泄减少　高尿酸血症的发病还与尿酸的排泄有关。

尿酸的主要排泄器官是肾脏，在这一方面，除肾功能减退、GFR下降导致尿酸滤过减少外，最有可能的机制是肾小管负责尿酸重吸收及分泌的转运蛋白表达或功能异常导致的高尿酸血症，某些CKD患者GFR已明显下降但血尿酸水平却正常，而另一些CKD患者GFR并未明显下降但血尿酸水平却明显升高的事实提示，这些CKD患者的肾小管尿酸转运蛋白在其中发挥着重要作用。事实上绝大部分高尿酸血症的发病是与这些转运蛋白的异常有关的。关于这些转运蛋白表达或功能异常导致高尿酸血症的研究目前已知的有如下几种：

（1）URAT1基因（SLC22A12）突变：导致尿酸排泄异常的情况分为两类，一类是导致URAT1失功能的突变，这种突变导致URAT1重吸收尿酸的功能部分或彻底丧失，从而导致低尿酸血症；而另一类则是突变导致URAT1重吸收尿酸的功能增强，这类突变已报道的有内含子区SNP、启动子区突变以及外显子区突变，这类突变会导致高尿酸血症。至于慢性肾脏病时高尿酸血症的机制目前知之甚少，我们通过对部分IgA肾病患者的分析证实了肾功能正常的IgA肾病患者也有很大一部分伴有高尿酸血症，而且发现伴有高尿酸血症的这部分IgA肾病患者肾脏血管病变和肾小管间质病变明显重于血尿酸正常的患者，这与Myllymaki J等报道的一致。我们进一步用免疫组化方法发现伴有高尿酸血症的IgA肾病患者肾脏URAT1表达明显高于血尿酸正常的IgA肾病患者。体外试验证明醛固酮可以刺激肾小管上皮细胞高表达URAT1，提示肾脏疾病时局部醛固酮增加可能是刺激URAT1表达增加从而导致高尿酸血症的重要机制之一。

（2）GLUT9基因（SLC2A9）突变：如前所述，GLUT9在肝脏的尿酸转运和肾脏的尿酸排泄过程中发挥着重要作用，GLUT9的系统性敲除可引起轻至中度高尿酸血症及严重高尿酸尿症，而肝脏特异性GLUT9敲除可引起严重高尿酸血症，说明GLUT9在肝脏的尿酸转运及肾脏的尿酸重吸收中发挥着重要作用。GLUT9以肾脏表达为主，GLUT9 SLC2A9的失功能突变可导致尿酸重吸收障碍而产生低尿酸血症，而GLUT9功能增强从而产生高尿酸血症甚至痛风的病例在白种人、中国人等多个人种已相继报道。

（3）ABCG2基因突变：ABCG2基因属于ATP结合盒家族成员，表达在近端肾小管的顶膜，负责依赖于ATP的许多化合物的出细胞转运，因此也负责尿酸的分泌。已知的ABCG2基因第5个外显子SNP-rs2231142与高尿酸血症及痛风相关。

二、高尿酸血症与肾脏病

（一）高尿酸血症是肾脏病进展的危险因素

以往的研究多认为高尿酸血症只是某些肾脏病的伴随现象，并没有重视尿酸本身对肾脏的致病作用。然而，最近的几项研究均证明高尿酸血症是肾脏病进展的独立危险因素。最近对6 400名肾功能正常的患者调查发现，血尿酸>8.0mg/dl者2年内进展为肾衰竭的危险度分别是血尿酸<5.0mg/dl者的2.9倍（男性）和10.0倍（女性）。这种相对危险度的增加与年龄、体重指数、收缩压、总胆固醇、人血白蛋白水平、血糖、吸烟、喝酒、锻炼习惯、蛋白尿以及血尿等因素均无关。实际上，血尿酸水平的增加对肾功能不全进展的影响甚至大于蛋白尿。芬兰作者对223例IgA肾病患者的研究发现：伴有高尿酸血症的IgA肾病患者肾活检10年后的肾脏生存率明显低于血清尿酸水平正常的IgA肾病患者（68% vs 86%，P<0.01）。有医院对648例IgA肾病患者的调查发现，发生高尿酸血症者为192例，占29.6%，而192例高尿酸血症患者中，肾内动脉病变的发生率为81.8%（157/192），明显高于血尿酸水平正常组32.5%（148/456）（P<0.001）。当IgA肾病患者血尿酸水平升高至360μmol/L以上水平时，肾内动脉病变的发生率明显升高，且随着患者血尿酸水平的升高，IgA肾病患者动脉病变的发生率随之

升高。反之，随着 IgA 肾病肾内动脉病变程度（积分）的增加，IgA 肾病患者高尿酸血症的发生率明显增加。一项对 49 000 名男性铁路工人的调查也发现，血尿酸水平的增加是肾衰竭发生的独立危险因素。这些研究结果均提示高尿酸可以直接引起肾脏损害。

（二）尿酸引起肾脏损害的动物实验研究

为了调查尿酸水平在肾脏疾病中的作用，Kang D. 等用尿酸酶抑制药 oxonic acid 制备了高尿酸血症大鼠模型。和以前的尿酸酶抑制药相比，用这种抑制药制备高尿酸大鼠模型时血尿酸水平的升高较温和，不会因为尿尿酸排泄大增而导致尿酸在肾内结晶沉积和导致梗阻性肾病。但是，小的肾脏损害仍会发生，这可能与肾素血管紧张素系统活化以及高血压有关。血管损伤部分是由于高尿酸刺激血管平滑肌细胞增生所致，也可以是 RAS 系统活化所致。另外，肾脏微穿刺研究发现，高尿酸血症大鼠存在肾小球内高压和肾血浆流量减少，二者都能导致肾脏损害。与以上研究一致，Nakagawa 等发现，高尿酸血症大鼠在第 7 周就出现肾小球肥大，随后出现白蛋白尿并加重，到第 6 个月出现肾小球硬化和肾小管间质纤维化。重要的是慢性高尿酸血症引起的肾脏损害与肾内尿酸结晶沉积无关，是一种独立于尿酸结晶机制之外的一种新的机制介导的。

Kang D. 等进一步用两种肾脏疾病动物模型来验证高尿酸血症对肾脏的损害。一组只给环孢霉素造成环孢霉素肾病，而另一组同时给予尿酸酶抑制药 oxonic acid 使其产生高尿酸血症，结果发现后者的动脉透明变性、巨噬细胞浸润和肾小管间质损害都明显重于前者。两组肾内均未发现尿酸结晶。两组肾内均有肾素合成增加、一氧化氮合成酶 -1 和一氧化氮合成酶 -3 表达下降，但这种变化在血尿酸升高的环孢素肾病组比单纯环孢素肾病组更明显。这一结果说明血尿酸水平的增加可以加重大鼠环孢霉素肾病。其机制不是通过肾内尿酸结晶沉积，而是通过 RAS 系统活化和一氧化氮合成抑制所致。与 Kang D. 等的研究一致，Kobelt 等报道用别嘌呤醇可以降低环孢霉素肾病大鼠的血压，增加肾血流，Assis 也报道别嘌呤醇能增加环孢霉素肾病大鼠的肾小球滤过率（菊粉清除试验）。肝移植后使用环孢霉素可导致血尿酸升高和肾脏损害，Neal 等报道别嘌呤醇能显著改善这种由环孢霉素导致的高尿酸血症性肾脏损害。

尿酸在慢性肾衰竭模型 - 残余肾模型中也参与了对肾脏的损害。在这种残余肾大鼠模型中，伴有高尿酸血症者无论血压、蛋白尿还是血清肌酐均明显高于血尿酸正常者。而且前者比后者肾脏肥大和肾小球硬化更明显（24.2% ±2.5% vs17.5% ±3.4%，P < 0.05）、间质纤维化也更明显（1.89% ±0.45% vs1.52% ±0.47%，P < 0.05）。伴有高尿酸血症的大鼠模型还出现肾小球前动脉平滑肌细胞增生导致血管壁增厚、血管壁环氧化酶 -2（COX -2）合成增加。别嘌醇可以显著抑制血尿酸的升高，阻滞肾功能和肾脏病变的进展。苯碘达隆由于只能轻度降低血尿酸水平，只部分改善血压和肾功能，对血管改变的影响极小。

（三）尿酸引起和加重肾脏病进展的潜在机制

早期的动物实验已经有直接的证据证明尿酸可以导致肾病，但其作为致病因素导致肾脏病进展的机制不明。Kang D. 等的研究小组及其他研究小组的结果均提示尿酸致肾脏病的机制主要是导致肾小球前动脉病变、肾脏炎症以及使 RAS 和 COX -2 活化而产生高血压。Kang D. 等也进一步解释了这些血管病变和炎症是如何导致肾脏损害的。

1. 刺激血管平滑肌细胞增殖　尿酸是血管平滑肌细胞的有丝分裂源。Kang D. 等和 Rao 等均报道，尿酸可以直接刺激血管平滑肌细胞增殖。最近发现与尿酸共同孵育后大鼠主动脉平滑肌细胞重新表达 COX -2 mRNA。用 COX -2 抑制药或血栓素 A_2 受体阻断药均能阻断尿酸的促血管平滑肌细胞增殖作用。COX -2 在伴有高尿酸血症的残余肾大鼠肾前血管表达增加，而且其表达水平与尿酸水平及血管平滑肌增殖相关。这些发现提示，尿酸可以导致血管平滑肌细胞的增殖和肾脏病进展，这一作用的机制是通过 COX -2 活化从而使血栓素表达增加来实现的。有趣的是最近的研究证实血管紧张素 II 也可以通过 COX -2 途径促使血管平滑肌细胞增殖。除了 COX -2 途径，尿酸还可能通过血管紧张素 II 导致血管病变。RAS 阻断药可以预防 Oxonic Acid 诱导的高尿酸大鼠的肾小球前血管病变，血管紧张素 II 受体 I 阻断药可以部分抑制尿酸介导的血管平滑肌细胞增殖。因此，血管紧张素Ⅱ和COX-2都可能参与了尿酸介导的血管平滑肌增殖和炎症反应。

2. 肾小球前血管病变　尿酸可以使入球小动脉增厚，增加血管壁巨噬细胞的浸润，肾小球前血管病变导致肾小球及球后循环缺血从而引起肾脏损害。肾小管内流量的减少会刺激肾素分泌增加，也导致明显的高血压。动脉病变还会通过无效自身调节来提高肾小球内压，也会进一步加重肾脏损害。

3. 促炎症和过氧化反应　尿酸也可以促使单核细胞促化蛋白-1（MCP-1）在血管平滑肌细胞的表达，这一作用可能是尿酸直接进入血管平滑肌细胞后使MAPKinase和NK-κB活化实现的。Kang D.等最近观察到尿酸也可以促使体外培养的人血管细胞表达C反应蛋白。高尿酸还可以促进低密度脂蛋白胆固醇的氧化从而促进脂质过氧化。

（四）高尿酸血症通过高血压加重肾脏损害

1. 尿酸增加机体对盐的敏感性　给大鼠以低盐饮食的同时给予尿酸酶抑制药氧嗪酸后，可以制备高尿酸血症模型，这种模型大鼠即使血尿酸恢复正常，其肾脏损害仍持续存在，当再次给予高盐饮食后，模型大鼠比对照大鼠更容易发生高血压。

2. 尿酸与血管内皮功能　血管内皮功能的稳定在抗高血压的发生中起着很重要的作用。研究证明，尿酸可以破坏NO的生成，导致血小板聚集，增加细胞因子及炎症因子的释放，从而与高血压的发生密切相关。用别嘌醇抑制尿酸的生成后可以使受损的NO生成得到恢复，从而减轻高血压、心力衰竭以及2型糖尿病的进展。

3. 尿酸促进血管平滑肌细胞增殖　如前所述，尿酸通过COX-2、血栓素A_2及血管紧张素系统、炎症等促进血管平滑肌细胞增殖，进而促进高血压。

高尿酸血症通过以上多种机制导致或加重高血压，从而导致肾脏损害或加重原有的肾脏病。

三、痛风性肾病

（一）痛风性肾病的发病机制

1. 痛风　尿酸的一价钠盐在关节等部位形成结晶沉积以及进一步形成结石是痛风发作的物质基础。痛风结石可以直接破坏骨与关节，而尿酸结晶可以导致炎症，促发痛风的发作及进展。

尿酸结晶、结石及随后发生的炎症反应固然在痛风的发病及进展过程中发挥着重要作用，但随着近年来的不断深入研究发现，痛风的发病机制远非那么简单，事实上，许多组织、细胞、甚至生物分子均参与了该病的发生发展过程。

（1）慢性痛风的侵蚀性骨破坏：痛风结石或结节的逐渐扩大可机械性通过逐渐增加的压力破坏周围骨组织，但更为重要的是结节内部及周围的许多细胞及其分泌的细胞因子、化学驱化因子以及某些酶类，在侵蚀性骨破坏及关节损害中发挥着重要作用。实验研究证明一价尿酸盐结晶可促使巨噬细胞分泌环氧化酶-2（COX-2）和前列腺素E_2（PGE_2），二者均可促进破骨细胞的形成及增殖。

（2）破骨细胞的作用：破骨细胞是一种多核的吞噬细胞，通过吸收矿化的骨组织在骨的重塑中发挥着重要作用。骨髓造血细胞中含有破骨细胞的前体细胞，这类细胞的表面表达一种核因子-κB受体激活因子（RANK）的分子，当成骨细胞、骨髓间充质细胞等细胞分泌的RANK配体（RANKL）与破骨细胞前体细胞表面的RANK结合，并在单核细胞集落刺激因子（M-CSF）存在时就可促使破骨细胞的前体细胞分化成为成熟的破骨细胞。骨保护素（Osteoprotegerin，OPG）是一种由成骨细胞等分泌的、可溶性的、能与RANKL竞争性结合到RANK的诱骗受体，能抑制RANKL与破骨细胞前体细胞上RANK的结合，从而抑制破骨细胞的形成，因此通过RANKL和OPG水平及活性的变化来调控成骨与破骨的动态平衡，从而调控骨重塑。痛风患者外周血破骨细胞样多核细胞明显增加，在M-CSF及RANKL存在时，这些细胞很容易被诱导成TRAP染色阳性的破骨细胞。虽然用尿酸结晶直接刺激破骨细胞前体细胞并不能使其分化成成熟的破骨细胞，但尿酸结晶刺激过的成骨细胞条件培养液却可以诱导破骨细胞前体细胞分化为成熟的破骨细胞，证明尿酸结晶是通过体液调节来诱导破骨细胞形成的。后来的实验证实，事实上尿酸结晶及痛风结石均可以诱导 RANKL 和 MCSF 分泌增加、抑制 OPG 基因转录及蛋白表达，从而促进破骨细胞的分化成熟。

（3）成骨细胞的作用：成骨细胞负责新骨形成，它与破骨细胞一起是调控骨重塑的两种主要细胞。成骨细胞的前体细胞分化成为成熟成骨细胞的过程需要多种与成骨有关的因子，这些因子包括 RUNX2、SP7（Osterix）、IBSP（骨涎蛋白）、BGLAP（骨钙蛋白）等。尿酸结晶显著抑制这些因子的形成，从而抑制成骨细胞的形成及骨矿化，尿酸结晶周围很容易招募中性粒细胞从而进一步抑制成骨细胞的分化成熟。尿酸结晶直接促发了这些过程，与尿酸结晶的大小并无直接的关系。这些研究表明，尿酸结晶一方面可以直接抑制成骨细胞的形成及骨矿化从而使新骨形成减少，而另一方面又可以通过调控 RANKL；OPG 的比例间接地促进破骨细胞的分化成熟，从而使生理状态下的骨重塑平衡遭到破坏，抑制新骨形成及加快骨吸收从而形成侵蚀性骨破坏。

（4）软骨细胞的作用：软骨细胞代谢相对缓慢，在关节软骨中，软骨细胞对细胞外基质形成和维持发挥着重要作用，这些细胞外基质包括各种胶原纤维、蛋白多糖等。尿酸结晶很容易首先沉积在关节软骨的表面，导致骨关节炎的发生，这与痛风容易首先在跖趾关节发病密切相关。关于尿酸结晶导致软骨破坏的机制尚不十分清楚，但近期的研究表明，一氧化氮（NO）可能在其中发挥着重要作用，尿酸结晶导致的前炎症状态可以导致软骨细胞 NO 活化，NO 可显著抑制蛋白多糖及 MMPs 的合成，加快软骨细胞的变性，导致骨关节炎的发生，在这一过程中 Toll 样受体 2（TLR2）介导的 NF－κB 活化也发挥了重要作用。此外，COX－2 和 PGE_2 也参与这一发病过程。

（5）炎症小体的作用业已证实，炎症小体在一价尿酸盐结晶导致的炎症反应中担负着重要角色。炎症小体 NALP3 介导尿酸盐结晶促发的 IL－1β 和 IL－18 改变，NALP3 基因敲除可以显著抑制 IL－1β 和 IL－18 水平及 IL－1β 受体表达，从而减轻尿酸盐结晶导致的炎症反应。

2. 急性痛风性肾病　当高尿酸血症急性发作时，往往导致急性肾衰竭，这种情况通常叫作"急性痛风性肾病"，通常发生于大量过多的尿酸生成时。这种内源性的尿酸生成过多可以是某些酶的异常或代谢紊乱导致嘌呤及尿酸合成过量，也可以是大量组织破坏所致，如横纹肌溶解综合征以及某些恶性肿瘤化疗后导致的细胞大量破坏。

高尿酸血症患者若首次给予足量促进尿酸排泄的药物会导致肾绞痛和急性肾衰竭。这种情况下，由于药物抑制了尿酸在近段小管的重吸收导致大量尿酸突然在远端肾单位沉积而发病。

3. 慢性痛风性肾病　慢性高尿酸血症引起的慢性肾脏损害应称之为慢性尿酸性肾病，习惯上称为痛风性肾病。慢性尿酸性肾病是常见的肾脏损害，发生的机制主要有以下 3 个方面。

（1）高尿酸血症造成肾脏超负荷排泄尿酸：肾脏是排泄尿酸的主要器官，肾脏过度排泄尿酸很容易引起尿酸盐结晶沉积于肾脏组织，沉积的部位主要是肾间质组织，导致间质性肾炎，也可阻塞肾集合管。

（2）高尿酸尿症：肾小管管腔和尿液中尿酸浓度增高可对肾脏造成明显的损害，损害的程度甚至比血尿酸浓度增高造成的更为严重。

（3）并发症与并发症所致的肾损害：临床上所谓"痛风性肾病"多数非单纯的高尿酸血症所致，而系在此基础上并发肥胖、高血压病、高脂血症、糖尿病、动脉硬化、冠心病、脑血管疾病、肾结石和尿路感染等因素共同参与所致。这些合并的疾病或并发症会加重肾脏损害，使病情复杂化。例如痛风患者伴高血压者比对照组高 2 倍以上。

4. 尿酸结石　尿酸在尿路结晶可引起结晶尿、结石和梗阻。在美国尿酸结石占整个肾脏结石的 5%～10%，但是这一比例在全球不同地区各不一样，英国接近这一比例，德国和法国稍高于这一比例，以色列报道的最高，占结石的 75%。尿酸结石多见于痛风患者，结石多在关节症状出现之前就已形成。随着血尿酸水平升高和尿尿酸排泄率的增加，尿酸结石形成的概率增大。

（二）痛风性肾病的临床表现

1. 痛风的临床表现及检查　急性痛风性关节炎发病前没有任何先兆。轻度外伤、暴食、高嘌呤食物或过度饮酒、手术、疲劳、情绪紧张、内科急症（如感染、血管阻塞）均可诱发痛风急性发作。常在夜间发作的急性单关节或多关节疼痛通常是首发症状。疼痛进行性加重，呈剧痛。体征类似于急性感染，有肿胀、局部发热、红及明显触痛等。局部皮肤紧张、发热、发亮，外观呈暗红色或紫红色。大趾的跖趾关节累及最常见（足痛风），足弓、踝关节、膝关节、腕关节和肘关节等也是常见发病部位。全身表现包括发热、心悸、寒战、不适及白细胞增多等。开始几次发作通常只累及一个关节，一般只持续数日，但后来则可同时或相继侵犯多个关节，若未经治疗可持续数周。最后局部症状和体征消退，关节功能恢复。无症状间歇期长短差异很大，随着病情的进展愈来愈短。如果不进行预防，每年会发作数次，出现慢性关节症状，并发生永久性破坏性关节畸形。手足关节经常活动受限，在少数病例，骶髂、胸锁或颈椎等部位关节亦可受累。黏液囊壁与腱鞘内常见尿酸盐沉积。手、足可出现增大的痛风石并排出白垩样尿酸盐结晶碎块。环孢菌素引起的痛风多起病于中央大关节，如髋、骶髂关节，同样也可见于手。

痛风的影像学检查影像学检查在痛风的诊断中有十分重要的作用。

（1）X线：有快捷、方便、良好的天然对比度及空间分辨率等优势。但发现特征性改变时往往已到晚期，与CT、MRI、超声等相比，其诊断的敏感性仅为30%左右。

（2）CT：克服了X线的组织重叠、敏感性低等缺点，有成像速度快、密度分辨率高等优点，为痛风的早期诊断提供依据。CT的高分辨率、强大的图像后处理功能、特别是三维重建技术能较完整地显示并测量痛风石的体积，观察其随时间的变化，评估临床治疗效果。但由于CT昂贵的检查费用及电离辐射，可能会限制其作为评估痛风疗效的常规检查方法。

（3）MRI：具有较高的软组织分辨率，可以任意方位成像，无电离辐射等优点，在骨关节及软组织成像中具有独特的优势，能早期发现病变。

（4）超声：在评估尿酸结晶导致的关节病中，高频超声（High Resolution Ultrasonography，HRUS）是一种有前景的工具。在痛风骨关节改变方面，高频超声（频率约13MHz）的敏感性高于MRI，它能早期显示沉积在痛风患者关节内的单钠尿酸盐（MSU）晶体及软组织内的痛风石，无辐射、经济、方便、快捷，能动态监测痛风对治疗的反应，直接引导穿刺。缺点是对微小骨质破坏不敏感及复杂结构难以良好显示，而且目前尚没有在超声下诊断痛风的金标准。

2. 痛风性肾病的临床表现及检查　急性尿酸性肾病的发生是由于大量尿酸沉积肾小管的结果，患者往往有引起急性高尿酸血症和（或）急性高尿酸尿症的病史，如肿瘤化疗后、急性横纹肌溶解、痛风或高尿酸血症患者使用大剂量排尿酸药物而又没有相应碱化尿液时，容易导致急性肾衰竭。

慢性尿酸性肾病的临床特征：约85%患者在30岁以后才开始发现肾脏病变。早期有轻度单侧或双侧腰痛。有20%~40%的患者早期可间歇出现少量蛋白尿，一般不超过＋＋。随着病情进展可出现持续性蛋白尿，还可有镜下血尿。尿呈酸性、可有轻度水肿、中度良性高血压。几乎均有肾小管浓缩功能下降，肾小管浓缩功能受损早于肾小球功能受损。可有夜尿增多、多尿、尿比重降低、等张尿。其后肾小球滤过率下降，尿素氮升高。病情常缓缓发展，晚期因间质性肾炎或肾结石导致肾功能不全而威胁生命，需要肾替代治疗。痛风性肾病导致的慢性肾衰竭约占尿毒症病因的1%。

单纯性尿酸性肾病，如果病因非常清楚，一般不需要肾脏活检。但如果考虑是伴随其他肾脏疾病出现的高尿酸血症，则需要进行肾活检以明确，肾脏病理改变如下。

（1）急性尿酸性肾病：由短时间内大量尿酸结晶堆积于肾脏集合管、肾盂和输尿管所导致。由于尿液中尿酸浓度骤然增高形成过饱和状态。显微镜下可见管腔内尿酸结晶的沉积，形成晶体或呈雪泥样沉积物。可阻塞肾小管，近端肾小管扩张，而肾小球结构是正常的。这种肾病通常是可逆的。这些沉积物导致梗阻及急性肾衰竭。间质纤维化及痛风石通常不会出现。如果得到恰当的治疗，肾功能可恢复正常。

（2）慢性尿酸性肾病：长期但不严重的高尿酸血症患者易出现肾脏的小管间质的慢性病变。有时也称痛风性肾病。其严重程度与血尿酸升高的持续时间和幅度有关。慢性高尿酸血症可导致尿酸晶体主要在远端集合管和肾间质沉积，尤其在肾髓质和乳头区。镜下可见尿酸和单钠尿酸盐在肾实质内沉积。间质尿酸结晶来源于集合管。这些结晶体形成核心，周围有白细胞、巨噬细胞浸润及纤维物质包裹。这种标志性组织学改变称为痛风石。经典的痛风性肾病，痛风石在皮髓交界处及髓质深部沉积。在有长期痛风病史的患者中，肾脏不仅表现为痛风石形成，而且还伴有纤维形成、肾小球硬化、动脉硬化及动脉壁增厚。

（3）肾结石：镜下可见尿酸结晶在肾乳头和集合管内沉积。

（三）痛风性肾病的治疗

1. 痛风急性发作期的治疗 治疗的目的：通过抗感染治疗缓解急性炎症及疼痛，治疗的目标是使疼痛缓解或彻底消失。急性期的主要治疗药物有以下 3 种。

（1）非甾体类抗炎药（NSAID）：对已确诊的痛风急性发作有效。痛风发作急性期可短时间使用大量的 NSAID，但须注意胃黏膜损害、肾损害以及药物间的相互作用。NSAID 通常与食物一起服用，连续服 2~5d。NSAID 可以引起许多并发症，包括胃肠道不适，高钾血症（出现于那些依赖前列腺素 E_2 维持肾血流量的患者）和体液潴留。用 NSAID 有特别危险的患者包括老年患者、脱水者，尤其有肾脏疾病史的患者。

（2）糖皮质激素：不能使用 NSAID 或 NSAID 无效甚至发生多发性关节炎时，可以使用糖皮质激素。泼尼松 35mg，1 次/d 共 5d 的疗效与萘普生 500mg，2 次/d 的疗效相当，而且并未表现较大的不良反应，长效皮质激素也可以通过关节注射达到痛风的长期缓解。

（3）秋水仙碱：疗效一般很显著，症状通常于治疗后 12h 开始缓解，36~48h 完全消失。秋水仙碱易导致恶心、呕吐、腹泻等消化系统不良反应，严重腹泻可造成严重的电解质紊乱，尤其在老年人可导致严重后果，秋水仙碱也可以导致严重骨髓抑制甚至死亡。传统的秋水仙碱的用法及剂量是首次给予 1.2mg，然后每小时追加 0.6mg 至 6h，累计总剂量 4.8mg，但最近的一项病例对照研究发现，首次给予 1.2mg 后，只在随后的 1h 追加 0.6mg，累计总剂量只有 1.8mg 的小剂量治疗方法疗效与大剂量方法相当，但消化道反应等不良反应却明显减少，甚至与安慰药相当，因此 FDA 已批准使用小剂量方法来控制痛风的急性发作。

2. 慢性痛风的治疗 慢性痛风的治疗包括降尿酸治疗和抗炎两方面。

（1）降尿酸治疗的主要药物

1）别嘌醇：抑制尿酸生成。应用于对饮食控制等常规治疗无效、结石复发或痛风患者。别嘌醇也可以使已形成的结石体积减小，但有些人会出现严重的过敏反应，皮肤坏死溶解、表皮脱落性皮炎、多型红斑（Stevens-Johnson 综合征）、白细胞增多等。有肾功能减退的患者的风险更大，尤其是没有调整用药量的时候。如果肾功能是正常的，别嘌醇的初始剂量应该为每天 100mg，逐渐加量至 300~400mg，最大剂量每天 800mg。如果有肾功能不全，应随时调整剂量。每天 300mg 的剂量对于 85% 的患者都是有效的。

2）促进尿酸排泄的药物：①丙磺舒（Probenecid，羧苯磺胺）。②苯溴马隆（Benzbromarone）是迄今为止最强效的降尿酸药物。对于严重的肾脏疾病患者也可服用。通常患者都能适应，可用于长期性治疗高尿酸血症及痛风病。毒性作用轻微，对肝肾功能无明显影响。③磺吡酮（Sulfinpyrazone 硫氧唑酮）。④Benziodarone：对于别嘌呤醇过敏者可使用，有临床观察发现其大剂量应用时，在肾移植患者中降尿酸效果优于别嘌醇。⑤氯沙坦：该药物除可降低血压外，还有促尿酸排泄的功能。其机制可能是与尿酸竞争转运，并可以保护肾功能。

3）尿酸酶类药物：静脉注射尿酸酶药物可以将尿酸分解为尿囊素。目前商品化的尿酸酶主要有两类，一类是天然的尿酸酶，如从黄曲霉菌提取纯化的 Uricozyme，另一类则是用基因重组技术制备的尿酸酶，如 Rasburicase。

4）其他：促进肠道排泄尿酸药：如一些药用炭类的吸附剂，与别嘌醇合用效果好。血液透析对于因恶性肿瘤治疗而产生的急性高尿酸血症可以考虑使用。

（2）抗感染治疗的主要药物

1）秋水仙碱：每次口服 0.6mg，1~2 次/d，持续使用最多可达 6 个月，能降低痛风急性发作的次数。

2）非甾体类抗炎药：典型的药物有萘普生，250mg，2次/d，可持续给药8周至6个月，给药期间为防止消化道不良反应应加用质子泵抑制药等抑制胃酸分泌的药物。

3. 痛风的一般治疗　除特殊疗法外，在急性发作期还需要注意休息，大量摄入液体，防止脱水和减少尿酸盐在肾脏内的沉积。患者宜进软食。为了控制疼痛，有时需要可待因30～60mg。夹板固定炎症部位也有帮助。降低血清尿酸盐浓度的药物，必须待急性症状完全控制之后应用（一般为1～2周）。

饮食治疗方面应限制高嘌呤饮食，限制饮酒及高热量食物的摄入。防治肥胖及代谢综合征。

4. 痛风性肾病的治疗

（1）降尿酸治疗及一般治疗：同痛风的治疗。

（2）透析治疗：对于因恶性肿瘤使用溶细胞药物治疗而产生的急性高尿酸血症或肾衰竭引起的高尿酸血症必要时可以考虑血液透析或腹膜透析治疗。

5. 痛风治疗新进展　除了抗炎及降尿酸治疗外，通过对痛风发病机制的深入研究，人们已尝试用新的途径或药物来治疗痛风。例如，抑制IL-1β通路的药物，抑制这条通路的药物目前已经在观察的有3种：Anakinra，是IL-1β受体的拮抗药，最初是用来治疗类风湿关节炎的；Rilonacept或称IL-1诱骗药，是将两个分子的1L-1β受体用免疫球蛋白Fc段连接在一起的制剂；Canakinumab，是抗IL-1β的单克隆抗体，已用来治疗儿童周期性发热。其中后两种药物在治疗痛风方面的几项临床观察结果已经或将相继报道，Canakinumab与氟羟泼尼松龙骨骼肌内给药的对照研究，以及Canakinumab与秋水仙碱或NSAID治疗痛风的对照研究结果均显示Canakinumab有显著的治疗作用。Rilonacept与安慰药的一项对照研究也显示Rilonacept在控制痛风复发方面效果显著。关于这些新兴药物的疗效及安全性尚需进一步观察，但相信通过这些新的药物和治疗手段的不断出现，痛风的防治将会逐渐走向更加容易控制、更少药物的不良反应的未来。

（战　帆）

第四节　肾淀粉样变性病

一、概述

淀粉样变是一种全身性疾病，其临床和病理表现由细胞外淀粉样蛋白（不溶性的纤维结构蛋白）沉积于全身各脏器所致，沉积于肾脏沉积则引起肾脏病理改变，主要临床表现为肾病综合征。肾脏为淀粉样变最常见受累器官（50%～80%），其以刚果红染色呈阳性的淀粉样纤维沉积为特征。本病多见于50岁以上患者，常伴有多系统、多器官损害，男性多于女性，主要临床表现为蛋白尿或肾病综合征，最终可进展为终末期肾病。近年陆续有年轻患者临床表现不典型的病例报道随着诊断水平的进步和认识水平的提高，本病已不再被视为少见病，国外报道的患病率为0.08%～0.09%，近几年肾淀粉样变的发病率呈逐年上升的趋势，每年达（2.1～3.3）/100万，占成年肾活检患者的2.5%，可见肾淀粉样变并不少见。

根据淀粉样蛋白的生化特点及其疾病的临床表现，分为AL型（原发性淀粉样变，最为常见）、AA型（继发性淀粉样变，与长期炎症相关）、AF型（遗传性淀粉样变）、AB2M（透析相关性淀粉样变）等。

（一）病因和发病机制

淀粉样变属于蛋白质构象疾病，其致病的分子基础是蛋白质的构象异常，形成具有β-片层结构的纤维样蛋白并沉积，继而影响正常细胞和组织的功能并逐渐取代正常结构，最终导致组织器官的功能障碍甚至衰竭。

1. 促进淀粉样原纤维形成的机制　蛋白质的正确折叠是其行使生物学功能的分子基础，但氨基酸组成、环境因素或细胞内"纠错程序"发生异常时，蛋白质出现异常折叠并且积聚形成不溶性淀粉性纤维。包括基因突变导致氨基酸成分异常、淀粉样物前体蛋白浓度增加（如野生型的转甲状腺素蛋白)、蛋白质水解片段的增多。以上变化易导致蛋白质的异常折叠而最终致病。

至今已证明，至少 25 种蛋白可作为前体蛋白引起淀粉样变性病，虽然组成淀粉样物质的蛋白各异，但它们具有共同的 β 折叠结构。血清淀粉样物质 P（SAP）、葡胺聚糖（GAGs）、载脂蛋白 E 等可促进淀粉样物质聚集和沉积、抑制其解聚。

2. 淀粉样物质在肾内特异性沉积　淀粉样物的沉积是多步骤、多因素参与的过程，且具有一定器官或组织选择性，包括局部 pH、氧化、高温、蛋白水解多用、渗透压、金属离子、局部组织所含蛋白质成分及浓度、细胞表面受体等。这些因素可以打破蛋白部分折叠与完全折叠中间的平衡，促进蛋白沉积。

而沉积中的附加成分（GAGs，SAP 等）可以促进前体蛋白生成、起支架作用并引导沉积、抵抗蛋白水解作用等。淀粉样变性促进因子（AEF）为与中性粒细胞相关的糖蛋白，加速肾脏和其他组织淀粉样物质沉积。黏蛋白、硫酸肝素蛋白多糖、硫酸皮肤素蛋白多糖、基底膜蛋白多糖、层连蛋白和Ⅳ型胶原等细胞外基质，均可促进淀粉样物质的沉积，维持其稳定性，起支架作用。SAP 为五聚蛋白家族的糖蛋白，与淀粉样纤维结合后保护淀粉样物质不被降解。

3. 淀粉样物质造成肾损伤的机制　其机制主要包括：①沉积破坏组织结构，影响功能；②与局部受体（如晚期糖基化的终末产物受体）作用影响生理功能；③可溶性淀粉蛋白纤维寡聚体可激活氧化应激、凋亡等引起细胞毒性。

在淀粉样变中，由于大量的淀粉样物积聚在细胞周围，阻碍营养素的流动而对细胞产生毒性作用。然而，淀粉样物沉积的含量与临床症状严重程度之间无太大关联。近年研究表明，在淀粉样原纤维形成早期阶段的中间体（如可溶的寡聚体），是造成淀粉样变的病理损伤的主要毒性物质。淀粉样寡聚体造成细胞膜通透性升高，其毒性作用与细胞膜稳定性的改变及细胞内离子浓度失调相关。目前已证实至少有 12 种以上淀粉样物的前体蛋白能够在双层脂质膜形成"孔道"。由于细胞膜通透性升高，造成细胞内钙离子浓度增加、线粒体功能异常、活性氧（ROS）产生增加，进而导致细胞凋亡。

（二）病理

典型的肾淀粉样变的病理诊断并不困难，光镜下可见肾小球系膜区无细胞性增宽，基膜节段性增厚伴睫毛样改变，肾小动脉管壁增厚。苏木素－伊红染色下淀粉样物质呈无结构、粉红色、无细胞成分。刚果红染色为淀粉样物质的一种特异性染色，在偏光显微镜下可见"苹果绿"双折光，这种改变见于肾小球血管极、系膜区或小管间质，有的患者则仅见于肾间质血管和（或）小管基膜或仅在间质中沉积，而无肾小球病变。绝大多数患者系膜区的沉积呈节段、不规则分布，最早出现在肾小球血管极处。淀粉样物质在电镜下表现为直径 8～12nm 的无分支状、紊乱排列的细纤维丝。

肾淀粉样变性早期，由于淀粉样蛋白的沉积量较少，常无上述典型的病理表现，刚果红染色甚至也可阴性。此时需依靠电镜诊断，当电镜下出现节段性系膜区和（或）基膜呈无细胞性增宽伴有淀粉样纤维丝（直径 8～12nm，长度 30～100nm）分布，有助于肾淀粉样变的早期诊断。

应用高锰酸钾预处理来鉴别原发性和继发性淀粉样变存在争议，但作为一种筛查手段，目前国内仍在使用。原发性淀粉样变（AL 型）刚果红染色阳性，高锰酸钾预处理无褪色。另外，抗淀粉样蛋白 A（AA）蛋白的抗体染色亦被用于鉴别原发性和继发性淀粉样变，继发性淀粉样变，抗 AA 蛋白抗体染色阳性。免疫荧光多克隆抗 κ 或 λ 链检测，具有鉴别其生化类型的意义。

二、诊断

（一）临床表现

1. 肾脏表现　超过 3/4 的淀粉样变患者有肾脏表现，肾脏受累的临床表现分为 4 期：①临床前期（Ⅰ期）：无任何自觉症状及体征，辅助检查亦无异常。此期可长达 5～6 年，常通过其他累及脏器的活检予以明确诊断。②蛋白尿期（Ⅱ期）：蛋白尿为最早表现，程度不等。蛋白尿的程度与淀粉样蛋白在肾小球的沉积部位及程度有关，可表现为无症状性蛋白尿。③肾病综合征期（Ⅲ期）：多表现为难治性肾病综合征，可并发肾静脉血栓，少数病例为急性起病，有腹痛、蛋白尿增多及肾功能急骤恶化，影像学检查可见肾脏增大。一旦出现肾病综合征期，病情进展迅速，预后差，存活 3 年者不超过 10%。④终末期肾脏病期（Ⅳ期）：继肾病综合征之后出现进行性肾功能减退，重症死于肾衰竭。由肾病综合征发展至终末期肾脏病一般需 1~3 年。淀粉样物质沉积于肾小球的程度亦与肾功能相关。肾小管及肾间质偶可受累，部分病例有肾性糖尿、肾小管酸中毒及低钾血症等表现。淀粉样变患者常出现低血压，即使在肾功能不全晚期，高血压的发生率也明显低于其他原因所致的肾功能不全，其主要原因是由心脏、肾上腺及自主神经受累所致。

2. 肾外器官表现

（1）原发性淀粉样变：常见消瘦、疲乏等非特异性表现，伴多脏器受累。50% 以上患者有消化系统受累，常出现腹泻、便秘；75% 以上患者伴肝脏受累，主要表现为肝大；40% 累及心脏，引起心肌病变、心脏扩大、心律失常及传导阻滞，严重者可猝死，为最常见死因；舌受累表现为巨舌；自主神经受累可表现为直立性低血压、胃肠功能紊乱等；周围神经受累可表现为多发性周围神经炎、肢端感觉异常、肌张力低下和腱反射低下；骨髓受累可引起代偿性红细胞增多症；40% 的患者可有皮肤受累。

（2）继发性肾淀粉样变：多继发于类风湿关节炎、慢性感染性疾病（如结核、支气管扩张、慢性化脓性感染和肠道感染等）或肿瘤等，肝、脾大为常见表现，重症患者可有肝功能减退、门静脉压升高、腹腔积液等表现，黄疸罕见。

（3）家族性淀粉样变：属于常染色体显性遗传。临床表现为反复发作的短暂的发热、腹痛、关节肿痛、皮肤红斑、荨麻疹等。可有多发性神经病，甲状腺转运蛋白引起者肾脏累及较少。

（4）血液透析相关性淀粉样变：长期血液透析患者血中 β_2 微球蛋白多聚体的淀粉样蛋白异常增高，与患者的骨、关节并发症密切相关，其临床表现为腕管综合征和淀粉样关节炎。

（二）诊断和鉴别诊断

肾脏是淀粉样变性病最常见和早期易受累的器官，病理学检查是诊断淀粉样变性病最可靠的手段之一。临床上患者如有以下特点，需考虑原发性肾淀粉样变可能：①中、老年患者；②大量蛋白尿；③不伴有镜下血尿；④多无高血压，且易出现低血压，尤其是直立性低血压；⑤肾衰竭时仍存在肾病综合征；⑥肾脏体积增大，即使 ESRD 期，肾脏体积也无缩小；⑦伴肾静脉血栓，淀粉样变累及肾脏时，多已有其他脏器受累，表现为巨舌、皮疹、肝脾肿大、胃肠道功能异常、心肌肥厚、低血压等。多发性骨髓瘤出现大量蛋白尿时，应考虑伴有肾淀粉样变。

原发性淀粉样变属于淋巴浆细胞增生性疾病，同属于此类疾病的还有非淀粉样的单克隆免疫球蛋白沉积病，包括轻链蛋白尿、重链沉积病和轻链—重链沉积病和华氏巨球蛋白血症。此类疾病的临床表现相似，易引起误诊。原发性淀粉样变和轻链蛋白尿发病率较其他几种疾病略高，两者肾脏体积多增大。肾淀粉样变患者肾病综合征的发生率高于轻链蛋白尿，而血尿和高血压发生率低。肾外表现以肝脾大、贫血为主。实验室检查示淀粉样变多表现为血免疫球蛋白 G 降低，部分患者血、尿免疫球蛋白电泳可见单株峰免疫球蛋白。血、尿轻链测定有助于确定轻链类型，骨髓穿刺则有助于确定是否并发多发性骨髓瘤，但确诊仍需依靠肾脏病理学检查。另外，原发性淀粉样变还应与纤维性肾小球病、免疫触须样肾病、冷球蛋白血症等进行鉴别，可根据刚果红染色及电镜下的纤维丝形态、直径加以区分。

肾淀粉样变诊断流程见图 6-1。

三、治疗

1. AL 型淀粉样变的治疗　总体疗效尚不理想，包括常规化疗（MP、VAD、HDD 方案等）、大剂量化疗和干细胞移植。

美法仑/泼尼松（MP 方案）是 20 世纪 80 年代和 90 年代 AL 型淀粉样变的主要治疗方案。其机制为抑制潜在的浆细胞功能紊乱，从而防止免疫球蛋白轻链形成。MP 方案为：美法仑 6~8（mg·m²）/d，同时泼尼松 40~60mg/d 口服 4~7d，4~6 周 1 次，疗程为 1 年。肾小球滤过率 < 30mL/min 的患者不宜使用。

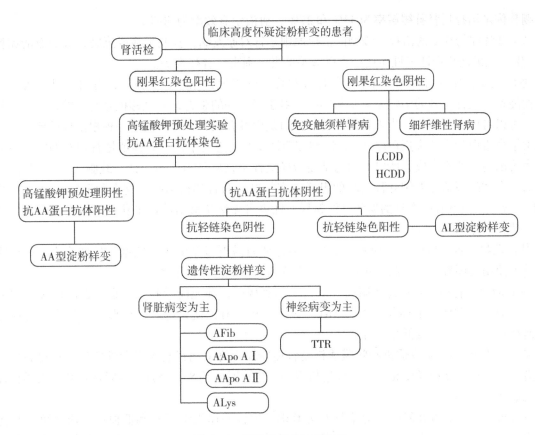

图 6-1　肾淀粉样变诊断流程

VAD 方案由于反应率高，药物剂量不受肾功能限制，也可作为一线治疗。具体方案如下：长春新碱 0.4mg/d、多柔比星（阿霉素）10mg/d 静脉滴注各 4d，同时地塞米松 40mg/d 连续 4d，4 周内重复治疗。对大剂量地塞米松、细胞毒药物化疗禁忌或其他方案效果不佳者可应用地塞米松 40mg/d，每 2 周用药 4d，显效后减为每 4 周用药 4d。该方案无骨髓毒性，且适于肾功能不全者。

20 世纪 90 年代中期，大剂量静脉应用美法仑联合自体于细胞移植的方案（HDM/SCT）被认为最有可能清除单克隆浆细胞。HDM/SCT 疗法具体方案：粒细胞集落刺激因子 10～16μg/kg 治疗 3～6d 后收集造血干细胞，美法仑 200mg/m² 静脉注射 2d，行造血干细胞移植。3 个月后未缓解者加用沙利度胺、地塞米松。该疗法治疗相关死亡率为 4.5%，干细胞移植（SCT）后 3 个月血液缓解率 61%，12 个月缓解率 77%，完全缓解率 38%，20 个月生存率 76%。心、肾功能不全者，可用中等剂量静脉注射美法仑（100～140mg/m² 静脉注射 2d）联合 SCT 治疗，25% 的患者获得血液学完全缓解。英国血液学标准委员会指南认为严重心脏病变、神经系统病变及消化道病变（有出血史）、维持性透析者、>70 岁、2 个以上器官受累 AL 型淀粉样变性者因治疗相关死亡率高而不宜行 SCT。SCT 相关死亡原因包括多器官功能衰竭、消化道出血、脓毒症、心脏相关并发症。尽管该治疗存在风险，但随着治疗经验不断增加、治疗方案和入选标准不断修订，不良反应的预防将更加及时准确。

如 HDM/SCT 治疗有明确禁忌时也可考虑联合应用美法仑和地塞米松的 MD 方案。以上治疗无效或不适用者可考虑沙利度胺 100mg/d 逐渐增量至 400mg/d，同时第 1～4 天给予地塞米松 20mg/d，每 3 周 1 次。有研究提出静脉大剂量地塞米松诱导治疗继以干扰素－α 维持治疗也可改善肾淀粉样变。

硼替佐米是细胞内 26S 蛋白酶体糜蛋白酶活性抑制药，最早用于治疗复发或难治性多发性骨髓瘤，新近用于 AL 型淀粉样变，其作用机制主要是抑制核因子－κB 的转录及内质网应激，而 AL 型淀粉样变患者因产生异常轻链导致内质网应激反应加重，这增强了产淀粉样物质的浆细胞对硼替佐米的敏感性，硼替佐米也可增强其他药物如地塞米松及美法仑的治疗作用。有研究硼替佐米＋地塞米松（BD 方案）治疗淀粉样变，血液学反应有效率为 94%，CR 44%；累及器官反应率为 28%。而全球最大治疗组的研究表明硼替佐米治疗后肾脏缓解率为44%和27%，血液学有效率为50%。

2. AA型肾淀粉样变的治疗　该型的治疗原则是针对原发病，控制炎症或感染，减少血清淀粉样蛋白AS产生。积极治疗慢性炎性疾病如类风湿关节炎、强直性脊柱炎等。

3. 遗传性淀粉样变的治疗　对于遗传性淀粉样变性来说，化疗并无益处，有时更是有害的。大部分遗传性淀粉样变性患者的治疗原则是相同的。对于肾衰竭的患者，肾脏移植是有效的，在等待移植的过程中，可以考虑透析治疗。当患者的淀粉样蛋白是由肝合成时，肝移植是一种根治性的治疗。对于甲状腺激素结合蛋白型和纤维蛋白原A－α链型淀粉样变性的患者来说，肝移植是有较好的疗效。另一方面，因为溶菌酶并非肝合成，所以溶菌酶型淀粉样变性不是肝移植的适应证。载脂蛋白A$_1$是由肝及小肠合成的。有文献报道在1例肝肾衰竭的患者中实行肝肾联合移植治疗，这无疑证明了50%的载脂蛋白A$_1$由肝合成。虽然有些类型的遗传性淀粉样变性患者无法从移植治疗中获益，但患者病程发展却非常缓慢。药物治疗尚在研究中。

4. 其他药物　沙利度胺（反应停）治疗淀粉样变尚需更多循证医学依据，且现阶段未能证明秋水仙碱、单独使用类固醇激素、联合化疗方案、干扰素在AL治疗中有效。

5. 对症治疗　肾病综合征患者限盐、适当应用利尿药，补充能量和维生素。在治疗过程中慎用利尿药、造影剂、NSAIDs，上述药可诱发ARF。脱水加重高凝促使肾静脉血栓形成，肾病综合征可加用抗凝血治疗；双香豆素类或低分子肝素。

6. 肾脏替代治疗　血液透析和腹膜透析是肾淀粉样变终末期肾衰竭患者维持生命和提高生活质量有效的措施，有报道淀粉样变相关维持性透析者中位生存时间约8.5个月，腹膜透析和血液透析在生存时间上无显著差异。

血液透析应注意心脏并发症（充血性心力衰竭、室性心律失常等）和低血压，前者可能与淀粉样变性病累及心脏有关，常为致死原因；后者除神经系统调节紊乱外，也可能与淀粉样变累及肾上腺相关，这部分患者应加用肾上腺皮质激素。肾淀粉样变患者肾移植后存活率低，主要原因是感染和心血管并发症，有10%～30%的移植肾在移植后1年再发淀粉样变。

四、预后

本病的预后不佳，AL型淀粉样变平均存活时间为12个月，3年存活率为25%。AA型淀粉样变平均存活时间为45个月，3年存活率为40%。心力衰竭和肾衰竭为主要的死亡原因。

积极治疗诱发本病的其他疾病是预防的重要措施，如控制结核、脓胸等感染；积极治疗类风湿关节炎、多发性骨髓瘤等疾病；血液透析优先选用β$_2$微球蛋白清除较好的高分子膜透析器等，有助于减少本病的发生。

（赵郁虹）

第七章

肾小管疾病

第一节　肾小管性酸中毒

肾小管性酸中毒（Renal Tubular Acidosis，RTA）是由于肾小管 HCO_3^- 重吸收障碍或分泌 H^+ 障碍或两者同时存在引起的一组酸碱转运缺陷综合征，表现为阴离子间隙正常的高氯性代谢性酸中毒。临床上分为 4 型，分述如下。

一、近端肾小管酸中毒（Ⅱ型）

（一）病因病理

致病本质为近曲小管重吸收 HCO_3^- 功能缺陷，机制包括上皮细胞受损、$Na^+ - K^+ - ATP$ 酶活性降低或碳酸酐酶缺乏。这些机制引起代谢性酸中毒和尿 HCO_3^- 增加。

近端肾小管酸中毒的病因较为复杂（表 7 - 1）。除了遗传性疾病和影响碳酸酐酶活性，一般很少单纯影响 HCO_3^- 重吸收。

表 7 - 1　近端肾小管酸中毒常见病因

单纯性 HCO_3^- 重吸收障碍
原发性（遗传性）：婴儿一过性
碳酸酐酶活性改变
遗传
药物：磺胺、乙酰唑胺
突发性
骨硬化伴随碳酸酐酶Ⅱ缺乏
复合型 HCO_3^- 重吸收障碍
原发性：散发
遗传
遗传性系统性疾病
酪氨酸血症
Wilson 病：半胱氨酸血症
Lowe 综合征
继发性低钙血症及继发性甲状旁腺功能亢进症
维生素 D_3 缺乏
异常蛋白血症（多发性骨髓瘤、单克隆 γ - 球蛋白病）
药物或毒物

链佐星、庆大霉素

精氨酸、铅、汞

小管间质病

肾移植

干燥综合征

髓质囊性变

其他

肾病综合征

淀粉样变

阵发性睡眠性血红蛋白尿

（二）临床表现

1. 骨病 其骨病的发生较Ⅰ型 RTA 患者多见。在儿童中，佝偻病、骨质疏松、维生素 D 代谢异常等较常见，成年人为骨软化症。

2. 继发性甲状旁腺功能亢进症 部分患者尿磷排泄增多，出现血磷下降和继发性甲状旁腺功能亢进症。

3. 继发性醛固酮增多症 促进 K^+ 的排泄，可出现低钾血症，但程度较轻。

4. 肾结石及肾钙沉着症 较少发生。

（三）辅助检查

1. 酸负荷试验 如尿 pH≤5.5 应怀疑本病。

2. 碱负荷试验 口服碳酸氢钠法：从 1mmol/（kg·d）开始，逐渐加量至 10mmol/（kg·d），酸中毒被纠正后，测血、尿 HCO_3^- 浓度与肾小球滤过率，计算尿 HCO_3^- 排泄分数。

尿 HCO_3^- 排泄分数 = 尿 ［HCO_3^-］×血 ［肌酐］/血 ［HCO_3^-］×尿 ［肌酐］。

正常人尿 HCO_3^- 排泄分数为零；Ⅱ型、混合型 RTA >15%，Ⅰ型 RTA 3% ~5%。

（四）诊断及鉴别诊断

（1）存在慢性高氯性代谢性酸中毒。

（2）碳酸氢钠负荷试验尿 HCO_3^- 排泄分数 >15%。

（3）肾排钾增高，在 HCO_3^- 负荷时更为明显。

（4）可有高磷尿症、低磷血症、高尿酸、低尿酸血症、葡萄糖尿、氨基酸尿、高枸橼酸尿症、高钙尿症及少量蛋白尿。

（5）鉴别诊断须与氮质潴留所致酸中毒的其他疾病和其他类型肾小管性酸中毒鉴别。

（五）治疗

（1）纠正酸中毒：Ⅱ型 RTA 补碱量较Ⅰ型 RTA 大，因此症多见于婴幼儿，以儿童为例，其补 HCO_3^- 的量为 10 ~20mmol/（kg·d），此后以维持血中 HCO_3^- 浓度于正常范围调整剂量。

（2）噻嗪类利尿药：可适当使用。当 HCO_3^- 的剂量用至 22mmol/（kg·d）而酸中毒不能被纠正时，氢氯噻嗪有助于纠正酸中毒。开始剂量为 1.5 ~2mg/（kg·d），分 2 次口服。治疗中应注意低血钾的发生。

（3）补充维生素 D_3 及磷。

（六）预后

视病因不同各异。常染色体显性遗传和并发眼病的常染色体隐性遗传近端小管酸中毒需终身补碱。散发性或孤立性原发性近端小管酸中毒多为暂时性的，随着发育可能自行缓解，一般 3 ~5 年或以后可以撤药。

二、远端肾小管酸中毒（Ⅰ型）

（一）病因病理

远端肾小管酸中毒主要是远端肾小管酸化功能缺陷，在管腔液和管腔周液间无法形成 H^+ 浓度梯度，在全身酸刺激下仍然不能排泄 H^+ 使尿 pH 下降到 5.5 以下。其可能的机制包括：①远端小管氢泵衰竭；②非分泌缺血性酸化功能障碍。常见病因见表 7-2。

表 7-2 远端肾小管酸中毒常见病因

原发性（散发和遗传性）

自身免疫性疾病

    高 γ-球蛋白血症

    冷球蛋白血症

    干燥综合征

    甲状腺炎

    肺纤维化

    慢性活动性肝炎

    系统性红斑狼疮（SLE）

    原发性胆汁性肝硬化

    血管炎

遗传性系统性疾病

    镰状细胞贫血

    马方综合征

    骨硬化伴 CA Ⅱ 酶缺乏

    髓质性囊肿病

    Ehlers - Danlos 综合征

    遗传性椭圆形红细胞增多症

肾钙化

    原发性或继发性甲状旁腺功能亢进症

    维生素 D 过量

    结节病

    乳碱综合征

    甲状腺功能亢进症

    遗传性果糖不耐受

    遗传性或散发性，突发性高钙血症

    髓质海绵肾

    Fabry 病

    Wilson 病

药物及毒物

    两性霉素 B、镇痛药、锂

    甲苯

    环己烷氨基磺酸盐

小管间质病

慢性肾盂肾炎

梗阻性肾病

高草酸尿

肾移植

麻风

（二）临床表现

（1）轻者无症状。

（2）典型病例可表现为：①常有酸中毒，可有烦渴、多饮、多尿。②低血钾表现。③骨病：儿童可有骨畸形、侏儒、佝偻病。成年人可有软骨病。④泌尿系结石。

（三）辅助检查

1. 血液化验　血氯升高，血 HCO_3^- 降低，血钾正常或降低。

2. 尿液化验　尿中无细胞成分，尿 pH > 5.5，尿钾排泄量增加。正常人尿铵排泄量约为 40mmol/d，Ⅰ型 RTA 尿铵排泄量 < 40mmol/d。

3. 负荷试验

（1）氯化铵负荷试验：酸血症时，正常人远端小管排 H^+ 增加，而Ⅰ型肾小管性酸中毒（RTA）不能排 H^+ 使尿液 pH 不能降至 5.5 以下。对可疑和不完全性Ⅰ型 RTA 常用氯化铵负荷试验，以提高诊断敏感性。试验方法为：分 3 次口服氯化铵 0.1g/（kg·d），连用 3d。第 3 天每小时留尿 1 次，测尿 pH 及血 HCO_3^-，当血 HCO_3^- 降至 20mmol/L 以下而尿 pH > 5.5 时，有诊断价值。有肝病者改用氯化钙 1mmol/（kg·d），方法与阳性结果的判定同氯化铵负荷试验。

（2）尿 PCO_2 测定：在补充碳酸氢钠条件下，尿 HCO_3^- 可达到 30 ~ 40mmol/L，这时如果远端小管排 H^+ 正常，远端小管液的 H^+ 和 HCO_3^- 可形成 H_2CO_3。由于远端小管刷状缘缺乏碳酸酐酶，尿 H_2CO_3 不能很快进入循环而进入肾盂，进入肾盂后才释放生成 CO_2。因为肾盂面积小，CO_2 不能被吸收而进入尿液排出体外。因此，新鲜尿液中 CO_2 可以反映远端小管排 H^+ 能力。静脉滴注 5% 碳酸氢钠，维持 0.5h 以上。静滴过程中检测尿 pH，一旦尿液呈碱性，无论血 HCO_3^- 浓度是否恢复正常，只要尿 PCO_2 < 9.3kPa（69.8mmHg），可认为分泌 H^+ 的能力正常。

（3）尿、血 PCO_2 差值 [（U - B）PCO_2] 测定：其原理同尿 PCO_2 测定。正常人（U - B）PCO_2 > 2.67kPa（20mmHg），Ⅰ型 RTA 者则 < 2.67kPa（20mmHg）。

4. 特殊检查　X 线平片或静脉肾盂造影（IVP）片中可见多发性肾结石（图 7 - 1）。

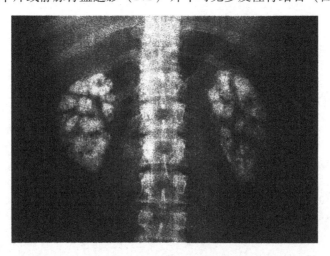

图 7 - 1　远端肾小管酸中毒典型的泌尿系结石

（四）诊断及鉴别诊断

（1）凡有引起 I 型 RTA 的病因者。

（2）典型临床表现。

（3）高氯血症代谢性酸中毒。

（4）原因未明的尿崩症，失钾或周期性瘫痪，肾结石，佝偻病，骨或关节痛，均应疑及本病。

（5）阴离子间隙正常，尿氨 < 40mmol/d，氯化铵负荷试验尿 pH > 5.5，碳酸氢钠负荷试验，尿、血 PCO_2 差值（U－B）PCO_2 < 2.67kPa（20mmHg），可诊断本病。

（6）本病应与肾小球疾病所致的代谢性酸中毒鉴别，后者常有肾小球滤过率下降，氮质血症的临床表现。

（五）治疗

1. 病因治疗　I 型 RTA 患者多有病因可寻，如能针对病因治疗，其钾和酸分泌障碍可得以纠正。

2. 纠正代谢性酸中毒　I 型 RTA 碱性药物的剂量应偏小，剂量偏大可引起抽搐。因肝脏能将枸橼酸钠转化为碳酸氢钠，故常给予复方枸橼酸合剂即 Shohl 溶液（枸橼酸 140g，枸橼酸钠 98g，加水至 1 000mL），50～100mL/d，分 3 次口服。

3. 电解质紊乱的治疗　低钾者常用枸橼酸钾合剂。补钾亦应从小剂量开始，逐渐增大。禁用氯化钾，以免加重高氯血症酸中毒。

4. 骨病的治疗　针对低血钙、低血磷进行补充治疗。

（1）纠正低钙血症：可口服碳酸钙 2～6g/d，同时需补充维生素 D 类药物，常用维生素 D_2 或维生素 D_3 30 万 U。当血钙为 2.5mmol/L 或血清碱性磷酸酶恢复正常时则停用，以避免高钙血症，应用维生素 D 时必须与碱性药物同用。

（2）纠正低磷血症：低磷者给予无机磷 1.0～3.6g/d，分次口服，或磷酸盐合剂（磷酸二氢钠 18g 加磷酸氢二钠 145g，加水至 1 000mL），每次 10～20mL，每日 4 次口服。

（六）预后

I 型 RTA 早期诊断及治疗，一般较好。有些患者可自行缓解，但也有部分患者可发展成为慢性肾衰竭。

三、混合型肾小管酸中毒（III 型）

混合型肾小管酸中毒为 I 型和 II 型的混合类型。

四、高钾型肾小管酸中毒（IV 型）

（一）病因病理

此型 RTA 多为获得性（表 7－3）。醛固酮分泌不足或远端小管对醛固酮反应减弱是主要机制。尽管远端小管泌 H^+ 功能正常，但分泌胺的能力很低，总排酸能力下降。

表 7－3　高钾型肾小管酸中毒常见病因

醛固酮伴随糖皮质激素缺乏
Addison 病
双侧肾上腺切除
21－羟化酶缺乏
羟类固醇脱氢酶缺乏
AIDS
单纯性醛固酮缺乏
遗传性：皮质酮甲酰氧化酶缺乏

一过性（婴儿）

肾素分泌低下（糖尿病肾病、肾小管间质疾病）

非甾体类抗炎药

β受体阻断药

肾素 - 血管紧张素系统阻断药

肾移植

醛固酮耐受

假性低醛固酮血症 I、II 型

螺内酯

钙调素抑制药（环孢素、他克莫司）肾毒性

梗阻性肾病

镰状细胞贫血

锂

氨苯蝶啶

甲氧苄啶

肾移植

（二）临床表现

（1）存在高氯性酸中毒。

（2）尿钾排泄明显减少，血钾高于正常。

（3）尿中不含氨基酸、糖和磷酸。

（三）辅助检查

1. 血液生化检查　动脉血气分析为高氯性代谢性酸中毒并发高钾血症。

2. 尿液化验　尿 $pH > 5.5$，血浆 HCO_3^- 浓度正常时，肾脏对 HCO_3^- 重吸收下降（15%）。

（四）诊断及鉴别诊断

（1）临床确诊依据为高氯性代谢性酸中毒并发高钾血症，高钾血症和肾功能不平行。

（2）存在慢性肾脏疾病或肾上腺皮质疾病。

（3）持续的高钾血症，应疑及此病。

（4）排除肾功能不全导致的高钾血症。

（五）治疗

1. 一般治疗

（1）限制饮食中钾的含量，避免应用易致高钾的药物。

（2）限制饮食中钠的含量尽管对此类患者有益，但应避免长期限制钠的摄入。

2. 病因治疗　需针对原发性病因进行治疗。

3. 药物

（1）原发病的治疗。

（2）纠正酸中毒：给予小量的 $NaHCO_3$ 1.5 ~ 20mmol/（kg·d）。

（3）氟氢可的松：剂量为 0.1 ~ 0.3mg/d，适用于低肾素、低醛固酮或肾小管对醛固酮反应低的患者，以增加肾小管对钠的重吸收，尿钾及净酸排泄增加。常用超生理剂量，故有高血压及心功能不全者应慎用。

（4）呋塞米：可抑制氯的重吸收，增加钾和氯离子的分泌，增加血浆醛固酮的含量，有纠酸和对抗高钾的作用。常用剂量为 20 ~ 40mg，每日 3 次，口服。禁用螺内酯、氨苯蝶啶、吲哚美辛等。

（5）离子树脂：口服能结合钾离子的树脂，可减轻高钾血症和酸中毒。

（6）透析治疗：经上述处理高钾血症不能缓解者，可考虑透析治疗。

（刘　丹）

第二节　肾性糖尿

葡萄糖可以自由滤过肾小球，原尿中尿糖水平接近血糖浓度。近端小管的葡萄糖转运体通过 $Na^+ - K^+ - ATP$ 酶协同，可重吸收原尿中全部葡萄糖。但如果血糖水平增高或肾小管葡萄糖转运功能障碍，滤过的葡萄糖超过了肾小管上皮的重吸收能力，即超过肾小管葡萄糖最大重吸收率（TmG），尿中将出现葡萄糖，尿糖阳性时的血糖水平称为肾糖阈，通常为 $8.9 \sim 10.0mmol/L$。由于肾小管因素导致的尿糖阳性称为"肾性尿糖"。肾性尿糖的常见原因包括原发性肾性糖尿、葡萄糖 – 半乳糖吸收不良综合征、范科尼综合征和妊娠。葡萄糖 – 半乳糖吸收不良综合征往往有空肠上皮葡萄糖 – 半乳糖转运障碍，新生儿期即发生水样腹泻，而肾脏损伤轻微。这里重点介绍原发性肾性糖尿。

原发性肾性糖尿又称家族性肾性糖尿（FRG）或良性糖尿，以单纯性尿糖阳性为主要特征，血糖水平正常。

一、流行病学

该病为常染色体显性遗传性疾病，多有家族史。纯合子为重型，杂合子为轻型，并有隐性遗传的报道。

二、临床分型

应用葡萄糖滴定试验可将本病分为 A 型、B 型和 O 型 3 型。前两种类型肾糖阈均下降，但 A 型 TmG 下降，血糖不高时，肾小管对葡萄糖的重吸收率也低于正常，为真性糖尿；B 型 TmG 正常，为假性糖尿。O 型在任何情况下，肾小管都不能重吸收葡萄糖，其遗传机制还不清楚。

三、临床表现

患者一般没有症状，尿糖一般 $<30g/d$，个别可达 $100g/d$。少数可伴随水钠丢失，轻度消瘦以及基础态的血浆肾素和血清醛固酮水平升高。少数人群可以伴随选择性氨基酸尿。

四、辅助检查

空腹及餐后 2h 血糖、血浆胰岛素、游离脂肪酸和糖基化血红蛋白；多次尿常规干化学法检测尿糖、24h 尿葡萄糖定量；疑诊者应进行其他尿糖特殊检测，包括尿 Bial 反应（盐酸二羧基甲苯）检测戊糖、尿 Selivanoff 反应（间苯二酚）检测果糖、尿纸上层析法（色谱法）检查乳糖、半乳糖和甘露庚糖。

五、诊断

本病的诊断标准尚未统一，Marble 等于 1939 年制定了肾性尿糖的 5 条临床标准（表 7 – 4），但由于对糖尿病诊断标准的更新，筛查糖尿病的标准更加严格，目前多参考下列方法进行诊断（表 7 – 5）。

表 7 – 4　原发性肾性尿糖的 Marble 标准

无高血糖

持续出现尿糖而尿糖程度与饮食无关

口服葡萄糖耐量试验正常（或略有波动）

尿中排出的是葡萄糖，无其他单糖及双糖

糖类储积和利用正常

表7-5　原发性肾性尿糖的常用诊断标准

葡萄糖耐量试验、血浆胰岛素、游离脂肪酸和糖基化血红蛋白均正常

尿葡萄糖量相对稳定（10~100g/d），除非在妊娠期增加

尿糖排泄量和进食无明显关系，但可随进食糖类量而波动。每次尿检都能发现尿糖

尿糖成分只能是葡萄糖，而不能有其他糖成分（包括果糖、戊糖、半乳糖、乳糖、蔗糖、麦芽糖和庚酮糖）

六、鉴别诊断

1. 糖尿病　肾性尿糖可为糖尿病的前期表现。血糖检测或葡萄糖耐量试验可鉴别。

2. 其他尿糖　包括果糖、戊糖、半乳糖、乳糖、蔗糖、麦芽糖和庚酮糖。鉴别方法参见辅助检查中的特殊检验方法。

3. 继发性肾性糖尿　包括慢性肾盂肾炎、肾病综合征、多发性骨髓瘤、范科尼综合征及某些毒性物质导致的肾损害，如重金属。

七、治疗

不需要特殊治疗，但应避免长期饥饿，尤其是大量尿糖及妊娠者。对某些可能发生低血糖和酮症的患者应给予治疗。

八、并发症和预后

该病临床预后良好，无特殊并发症。

（王秋媛）

第三节　肾性氨基酸尿

氨基酸可以从肾小球自由滤过进入原尿，人体每天约有50g氨基酸进入原尿。除了丝氨酸、甘氨酸、组氨酸和牛磺酸，原尿中的氨基酸几乎均能被肾小管完全重吸收。肾性氨基酸尿是机体氨基酸代谢正常，但肾小管重吸收氨基酸功能障碍的一类肾小管疾病。

目前发现至少有6种独立的氨基酸转运系统，包括二羧基氨基酸、二碱基氨基酸、亚氨基氨基酸、中性氨基酸、β-氨基酸和胱氨酸-半胱氨酸转运系统。随着分子生物学的进展，这些转运系统和发病之间的关系会有新的认识。目前认识较清楚的几种肾性氨基酸尿见表7-6。

表7-6　人类常见的氨基酸尿症

氨基酸尿	基因	蛋白	染色体	尿氨基酸特点
胱氨酸尿症A	SLC3A1	rBAT	2p21	胱氨酸、赖氨酸、精氨酸及鸟氨酸
胱氨酸尿症B	SLC7A9	$B^{o,+}AT$	19q13.11	胱氨酸、赖氨酸、精氨酸及鸟氨酸
赖氨酸尿蛋白质不耐受症	SLC7A7	y^+LAT1	14q11.2	赖氨酸、精氨酸和（或）鸟氨酸
中性氨基酸尿症	SLC6A19	B^0ATI	5p15.33	中性氨基酸
				脯氨酸
亚氨基甘氨酸症	SLC36A2	PAT2	5q33.1	天冬氨酸
				谷氨酸

一、胱氨酸尿

（一）流行病学

临床罕见，Levy 统计其发生率为 1/7 000 新生儿。男女患病率相似，但男性症状较重。

（二）病因病理

以 SLC_3A1 和 SLC7A9 两个基因突变最常见。前者为常染色体隐性遗传（染色体 2p21），杂合子携带者不发病；相反，后者为常染色体显性遗传（染色体 19q13.11），大多数杂合子会产生轻中度尿氨基酸异常。其编码的转运体主要将胱氨酸和二碱基氨基酸（包括赖氨酸、精氨酸和鸟氨酸）从管腔转运到上皮细胞内。

由于尿中胱氨酸水平显著升高，尿胱氨酸水平 >1mmol/L（pH<7.0）可沉积形成结石，导致尿路结石和肾钙化。病情较重的纯合子患儿可能由于氨基酸缺失影响生长发育。

（三）临床分型

最初按氨基酸吸收障碍特征，将胱氨酸尿症分为 Ⅰ 型、Ⅱ 型和 Ⅲ 型。随着遗传分子学进展，目前主要根据致病基因不同分为 A、B 和 AB（SLC_3A1 和 SLC7A9 混合基因突变）共 3 个亚型。

（四）临床表现

儿童期泌尿系胱氨酸结石是主要表现。

（五）辅助检查

尽管钙含量低，胱氨酸结石并不透光。X 线平片可见双侧尿路有多发性、阴影淡薄、大小不等的结石。常可发现膀胱结石。儿童的膀胱结石应注意胱氨酸尿的可能。尿氰化硝普盐试验显示为品红色提示胱氨酸尿，但特异性不高。尿检可能发现典型的胱氨酸六面体结晶。离子交换色谱检测尿和血浆胱氨酸、L-精氨酸、L-赖氨酸和 L-鸟氨酸是最可靠的方法。

（六）诊断及鉴别诊断

尿胱氨酸显著升高，可高于正常 50 倍（正常胱氨酸排泄量 <20mg/d），此外 L-精氨酸、L-赖氨酸和 L-鸟氨酸水平也可以升高。血浆这些氨基酸正常或偏低水平具有诊断意义。

血浆胱氨酸显著升高要考虑胱氨酸贮积症，该病的全身表现：①全身（角膜、眼结膜、淋巴结、内脏）胱氨酸沉积。②无肾结石及胱氨酸尿。③10 岁以前损害近端肾小管，可出现范科尼综合征。④早期出现肾衰竭。同时检测血浆和尿氨基酸水平可鉴别。

（七）治疗

（1）饮水疗法维持较大的尿量，使尿中胱氨酸浓度降低。每日饮水（或输入液）量在 5～7L，夜间入睡时补液量相当于当日入水量的 1/3。

（2）碱化尿液在 pH≥7.5 时，胱氨酸溶解度明显增加，常用枸橼酸以碱化尿液。

（3）适当限制蛋白质饮食。低蛋氨酸饮食，减少胱氨酸前体物质的摄入。

（4）青霉胺：应用后与半胱氨酸混合形成二硫化物，使半胱氨酸的溶解度明显增大，可阻止新结石的形成和促进结石的溶解。常用量为每日 1～3g。由于该药有较严重的不良反应，故只适用于单独水疗法无效和无肾功能衰竭的患者。

（5）手术治疗：用于肾结石药物治疗无效者。

（6）透析治疗：适用于并发肾功能衰竭者。

（八）预后

既往胱氨酸尿患者 50% 死于肾衰竭。若能早期诊断及治疗，同时防治结石以及防治尿路梗阻及感染，保持肾功能正常，患者多能较长期存活。

二、赖氨酸尿蛋白质不耐受症

（一）流行病学

发生率极低，在一些人群中发生率最高可达到 1/5 万出生儿。

（二）病因病理

染色体 SLC7A7 突变致病，为常染色体隐性遗传。SLC7A7 – SLC$_3$A2 介导二碱基氨基酸跨上皮细胞转运到基底膜侧，包括赖氨酸、精氨酸和鸟氨酸。这些氨基酸重吸收相当部分是以二肽、三肽的形式，在上皮细胞内代谢为氨基酸再被转运到基底膜侧。因此本病丢失二碱基氨基酸的程度要比胱氨酸尿症明显得多。肾脏排泄二碱基氨基酸增多，但尿胱氨酸水平正常。由于精氨酸和鸟氨酸的不足，难以维持鸟氨酸（尿素）循环，故产生高氨血症，同时由于对外源性蛋白质耐受低，易发生氨中毒。

（三）临床表现

蛋白饮食后出现腹泻和高氨血症，血氨在餐后迅速升高，数小时后恢复正常。少数患者发生肺泡蛋白沉着症，表现为间质性肺炎。也可发生肝脾大和肝硬化、严重骨质疏松和累及骨髓。可因为免疫功能紊乱发生肾小球肾炎。

（四）辅助检查

血浆和尿胱氨酸、赖氨酸、精氨酸和鸟氨酸，以及血浆乳清酸和高瓜氨酸水平检查。血氨检查。儿童应进行营养、生长发育和智力评估。

（五）诊断及鉴别诊断

由于表型变异以及缺乏特殊临床表现，该病容易误诊为其他引起尿素循环和溶酶体储存紊乱的疾病，包括 B 型尼曼 – 皮克（Niemann – Pick）病、戈谢病（Gaucher disease）、乳糜泄或自身免疫性疾病。进食蛋白后腹泻有助于本病诊断。

尿二碱基氨基酸增多具有诊断意义。多数患者尿胱氨酸正常或轻度升高（升高 2～3 倍）。赖氨酸尿蛋白质不耐受症和胱氨酸尿症的区别在于其血浆赖氨酸、精氨酸和鸟氨酸往往低于正常。血浆乳清酸和高瓜氨酸升高也有助于鉴别尿素循环缺陷。

（六）治疗

（1）限制蛋白质的摄入。

（2）适当补充精氨酸，同时补充赖氨酸及鸟氨酸。因有肠道转运障碍，氨基酸的补充不应口服。瓜氨酸是精氨酸和鸟氨酸前体，补充瓜氨酸可改善尿素循环障碍。

三、中性氨基酸尿（Hartnup 病）

1956 年在英国伦敦的 Hartnup 家族中发现，故名。

（一）流行病学

1/15 000 存活出生儿。

（二）病因病理

染色体 SLC6A19 突变致病，为常染色体隐性遗传。空肠黏膜及近端肾小管上皮细胞对单氨基单羧基氨基酸转运障碍，其中最重要的是色氨酸。

（三）临床表现

有多种临床表现，影响症状的因素包括突变基因杂合情况、影响肾小管和肠上皮程度和饮食习惯的差异。在第二次世界大战时期，由于食物供给困难使这一病症尤为突出，但是现在这种疾病在多数国家的发病罕见。

症状常见于儿童期，成年后可自行缓解，呈间歇发作。包括：①糙皮病样的皮肤损害（包括光敏性皮炎）。②各种各样的神经症状，以发作性小脑性共济失调为特征。③身材矮小，智力一般正常或有轻度损害。④氨基酸尿。

（四）辅助检查

尿中性氨基酸（甘氨酸、丙氨酸、亮氨酸、异亮氨酸、半胱氨酸、色氨酸、苏氨酸、丝氨酸、苯丙氨酸、甲硫氨酸、酪氨酸、缬氨酸）检测。

尿中吲哚代谢产物，如尿蓝母、吲哚基－3－乙酸等检测。

粪便中可发现色氨酸，还有大量支链氨基酸，苯丙氨酸及其他氨基酸等。

（五）诊断及鉴别诊断

（1）尿中氨基酸含量增高。谷氨酰胺、丙氨酸、色氨酸、酪氨酸、丝氨酸及支链氨基酸可较正常值升高 5~10 倍。脯氨酸和甘氨酸分泌不增加。

（2）血浆氨基酸通常在正常范围。

（3）诊断必须排除范科尼综合征。儿童范科尼综合征最常见的原因是胱氨酸沉积症，这种溶酶体储积病是可以治疗的。

（六）治疗

高蛋白饮食和补充烟酰胺是常规治疗方法。但是在蛋白质摄入已经过饱和的国家和地区，这种疾病是否需要治疗还有争议。

（七）预后

预后良好。

（霍文杰）

第四节　肾性尿崩症

尿崩症是指肾脏重吸收水分减少引起的尿浓缩障碍，排除大量稀释性体液而出现多饮、多尿和烦渴等症状。这种过量摄水和低渗性多尿的状态，可能是由于正常的生理刺激不能引起抗利尿激素（ADH）释放所致（中枢性或神经性），或肾脏对抗利尿激素不起反应即肾性尿崩症。此处主要介绍后者。

一、病因病理

1. 抗利尿激素　下丘脑分泌的抗利尿激素是调节水平衡的关键调控因子，在人类为精氨酸加压素（AVP）。肾小球每天滤过 180L 的水，其中约 80% 和 15% 分别被近端小管和远端小管重吸收。因此每天有 9L 低渗尿到达集合管，AVP 作用于集合管促进原尿重吸收，是人类尿液浓缩的主要机制。

AVP 通过控制远曲小管和集合管上皮细胞水通道的数量来控制水分重吸收。AVP 通过特异性受体发挥作用，其受体包括 V1R、V2R 和 V3R 三种类型，V2R 具有高度组织特异性，仅在肾脏髓襻和集合管表达，而集合管 V2R mRNA 的表达为髓襻的 10 倍。AVP 和 V2R 结合后，第二信使 cAMP 升高，促进水通道蛋白（AQP）－2 在主细胞管腔侧形成，原尿中水经 AQP2 进入主细胞使尿液浓缩。AVP/V2R/AQP2 之间的环节发生异常，均可导致水调节紊乱和尿崩症。

2. 肾性尿崩症原因　病因包括先天遗传性和获得性。先天性肾性尿崩症是一种罕见病，90% 为 X－连锁隐性遗传病，<10% 是由于常染色体隐性或显性遗传。超过 90% 的先天性遗传性肾性尿崩症都是由 AVP V2R 病变引起的。获得性肾性尿崩症是由于肾脏或全身疾病（如低钾血症或高钙血症）对集合管或者肾间质破坏，引起精氨酸加压素（AVP）不敏感或肾间质渗透压梯度受损。部分患者对精氨酸加压素（AVP）尚存一定反应，为不完全性抗血管加压素尿崩症。

二、临床表现

主要表现为烦渴多饮、多尿，严重者可达 16~24L/d。昼夜尿量相当。由于夜尿次数增多，出现睡眠不足表现。

先天性肾性尿崩症出现症状者主要为男性，多为完全表现型。女性症状轻微或没有症状。多数在出生后不久即发生症状，表现为易啼哭，授乳或饮水即安静，伴发热，补液后退热。可因为脱水出现便秘、厌食，甚至影响生长发育。部分患者因为尿量增多导致输尿管积液或膀胱增大。

三、辅助检查

1. 是否为尿崩症　尿量和尿渗透压检查，一般认为 24h 尿量超过 50mL/kg 体重和尿渗透压 <300mOsm/（kg·H_2O）为尿崩症标准。

2. 是否存在"溶质性利尿"　包括血糖、尿素氮检查，24h 溶质清除率［24h 尿渗透压×24h 尿量（单位为升）］<15mOsm/kg。

3. 区分尿崩症病变部位　包括高渗盐水试验和血管加压素试验。

四、诊断及鉴别诊断

（一）诊断实验

1. 高渗盐水试验无反应　以 0.1mL/（kg·min）速度滴注 3% 生理盐水，持续 1~2h，当血浆渗透压 >295mOsm/（kg·H_2O）或血钠 >145mmol/L 时测定一次血浆 AVP 水平。实验完毕根据滴注盐水绘制图形，可以区分部分中枢性尿崩症、部分肾性尿崩症和精神性烦渴，后两者 AVP 对高渗盐水的反应是正常的。

2. 血管加压素试验无反应（不完全表现型者可有部分反应）　当血浆渗透压为 280mmol/L 时，精氨酸加压素不能显著增高血浆渗透压。也有提出禁水 - 血管加压素试验，但禁水可增加脱水危险。

（二）诊断要点

1. 典型病例

（1）根据临床表现。

（2）实验室检查。

（3）阳性家族史，一般即可诊断。

2. 非典型病例

（1）幼儿如反复出现失水、烦渴、呕吐。

（2）发热、抽搐及发育障碍。

（3）尤其在失水的情况下，尿仍呈低张性尿，对确诊有一定价值。

（三）鉴别诊断

1. 垂体性尿崩症

（1）多见于青年。

（2）起病突然，多尿、烦渴症状较重。

（3）有下丘脑 - 神经垂体损害征象。

（4）对血管加压素试验反应良好。

2. 精神性烦渴

（1）多见于成年女性。

（2）先有烦渴多饮后出现多尿。

（3）尿量波动大且与精神因素有密切的关系。

（4）对血管加压素及高渗盐水试验反应迅速。

3. 其他　糖尿病亦可出现多饮、多尿，但血糖升高及糖耐量异常可与之鉴别。

五、治疗

1. 病因治疗　获得性肾性尿崩症如能及时纠正低钾血症、高钙血症、间质性肾炎及自身免疫性疾病等因素，可能有效缓解症状。目前针对先天性遗传性原因者尚无临床可行的办法。

2. 氢氯噻嗪　抑制远端肾小管重吸收钠和水，引起中度低血容量症，刺激近端小管重吸收水。动物实验提示氢氯噻嗪也可能促进肾髓质集合管重吸收水，这一效应并不依赖 AVP。可给予氢氯噻嗪 25~50mg，每日 3 次，可减少尿量约 50%。可配合低钠饮食、阿米洛利或前列腺素阻断药。治疗期间应注意电解质平衡。

3. 吲哚美辛　减少肾脏血流量及对抗前列腺素抑制 cAMP 的作用，与氢氯噻嗪并用效果更好，常用 25mg，3/d。

4. 加压素类药物　主要应用于中枢性尿崩症，对肾性尿崩症疗效有限，可短期试用。常用去氨加压素。

5. 对症治疗　主要是对症治疗补足水分，维持水平衡，减少糖、盐等溶质的摄入。

六、并发症

脱水和电解质紊乱。

七、预后

早期诊断预后较好，有 5%~10% 的患者在幼儿期死于失水。

（崔金艳）

第五节　范科尼综合征

范科尼综合征是由 Fanconi 首先报道的一组以近端肾小管多种转运功能缺陷的疾病，可导致氨基酸尿、磷酸盐尿、葡萄糖尿、低分子蛋白尿，并发肾小管性酸中毒和肾性尿崩症等多种近端肾小管损害。

一、病因病理

引起范科尼综合征的原因很多（表 7-7），其病理生理学机制尚未完全阐明。

表 7-7　范科尼综合征常见病因

遗传性
　特发性（常染色体显性遗传）
　Dent's 病（X 性连锁遗传）
　散发性
　胱氨酸沉积病（常染色体隐性遗传）
　Ⅰ型酪氨酸血症（常染色体隐性遗传）
　半乳糖血症（常染色体隐性遗传）
　Ⅰ型糖原贮积症（常染色体隐性遗传）
　Wilson 病（常染色体隐性遗传）
　线粒体病（细胞色素 C 氧化酶缺陷）
　Lowe 病（眼脑肾综合征）（X 性连锁遗传）
　遗传性果糖不耐受症（常染色体隐性遗传）
获得性
　副蛋白血症（多发性骨髓瘤）

肾病综合征

慢性肾小管间质肾炎

肾移植

恶性肿瘤

外源性因素

重金属（钙、汞、铅、铀、铂）

药物［顺铂、氨基糖苷类抗生素、硫唑嘌呤、丙戊酸盐、过期四环素、异环磷酰胺、替诺福韦（抗 HIV 药物）］化学物质（甲苯、马来酸盐、百草枯、甲酚溶液）

二、辅助检查

（1）针对胱氨酸沉积症：儿童范科尼综合征应检查外周血白细胞中胱氨酸含量并进行裂隙灯检查，发现半胱氨酸水平升高和角膜结晶有助于诊断胱氨酸沉积症。

（2）针对半乳糖血症：尿葡萄糖氧化实验中，半乳糖不发生反应。细胞内半乳糖 - 1 - 磷酸尿苷酰转移酶检查有诊断意义。在某些国家，如美国，新生儿筛查半乳糖血症是常规项目。

（3）Wilson 病患者应行裂隙灯检查角膜色素沉着：检测尿、肝、血浆铜含量及血清游离铜。

三、临床表现

（1）肾性尿糖。

（2）肾性氨基酸尿。

（3）蛋白尿轻微，以低分子选择性蛋白尿为主。

（4）磷酸盐尿在血磷酸盐高时才发生。

（5）高氯性代谢性酸中毒，即Ⅱ型肾小管酸中毒。

（6）低钠低钾可继发高醛固酮血症。

（7）血容量减少。

四、诊断及鉴别诊断

儿童范科尼综合征要警惕胱氨酸沉积病，诊断依靠外周血白细胞中胱氨酸含量。患儿半胱氨酸水平通常超过 2nmol/mg（蛋白），而正常人含量 < 0.2nmol/mg（蛋白）。裂隙灯检查发现角膜结晶有助于诊断。

半乳糖血症的诊断主要通过红细胞内半乳糖 - 1 - 磷酸尿苷酰转移酶和尿半乳糖检查。

Wilson 病诊断依靠尿、肝脏、血浆铜含量及血清游离铜检测。角膜 K - F 色素沉着环有助于诊断。

糖原贮积症诊断依赖 DNA 检查或肝穿刺明确。

酪氨酸血症的诊断依据为血浆或尿中升高的琥珀酰丙酮。

五、治疗

（1）调节水、电解质平衡。

（2）补充维生素 D。

（3）针对特殊氨基酸紊乱补充氨基酸，如半胱胺（巯基乙胺，cysteamine）降低白细胞内胱氨酸浓度。

（4）肾功能不全者按慢性肾脏病原则治疗。

（5）特殊饮食：半乳糖血症患者需进食无半乳糖饮食。遗传性果糖不耐受者需限制果糖和蔗糖饮食。酪氨酸血症应给予低苯丙氨酸和酪氨酸饮食，对肾功能保护有作用，但无法改善肝硬化。

（高玉伟）

第八章

肾血管疾病

第一节　肾动脉栓塞和血栓形成

一、定义

肾动脉及其节段分支的血栓可能由于肾动脉本身的疾病或来自其他血管血栓脱落栓塞，也可能是其他物质例如胆固醇、脂肪或肿瘤栓塞的结果。

二、病因

60 岁以下患者中，外伤是引起急性肾动脉闭塞的最主要因素。肾蒂的外伤导致肾动脉中间 1/3 处动脉内膜撕裂和栓塞。非外伤性的肾动脉栓塞也有可能由于肾动脉造影、肾血管成形或支架安置术时发生。多种炎症性疾病也可以导致肾动脉栓塞，包括大动脉炎、梅毒、系统性血管炎等。血栓栓塞比原位形成血栓引起的肾动脉栓塞更常见，通常是单侧的（70% ~ 85%）。节段的肾梗死或肾缺血比全肾梗死更常见。约 90% 的血栓来自心脏，最常见的原因是房颤患者左心房的血栓脱落。瓣膜性心脏病、细菌性和非细菌性心内膜炎以及动脉黏液瘤是其他心脏血栓的来源。

原位形成的胆固醇血栓是老年患者全身进展性动脉粥样硬化症的一个表现，是老年人进行性肾功能不全的一个主要因素。近年来随着血管内介入治疗的显著增多，可以想象胆固醇栓塞已不再是非常少见的疾病。相当一部分胆固醇栓塞是医源性的，主要原因是血管成形术、血管外科的手术和长期过度的抗凝治疗。当然动脉粥样硬化的患者中，斑块也可能无诱因地破裂脱落。有统计显示 1.9% 的患者存在自发脱落的胆固醇栓塞。

详细的病因见表 8 - 1。

表 8 - 1　引起肾动脉栓塞的原因

血栓形成	血栓栓塞	动脉粥样硬化栓塞（胆固醇栓塞）
进行性动脉粥样硬化钝性外伤	心律失常，特别是房颤	老年人并发严重的动脉粥样硬化
主动脉或肾动脉瘤	心肌梗死	腹部动脉外科手术
主动脉或肾动脉破裂	充血性心肌病	
主动脉或肾动脉血管造影	附壁血栓	钝性外伤
炎症性疾病加重	动脉黏液瘤	血管造影导管
血管炎	人工瓣膜	血管成形术或支架安置术
血栓性血管炎	细菌性或非细	
梅毒	菌性瓣膜赘生物	过度抗凝治疗
结构损伤加重	动脉内导管操作的并发症	
肌纤维发育不良		

血栓形成	血栓栓塞	动脉粥样硬化栓塞（胆固醇栓塞）
高凝状态	癌栓	
抗磷脂抗体综合征	脂肪栓	
肝素导致的血小板减少		
高同型半胱氨酸血症		
肾病综合征		
其他原因		
镰刀细胞贫血		
安全带压迫		

三、流行病学

在严重的腹部钝性外伤的患者中，肾动脉栓塞的发生率为 1%～3%。而在一组 250 例进行手术的腹部钝性外伤患者中，发现栓塞的比例高达 52%。除了钝性腹部外伤，穿刺伤、手术、经皮导管血管腔内操作都可能并发肾动脉栓塞。非外伤性肾动脉栓塞发生比较少。

胆固醇栓塞好发于高加索白人，黑人很少发生。一个 221 例组织学证实胆固醇栓塞的患者的调查显示，胃肠道血管累及的患者为 26.7%，22.7% 的患者累及肾动脉。受累血管的发生率主要和各自的血流成比例。由于肾血流占心排血量的 1/5～1/4，因此胆固醇栓塞常见于肾动脉。胆固醇栓塞主要发生于 60 岁以上、吸烟、体瘦伴有多种动脉粥样硬化表现的男性白人患者。大部分肾动脉胆固醇栓塞的患者并发胸主动脉斑块。胆固醇栓塞与动脉粥样硬化的部位密切相关。冠状动脉造影同时进行肾动脉造影检查发现，肾功能不良的患者中 30% 存在肾动脉狭窄。

四、病理

肾动脉或其分支、叶间动脉或弓形动脉出现急性闭塞发生肾梗死是一种少见病。由静脉闭塞导致的肾梗死更少见。由于闭塞的动脉不同，梗死的时间以及是否并发感染，肾脏梗死的大体表现不同。在最初的 1h 中，梗死灶呈红色的锥形，几小时后梗死灶变为灰色，周围边缘为暗红色。随着梗死灶最终由胶原取代，局部出现皱缩，导致肾脏形态不规则。梗死一般仅累及肾皮质，髓质极少受累。镜下无菌的梗死灶呈现典型的凝固性坏死的表现。最初表现为局部明显充血，随后细胞质和细胞核退变，逐渐丧失了正常的细胞形态和结构。细胞质均匀，嗜伊红染色阳性，细胞核出现核固缩和核碎裂。坏死区域周围多形核白细胞集聚。最后坏死区由胶原瘢痕取代。

肾脏胆固醇结晶栓塞有非常强的特点。最主要的就是小动脉腔内被动脉粥样物质堵塞。由于脂质很容易在组织准备的时候溶解，胆固醇结晶在普通的组织学检查中可能就表现为针样的空隙。肾组织学检查可以发现典型的特点即血管腔中存在梭形针样的空隙，直径 50～200μm（弓形和叶间动脉）。胆固醇结晶很少累及入球动脉。冰冻切片中这种胆固醇结晶有很强的折光性，并且免疫组化染色脂质阳性。急性损伤期，结晶中含有大量的富含脂质的无定型物质和血凝块；可以发现暂时多形核白细胞聚集为特征的炎症反应。晚期，围绕结晶体出现巨噬细胞，内皮细胞增殖，纤维组织增生，导致管腔狭窄。

五、临床特征

由于栓塞累及的面积和程度不同，临床上肾动脉栓塞的表现多样。双侧肾动脉栓塞或孤立肾肾动脉栓塞表现为无尿和急性肾衰竭。但对于单侧肾动脉栓塞的患者也可能出现无尿或明显的少尿，可能的原因是当一侧肾动脉发生急性栓塞，导致对侧肾动脉出现痉挛。

患者通常存在肉眼血尿和不同程度的腹痛或腰痛，伴有恶心、呕吐。疼痛表现为持续性钝痛，但如果栓塞的是小动脉，可以没有疼痛或胃肠道症状。体检时往往可以发现患者腹部或腰部压痛或叩痛阳性，腹部可能存在反跳痛。经常会出现发热、寒战。在一些患者中主要的临床表现可能是严重的高血压。也可能同时存在其他器官如脑或肢体末梢梗死的表现。如果患者存在心律失常（特别是房颤）、瓣膜病或新近有心肌梗死，都提示栓子可能来自心脏。

胆固醇栓塞的临床表现有 3 种：急性、亚急性和慢性肾衰竭。急性栓塞类似于上述表现，主要由于大的结晶脱落，肾脏很少作为单个器官受累。如果多器官出现胆固醇栓塞，那么凭此可以用来鉴别那些对比剂引起的急性肾衰竭或血管外科操作引起的急性肾衰竭。胆固醇斑块的位置不同，受累的器官也不同。例如，肺动脉胆固醇栓塞后出现肺泡出血，同时并发肾动脉栓塞可导致急性肾衰竭，这也是一种肺肾综合征。可以迅速出现少尿、肾衰竭；出现高血压或高血压突然加重非常多见，腹痛和腹部不适主要由于肠系膜和胰腺缺血。肢体末端受累也比较常见，表现为足趾紫色、下肢网状青斑或足趾完全坏死。亚急性的表现比较特殊，肾脏的病变往往在栓塞后数周或数月表现出来。有研究报道亚急性肾损害呈现阶梯状，每次的诱发事件例如重复的血管造影、血管手术和（或）抗凝治疗都导致胆固醇结晶的脱落和疾病突然加重。大多数胆固醇栓塞的患者蛋白尿不显著，然而部分研究报道患者可以并发大量蛋白尿。蛋白尿可能和患者合并其他肾脏病如糖尿病肾病有关，高肾素性高血压也是蛋白尿的一个原因。以慢性肾功能不全为主要表现的胆固醇栓塞的患者最常见，一般得不到诊断，很多表现类似于缺血性肾病或肾硬化。

实验室检查可以发现镜下血尿和轻度蛋白尿，部分患者可能出现尿白细胞增多。尿钠浓度降低提示肾脏存在低灌注状态，尿的丙氨酸氨基肽酶（AAP）和 N 乙酰 – D – 葡萄糖氨基酶（NAG）水平可以升高 7 ~ 10 倍，并持续 2 ~ 3 周。血清学检查显示乳酸脱氢酶（LDH）水平显著升高，和血清天冬氨酸氨基转移酶、丙氨酸氨基转移酶的升高不同步。

六、诊断

如果怀疑存在钝性外伤引起的肾动脉栓塞和其他腹部损伤，使用对比剂增强的螺旋 CT 是首选的诊断方法。肾动脉栓塞的主要表现在患侧肾脏实质没有对比剂显影以及缺乏对比剂分泌。一些患者可能表现为肾外周皮质有对比剂显像（肾皮质边缘征），这可能由于侧支血管间接灌注的结果。此外，CT 还可以发现肾内和肾周血肿、肾血管破裂导致对比剂漏出、其他脏器的外伤性损伤。MRI 和传统的 IVP 也可以提供一些临床信息，但螺旋 CT 相对快速和准确，因此是首选的方法。如果诊断不确定，肾血管造影可以提供明确诊断。肾动脉造影可以显示确切的梗死部位、范围及患者个体的血管解剖变异。

因为这些外伤患者是对比剂肾病的高危人群，随着数字减影技术的发展，仅少量含碘对比剂或 CO_2 以及钆用于血管造影，这对于防止对比剂肾病有帮助。如果外伤患者病情极不稳定以至于不能进行这些诊断试验，可以简单地静注对比剂，然后单次拍摄泌尿系统的分泌相显影。这可以在术前提供给外科医生一些非常有价值的信息。

早期诊断非外伤性急性肾动脉梗死非常困难，因为一般临床医生容易考虑其他更常见的疾病，如肾结石、肾盂肾炎、急性心肌梗死、急性胆囊炎以及急性肾小管坏死等。

快速诊断急性肾动脉狭窄是非常重要的，早期使用溶栓治疗或外科治疗可能有希望挽救肾功能。一些影像学检查非常有用，使用对比剂进行螺旋 CT 检查可以提供快速而准确的诊断，因此被认为是最好的快速检测的方法。对比剂必须使用，不使用对比剂的 CT 检查无法检测肾脏灌注情况。对比剂增强的 MRA 可以提供非常清晰的肾动脉和肾灌注异常的图像。如果患者存在肾衰竭，MRA 比螺旋 CT 更好，而且避免使用含碘的对比剂。使用 [99]Tc 标记的 DTPA 进行放射性核素显像，可以显示受累及肾脏无或显著的低灌注。因为彩色多普勒超声很难显示完整的肾动脉，因此价值不大。

肾动脉造影被认为是"金标准"，是诊断肾动脉梗死最权威的方法。肾动脉造影的另一个优点是在发现血管栓塞时立刻可以溶栓治疗。目前 CO_2 和钆作为对比剂已经开始使用，因此急性肾衰竭的患者应该避免使用含碘的对比剂。

七、治疗和预后

肾动脉内溶栓和血管外科已经用于溶解或去除肾动脉血栓或栓子。大多数的临床观察来自小样本的患者，因此很难给出确切的推论。热缺血的时间、动脉闭塞的程度（完全或部分闭塞）以及累及动脉的大小都是影响干预治疗后肾功能是否能挽回的因素。

治疗外伤性肾动脉栓塞的外科文献提出肾脏热缺血的时间是影响肾功能最为关键的因素。外科干预的成功率和肾脏缺血的时间成反比，在肾缺血12h内进行外科干预治疗大多数可以成功。患者肾脏缺血＞12h，预后很差。对于非外伤引起的肾梗死，外科治疗是否能保护肾功能还存在争论。

有很多的病例报道以及小型的临床研究显示，使用链激酶、尿激酶或组织型纤溶酶原激活物进行动脉内溶栓可以使血管再通并有足够的血流，但动脉完全闭塞的患者肾功能可能不能改善，动脉部分闭塞患者的肾功能可以得到稳定。进行溶栓前存在无尿和严重急性肾衰竭的患者，进行溶栓治疗后得到逆转。血管内溶栓也可以在外科干预的同时进行，但增加了手术出血和远端栓塞的危险。

一般来说，双侧或孤立肾肾动脉栓塞时应尝试使用上述两种积极的干预方法以挽回肾功能，避免长期透析治疗。单侧肾动脉栓塞并发对侧肾功能正常时，临床医生应该判断是否应该进行干预治疗。对于较长时间的肾动脉栓塞，任何一种治疗方法可能都没有效果。肾缺血时间越短，干预治疗成功的可能就越大。对于不完全的动脉闭塞，肾脏耐受缺血的时间可能稍长一些。如果仅影像学检测发现肾灌注减少而肾功能良好，此时单独使用抗凝治疗可能是最好的选择。

溶栓治疗可以减轻急性肾动脉闭塞时的疼痛。严重的疼痛提示缺血正在进行，可能无论缺血的时间长短，此时是进行溶栓治疗的一个很好的指征。另外应特别注意栓子的来源。一些患者需要长期的抗凝治疗以避免以后再次发生肾脏或其他重要脏器栓塞。

胆固醇栓塞治疗的目的不仅是终止组织缺血，而且在预防再次发生胆固醇结晶栓塞也非常重要。没有对照研究证明药物治疗对动脉粥样硬化胆固醇栓塞有益。由于一些可能的危险，此类患者不应大量使用抗凝药物。抗血小板药物、糖皮质激素的效果也没有得到证实。最近有学者在4例胆固醇栓塞的患者中使用前列环素和伊洛前列素治疗后改善了皮肤疼痛和肾功能，值得进一步探索。因此目前没有被证实有效的治疗方法可以在临床上应用。由于体内胆固醇结晶的来源很难确定，此类患者很少进行外科手术。一项研究显示急性胆固醇肾动脉栓塞外科手术后，6年时患者的生存率、患病率和没有胆固醇栓塞的患者显著不同，但缺乏随机对照研究证明外科血管修补或取栓后预防未来动脉粥样斑块胆固醇栓塞是否有效。

对于亚急性胆固醇栓塞的患者而言，稳定大动脉内破裂的斑块，阻止胆固醇结晶进入肾循环十分重要。一些患者显示使用洛伐他汀和辛伐他汀对于动脉粥样斑块有益，因此少量证据提示他汀类降脂药物能稳定粥样斑块并使斑块消退，但仍需要更多的前瞻性随机对照研究证明。

动脉粥样斑块引起的胆固醇栓塞预后比较差。4项不同的研究显示1年的死亡率为64%～87%。死亡的主要原因是多因素的，包括心脏、动脉瘤破裂，中枢神经系统和胃肠道血管缺血。然而近期的一项研究显示，不使用抗凝药，延期进行血管内介入操作，积极控制高血压和心力衰竭，透析支持治疗以及充分的营养治疗后，患者1年生存率达79%，4年生存率为52%。因此综合治疗可能可以改善胆固醇栓塞的预后。

（范　晴）

第二节　肾静脉栓塞

肾静脉栓塞（RVT）是指一侧或双侧肾静脉主干或节段发生栓塞。最初认为肾静脉血栓非常罕见，随着放射影像和导管技术的进步，及时诊断疾病成为可能，肾静脉栓塞的患者也随之增多。尽管肾静脉栓塞可以由于肿瘤导致，肾病患者出现肾静脉栓塞也很常见。

一、流行病学

成人中肾静脉栓塞的发病率很难统计。Mayo 医院统计 1920—1961 年 29 280 例尸检病例，仅发现 17 例（0.06%）成人患者存在肾静脉栓塞，其中 2 例表现为肾病综合征。近期针对肾病综合征和膜性肾病患者的流行病学调查发现，肾静脉栓塞发病率远较普通人群高，为 5%～62%。造成统计学如此大差异的原因不明。

很多年来，肾静脉栓塞被认为是造成肾病综合征的原因。现在这一观点已经得到更正，肾病综合征患者存在容易发生肾静脉栓塞的环境，最容易出现肾静脉栓塞的肾病综合征是膜性肾病。

二、病因和病理生理

引起肾静脉栓塞的常见病因为：①肾病综合征。②肾细胞肿瘤侵袭肾静脉。③妊娠或雌激素治疗。④容量不足（婴儿常见）。⑤外源压迫（淋巴结、肿瘤，后腹膜纤维化、动脉瘤）。肾病综合征引起肾静脉栓塞的一个重要因子是存在高凝状态。肾病患者体内的凝血因子 V 和 VIII 增加，血浆纤维蛋白原水平增加，抗凝血因子（AT）水平和抗纤维蛋白溶酶活性降低，β 血小板球蛋白水平增多。纤维蛋白原浓度增高导致的血浆黏滞度增加可能是高凝状态的一个重要的因素；低水平的血浆 AT 和血栓发生的关系已非常明确，可以增加血小板的聚集，也是凝血亢进的一个重要因子；而 β 血小板球蛋白水平增多是血小板凝聚的可靠指标，在凝血的发生和持续过程中起关键的作用。

除了高凝状态，其他一些因素在肾静脉栓塞的发病机制中起重要的作用。一些肾病综合征患者存在持续降低的血浆容量，减缓了肾静脉的血流，因而容易发生肾静脉栓塞。没有肾静脉栓塞的膜性肾病患者肾静脉造影后对比剂排空时间显著延长也证明了这一点。利尿剂也加重了容量的丢失，因此也在肾病综合征患者的血管栓塞中起重要作用。

免疫复合物也是触发凝血过程的一个因素。和其他肾病综合征患者比较，膜性肾病患者中观察到上皮下沉积的免疫复合物中存在XII因子和激肽释放酶原，XII因子是蛋白水解的关键因子，因此膜性肾病患者比其他肾病综合征患者更容易发生栓塞性疾病。其他容易忽视的因素还包括诊断性动脉穿刺或留置导管。激素在肾静脉栓塞中的作用也必须考虑。

三、临床表现

肾静脉栓塞的临床表现因人而异。静脉闭塞的速度和侧支循环的发展决定了患者的临床表现和继发的肾功能改变。肾静脉栓塞的患者存在 2 种类型的临床表现：急性和慢性肾静脉栓塞。急性肾静脉栓塞的表现通常发生在年轻人群中，有恶心、呕吐、持续的急性腰痛、肋脊角触痛以及肉眼血尿，肾功能受影响。大部分肾静脉栓塞患者出现慢性表现而且一般是无症状的。肾病患者并发慢性肾静脉栓塞有时可能表现为蛋白尿增加或肾小管功能障碍，包括葡萄糖尿、氨基酸尿、磷酸尿和尿酸化功能减退。

很偶然的状况下双侧肾静脉都发生栓塞，患者会出现明显的少尿型急性肾衰竭以及腰痛。症状和少尿的严重程度以及肾功能改变的程度受各种因素的影响。

与慢性肾静脉栓塞的轻微表现相比，急性肾静脉栓塞的影像学检查很重要。肾静脉完全闭塞后，24h 内肾脏快速增大，1 周后达到顶峰。随后的 2 个月肾脏组织变小，最后出现肾萎缩。肾静脉栓塞后肾动脉的内径和长度也呈进行性降低。临床上，如果闭塞是突然而且完全的，静脉肾盂造影中集合系统可能显示不出。但由于存在侧支循环，大多数患者存在肾脏增大。肾盂显示通常增长、扭曲模糊不清，此时和多囊肾相似，容易误诊。急性肾静脉栓塞的临床表现以及放射学检查可以明确诊断。肾静脉栓塞放射学检查的另一个特点是输尿管切迹，输尿管黏膜水肿以及侧支循环的血管是造成切迹的原因。肾病并发肾静脉栓塞的患者中不常发生输尿管切迹，而且输尿管切迹通常发生于慢性肾静脉栓塞患者。

完全性肾静脉栓塞患者肾脏没有分泌功能，不能分泌对比剂，可使用逆行肾盂造影。其放射学表现类似早期静脉肾盂造影的显示，包括肾盂外形成角、变长和不规则。

选择性导管进行肾静脉造影可以确诊肾静脉栓塞。通常肾静脉造影可以显示完整的小叶间静脉和弓形静脉。由于正常的肾脏血流可很快冲掉肾静脉对比剂，一般只有肾主静脉和主要分支能被显示。此时在肾动脉内使用肾上腺素减少肾脏血流，可以增强肾静脉充盈，更小的肾内静脉得以显示。如果存在部分栓塞，那么可以发现广泛的侧支循环建立。这提示肾静脉栓塞是慢性的，肾功能没有减退。有些医生认为肾动脉造影可用于肾静脉栓塞的诊断，特别适用于并发肾肿瘤或外伤的患者。

B 超检查对于诊断肾静脉栓塞有一定作用，超声检查可以直接观察到肾静脉血栓，也可以在急性阶段发现肾静脉栓塞部位、肾脏增大和丧失肾正常结构。但通常超声检查的结果需要联合其他证据来确诊肾静脉栓塞。

增强 CT 有助于显示血栓，是无创地检测急性肾静脉栓塞的方法之一。放射学的表现有受累的肾静脉增粗增长，有时可以发现位于肾静脉和其分支的血栓。MRI 能很好地显示血流的影像、血管壁、周围组织和血管通畅状况，并且避免了对比剂使用，是未来无创诊断肾静脉栓塞的较好的选择。因为 MRI 同时显示了动脉和静脉，有时肾动脉的狭窄也可能显示。

四、诊断

明确诊断唯一的方法是进行选择性肾静脉造影显示血栓和栓塞。肾动脉造影、多普勒超声、增强 CT 和 MRI 均提供了栓塞的明确证据。

五、治疗

急性肾静脉栓塞患者使用抗凝治疗后肾功能可能明显地好转。对于急性肾静脉栓塞患者治疗后肾功能显著改善者，推荐维持长期的抗凝治疗。有确切的证据提示抗凝治疗降低新发血栓栓塞事件的发生率，并且能逆转急性肾静脉栓塞后的肾功能恶化。抗凝治疗可以使血栓消散，肾静脉再通。肝素是最初的治疗选择，其治疗目标是维持凝血时间为正常的 2~2.5 倍，推荐以持续输注的方法进行给药。肝素治疗 5~7d 后，可以考虑使用华法林。推荐从小剂量开始，同时注意华法林和其他药物的相互作用，使凝血时间维持于正常的 1.5~2 倍。口服药需要维持多久很难确定。有研究者使用白蛋白水平作为参考，认为血白蛋白水平小于 25g/L 都应该使用抗凝治疗。由于早期终止抗凝治疗可能会引起新的栓塞事件发生，因此也有学者提出抗凝治疗应该贯穿于整个肾病综合征期甚至大于 1 年。

全身或局部选择性使用链激酶或尿激酶溶栓治疗，只有治疗移植肾静脉栓塞成功的报道。因为取栓手术在肾静脉栓塞的治疗中没有益处，目前极少使用外科治疗肾静脉栓塞。

六、预后

关于肾病患者的肾静脉栓塞的预后研究很少。近期有研究显示 27 例并发肾静脉栓塞的肾病患者，最初 6 个月内 11 例死亡。生存者观察了 6 个月到 19 年，12 位患者肾病综合征消失，而且肾功能没有恶化。初始肾功能和肾病类型似乎预示预后。膜性肾病的患者有比较好的肾功能和比较低的病死率。初始肾功能不全提示预后差。

（张金娜）

第九章

肾病综合征

第一节 肾病综合征概述

肾病综合征（nephrotic syndrome，NS）是由一组具有类似临床表现，不同病因、不同病理改变的肾小球疾病构成的临床综合征，其基本特征是大量蛋白尿、低白蛋白血症、水肿和高脂血症。其中大量蛋白尿是肾病综合征的特征性表现和始动因素。一般认为，尿蛋白量在成年人≥3.5g/d，儿童≥50mg/（kg·d），或将随机尿的尿白蛋白/肌酐（ACR）作为标准，ACR≥2 200mg/g 定为大量蛋白尿的衡量标准。肾病综合征作为一个临床诊断，可以涉及多种不同疾病，既可为某种原发性肾小球疾病，也可为全身疾病的肾脏表现。因此，在诊断肾病综合征之后必须进一步明确其病因和病理类型，进而寻求有针对性的治疗方案。

一、流行病学

肾病综合征作为包括一组疾病的临床综合征，鲜有直接统计其患病率的数据资料，而有关临床表现为肾病综合征的各种原发疾病患病率的分析较为多见。肾病综合征在原发性肾小球疾病中占据重要地位，国外报道原发性肾小球疾病表现为肾病综合征者在 34%～49.5%，国内报道为 40% 左右。其疾病谱存在很大的地区差异性，可能与环境、种族和肾活检指征有关。例如来自美国的报道认为，膜性肾病和局灶性节段性肾小球硬化各占原发性肾病综合征的 1/3，微小病变和 IgA 肾病约占 1/4，膜增生性肾小球肾炎很少见。日本的一项研究显示 IgA 肾病占 1/3 以上，局灶性节段性肾小球硬化仅占 10%。我国的研究显示，原发性肾病综合征中膜性肾病占到 29.5%，微小病变肾病 25.3%，IgA 肾病 20%，系膜增生性肾小球肾炎 12.7%，局灶性节段性肾小球硬化 6%，膜增生性肾小球肾炎 1.5%。目前尚无确切数据显示原发性肾病综合征与继发性肾病综合征的比例，据报道，目前继发性肾病综合征中糖尿病肾病所占比例最高，淀粉样变性肾病也较为常见。

儿童肾病综合征相对单纯，其原发性占 95% 以上，最常见病理类型为微小病变肾病，占到 80% 以上，其次是局灶性节段性肾小球硬化和膜性肾病。继发性因素以系统性红斑狼疮、过敏性紫癜、肝炎病毒感染等为主。

二、病因

一般而言，凡能引起肾小球滤过膜损伤的因素都可导致肾病综合征，遗传、免疫、感染、药物以及环境均可参与其中。根据病因首先可将肾病综合征分为原发性和继发性，其中原发性肾病综合征占主要地位，常见于微小病变、局灶性节段性肾小球硬化、系膜增生性肾小球肾炎、膜性肾病及膜增生性肾小球肾炎等病理类型；继发性肾病综合征指继发于其他系统疾病，肾病综合征仅为原发病的部分临床表现，可见于感染性、药物或毒物损伤，过敏性、肿瘤、代谢性、系统性及遗传性疾病等。其疾病谱也和年龄、地域、人种关系密切。例如西方尤其是黑种人局灶性节段性肾小球硬化所占比例可达 1/3 以上，而亚洲人种则以 IgA 肾病高发；儿童以微小病变肾病为主，老年人则以膜性肾病多见（表 9-1）。除外继发性肾病综合征，方可诊断原发性肾病综合征。

表9-1 肾病综合征的好发年龄分布、常见病因及病理类型

人群分布	原发性肾病综合征	继发性肾病综合征
儿童	微小病变性肾病	过敏性紫癜肾炎
		乙肝病毒相关性肾炎
		系统性红斑狼疮肾炎
		先天性或遗传性肾炎
青少年	系膜增生性肾小球肾炎	系统性红斑狼疮肾炎
	膜增生性肾小球肾炎	过敏性紫癜肾炎
	局灶性节段性肾小球硬化	乙肝病毒相关性肾炎
中老年	膜性肾病	糖尿病肾病
		肾淀粉样变性
		骨髓瘤性肾病
		淋巴瘤或实体肿瘤性肾病

三、发病机制

由于肾病综合征的病因与病理类型各不相同，发病机制也有所差异，很多引起肾病综合征的疾病本身的发病机制也未完全阐明。但不论原发病如何，肾病综合征的基本病理改变均为肾小球滤过屏障受损，对蛋白通透性增加导致大量蛋白尿的发生。以下仅就蛋白尿的发病机制进行讨论。

大量蛋白尿是肾病综合征最主要的临床特征。任何引起肾小球滤过膜通透性增高的疾病均可引起蛋白尿，即电荷屏障（如足细胞足突病变导致负电荷减少）和孔径屏障（滤过膜病变致其本身孔径变大）的异常，致部分带负电荷的白蛋白或血浆蛋白自肾小球滤过膜滤出，进而导致肾病综合征。

肾小球滤过膜由毛细血管内皮细胞、基底膜和脏层上皮细胞即足细胞构成。三层结构共同维持着肾小球的选择通透性，即对水、小分子物质、离子的通透性极高，而对白蛋白或分子量更大的蛋白分子通透性很低的屏障特性。

1. 足细胞　近年研究发现，足细胞是肾病综合征肾组织病变形成的主要受损靶细胞。它不仅参与构成滤过膜的机械屏障和电荷屏障，而且在维持肾小球毛细血管襻的正常开放、缓解静水压、合成肾小球基底膜基质及维持其代谢平衡中起重要作用。因此，足细胞损伤不仅导致自身功能及结构异常，还将影响滤过膜其他组成部份的结构和功能，最终导致肾小球病变进展。足细胞在基底膜上稳定附着和发挥正常功能需要一组足细胞相关蛋白来维持。根据蛋白的分布部位将其分为裂孔隔膜蛋白、顶膜蛋白、骨架蛋白和基底膜蛋白。

2. 基底膜　基底膜含有大量带硫酸肝素链的蛋白多糖，携带大量负电荷，能阻止带负电荷的蛋白通过，是构成电荷屏障的主要成分之一。

3. 肾小球内皮细胞　在细胞腔侧表面也覆有带大量负电荷的蛋白多糖，如唾液酸糖蛋白和podoca-lyxin，其构成的电荷选择性在肾小球选择通透性上也发挥了重要作用。

总之，肾病综合征时，肾小球局部和（或）全身免疫、炎症异常反应如膜性肾病时足细胞表面膜攻击复合物C_{5b-9}的形成，抑或局灶节段性肾小球硬化时，循环通透因子的影响，最终均导致肾小球滤过膜电子屏障和孔径屏障的损伤，使其出现选择通透性异常，导致大量蛋白尿形成。

四、病理生理

（一）大量蛋白尿

正常成年人每日尿蛋白排泄量<150mg。24h尿蛋白定量≥3.5g即可定义为大量蛋白尿。肾病综合征患者尿中出现大量蛋白，使尿液表面张力增高而导致尿中泡沫增多。在正常生理情况下，肾小球滤过膜具有电荷屏障和孔径屏障作用，大于70kD的血浆蛋白分子不能通过滤过膜。当发生病变尤其是电荷

屏障受损时，肾小球滤过膜对血浆蛋白（多以白蛋白为主）的通透性增加，致使原尿中蛋白含量增多，超过近曲小管回吸收能力而出现蛋白尿。此外，尿蛋白量还受肾小球滤过率、血浆蛋白浓度、蛋白摄入量、高血压、药物（如非甾体类抗炎药、血管紧张素转化酶抑制药）等因素影响。例如，血浆白蛋白明显降低时，尽管肾小球滤过膜病变并无改变，但尿蛋白排出量也可降低。相反，当蛋白摄入量增加或静脉输注白蛋白时，尿蛋白排出量可一过性增加。

通常尿蛋白的排泄量可通过收集 24h 尿液进行检测，也可收集随机尿通过检测尿蛋白和肌酐的比值来进行评估。尿蛋白电泳或尿蛋白免疫电泳可检测尿蛋白的分子量大小，进而判断尿蛋白的选择性，对疾病的鉴别具有一定临床价值。例如低张血尿可导致红细胞溶解破坏，血红蛋白漏出造成假性蛋白尿；多发性骨髓瘤尿中排出大量轻链蛋白导致的蛋白尿等均可通过上述检查加以鉴别。

（二）低白蛋白血症

低白蛋白血症是肾病综合征第二个重要特征，主要是白蛋白从尿中漏出的结果。一般蛋白尿程度越重，血浆白蛋白水平越低，但两者并不完全平行。由于血浆白蛋白水平还与肝合成、肾小管重吸收及降解、饮食中蛋白质摄入等因素有关，因此对于多数患者来说，低白蛋白血症不能单用尿蛋白丢失来解释。一般情况下，大量白蛋白从尿中丢失时，肝脏对白蛋白合成代偿性增加，当增加程度不足以补偿尿中丢失，就会出现低白蛋白血症。例如合并肝脏受累，或是由于肾小管从原尿中摄取肾小球滤过的白蛋白并进行分解的能力增强，导致检测的尿蛋白定量低于实际丢失量。近期有学者提出，肾病综合征时血管壁对白蛋白的通透性增加，致白蛋白漏至组织间隙。此外，肾病综合征患者胃肠道黏膜水肿，食欲缺乏，蛋白摄入不足。还有学者指出消化道也可丢失白蛋白。上述原因均可导致血浆白蛋白水平下降。

低白蛋白血症时，组织间隙的白蛋白浓度下降更明显，以维持毛细血管胶体渗透压梯度差，此时患者血容量可正常，但对任何引起血容量减少的因素（如外科手术或应用利尿药等）敏感性明显增高，可导致肾前性氮质血症甚至低血容量性休克；低白蛋白血症对于以白蛋白结合形式存在于血液的药物药动学有一定影响，此时如常规剂量给药，将使血中游离药物浓度升高，易导致中毒；低白蛋白血症还可导致血小板聚集性增强。

除血浆白蛋白减少外，血浆的其他成分如免疫球蛋白、补体、抗凝血及纤溶因子、金属结合蛋白及内分泌激素结合蛋白也可不同程度地减少，引起患者发生感染、高凝血、微量元素缺乏、内分泌紊乱和免疫功能低下等。例如，少数肾病综合征患者出现甲状腺功能减退，随着糖皮质激素治疗后病情好转而得到纠正。部分患者出现血清 1，25（OH)$_2$D$_3$ 水平下降，血清促红细胞生成素下降，凝血系统异常，低锌血症等表现。

（三）水肿

水肿的产生系由于血管内液体经毛细血管壁转移至组织间隙，并在组织间隙积聚所致。传统观点认为，低白蛋白血症时，血浆胶体渗透压下降，使水分从血管腔内进入组织间隙，导致水肿发生，此时患者血液和血浆容量减少，即"充盈不足"学说。同时，由于血容量相对不足，刺激心房和动、静脉等处的压力及容量感受器，反射性地引起交感神经兴奋性增高，肾素－血管紧张素－醛固酮（RAAS）系统及抗利尿激素分泌增加，心房钠尿肽（心钠素，ANP）分泌减少，促使肾脏对钠、水重吸收，进一步加重水肿。近年研究表明，事实上 50% 以上的患者血容量并不减少，血浆肾素活性正常或下降，因此，现在观点即"充盈过度"学说认为，肾小球滤过率下降及肾小管重吸收增加引起的钠水潴留是导致肾病综合征水肿的重要因素。水肿的形成是一个动态过程，以上两种学说可能均起一定作用。肾病综合征性水肿呈指凹性，与体位有关，以组织疏松及低垂部位明显，随重力作用而移动，卧位时以眼睑、枕部或骶部水肿为著，起床活动后则以下肢水肿明显，严重时可引起胸腔、腹腔、心包及纵隔的积液，甚至急性肺水肿。

（四）高脂血症

多数肾病综合征患者可出现高脂血症，一般以胆固醇升高最早，三酰甘油在血浆白蛋白低于 10～20g/L 时开始升高，并随肾病综合征进展而逐步加重。低密度脂蛋白、中间密度脂蛋白和极低密度脂蛋白在肾病综合征早期即可见升高，但高密度脂蛋白水平可正常、增高或降低。肾病综合征的高脂血症是否增加心血管并发症的危险性取决于高脂血症持续时间以及高密度脂蛋白胆固醇水平或是后者与低密度脂蛋白胆固醇的比值。一般认为，高脂血症是脂蛋白合成速度加快、清除减少或脂肪动员增加等综合因素的结果，例如低白蛋白血症致肝代偿性增加白蛋白合成的同时，脂蛋白合成也增加；肾脏对胆固醇中间代谢产物甲羟戊酸分解减少，使胆固醇前体物质增加，而肝中胆固醇合成限速酶羟甲基戊二酰辅酶 A 还原酶活性增加，加速了胆固醇合成；脂质降解酶如脂蛋白脂酶（LPL）活性下降，低密度脂蛋白受体数目减少致脂质分解受抑等。

高脂血症可引起局灶性肾小球硬化，其机制与肾小球及肾小管间质内脂蛋白沉积、氧化修饰的低密度脂蛋白毒性作用、刺激炎症介质产生、凝血、纤溶功能障碍以及增加基质合成等因素有关。

五、病理类型及临床表现

引起原发性肾病综合征的肾小球疾病主要病理类型包括：微小病变性肾病、局灶性节段性肾小球硬化（FSGS）、系膜增生性肾小球肾炎、膜性肾病及膜增生性肾小球肾炎。现就其不同病理改变和临床特点分别予以介绍。

（一）微小病变性肾病

光镜检查显示，肾小球基本正常，偶见上皮细胞肿胀，空泡样变性及轻度的节段性系膜细胞和基质增生。老年患者偶见肾小球硬化，但不超过肾小球总数的 5%～10%。肾小管上皮细胞尤其是近曲小管上皮细胞可呈现脂肪变性或空泡变性，细胞内可见含有双折光的脂滴。肾小管可伴有小灶状萎缩，间质无明显病变，在成年特别是老年患者中可见到小血管壁内膜增厚。免疫荧光检查一般为阴性，有时可见到少量 IgM 在系膜区沉积。电镜检查显示的是本病特征性改变，即上皮细胞足突广泛融合与假绒毛样变性，也可有空泡变性及脂肪变性。肾小球基底膜正常，沿基膜两侧无电子致密物沉积。

微小病变性肾病占儿童原发性肾病综合征的 80%～90%，占成年人原发性肾病综合征的 20%～25%。男女比例约为 2：1，好发于儿童，成年人患病率降低，但老年人患病率又呈上升趋势。大部分患者突然起病，无明显诱因，水肿为首发症状，呈颜面及体位性水肿，严重者出现浆膜腔积液，大量蛋白尿；肉眼血尿极罕见，1/3 患者有镜下血尿；高血压在成年患者相对较多；本型较其他类型更易并发特发性急性肾衰竭，尤其是年龄在 50 岁以上的老年患者。本病 90% 的患者对糖皮质激素治疗敏感，但治疗缓解后复发率高达 60%。成年人治疗缓解率和缓解后复发率均低于儿童患者。

（二）局灶性节段性肾小球硬化

本型光镜检查特征为肾小球病变呈局灶性、节段性分布，表现为部分肾小球或肾小球的部分节段硬化，未受累的肾小球基本正常或仅轻度系膜增生。一般肾皮质深部或皮髓交界处的肾小球首先受累，仅侵及肾小球的 1～3 个血管襻。脏层上皮细胞增生、肿胀，严重时形成"假新月体"，见于本病的早期。随病变进展，硬化的肾小球逐渐增多，出现球性硬化，其余相对完好的肾小球代偿性肥大。肾小管-间质病变较常见，可表现为灶状肾小管萎缩、扩张伴间质纤维化和炎细胞浸润，小动脉管壁可增厚。免疫荧光检查显示，IgM 和 C_3 呈粗颗粒状或团块状沉积于受累肾小球的病变部位，无病变的肾小球一般呈阴性或 IgM 和 C_3 在系膜区沉积，IgG 和 IgA 沉积少见。电镜下肾小球脏层上皮细胞出现广泛的足突融合，并与肾小球基底膜脱离为本病的早期病变。受累肾小球内皮细胞下和系膜区有电子致密物沉积，在硬化的部位，有毛细血管的萎陷及电子致密物沉积。根据光镜下肾小球病变不同，局灶性节段性肾小球硬化可分为以下几型，如表 9-2 所示。

局灶性节段性肾小球硬化可发生于任何年龄，但儿童及青少年多见，平均发病年龄为 21 岁，男性略多于女性。临床主要表现为肾病综合征，占原发性肾病综合征的 5%～10%，10%～30% 的病例可为非肾病性蛋白尿。镜下血尿和高血压多见，随病情进展逐渐出现肾功能受损，少数病例在起病时即有肾功能减退，可见肾性糖尿、氨基酸尿、肾小管性酸中毒等肾小管功能异常的表现。上呼吸道感染或预防接种可使临床症状加重。实验室检查为非选择性蛋白尿，免疫学检查血清补体正常，血 IgG 可降低，与大量蛋白尿从尿中丢失有关。

表 9-2 局灶性节段性肾小球硬化病理分型

病理类型	病理表现
经典型	早期多累及髓旁肾小球，节段病变可位于近血管极或周边襻，或两者同时出现，其中周边襻节段硬化以儿童型 FSGS 较常见，部分病例可伴球性硬化
门部型	近血管极处襻出现节段硬化和透明变性，其累及程度超过丝球体的 50%。与门部硬化相连的入球动脉常见透明变性。足细胞肥大和增生较其他类型少见
细胞型	节段性内皮细胞增生，单核细胞、巨噬细胞、淋巴细胞和中性白细胞浸润，致毛细血管襻腔塌陷、闭塞，可累及肾小球的任何部位，如门部和周边部。足细胞增生、肥大、空泡变性，甚至形成"假新月体"
顶端型	节段性病变位于尿极，可见肾小球毛细血管襻与尿极粘连，内皮细胞及足细胞增生，壁层上皮细胞伸入尿极近端小管中，非顶部病变的肾小球可表现为细胞型或经典型病变，部分病例见球性硬化
塌陷型	肾小球基底膜扭曲、塌陷、皱缩，毛细血管襻腔狭小，以球性塌陷较节段塌陷常见，单纯累及血管极少见，无内皮细胞、系膜细胞及基质增生，但足细胞肥大、增生、空泡变性或脱落至肾小囊腔，形成"假新月体"

（三）系膜增生性肾小球肾炎

光镜检查显示，肾小球系膜细胞和系膜基质弥漫增生，按照增生程度可分为：轻、中、重度。轻度增生指增生的系膜宽度不超过毛细血管襻的直径，管腔开放良好；中、度增生指增生的系膜宽度超过毛细血管襻的直径，管腔不同程度受压；重度增生指系膜在弥漫性指状分布的基础上呈团块状聚集，伴肾小球节段性硬化。中、重度系膜增生性肾小球肾炎可见节段性系膜插入现象。肾小管-间质改变与肾小球病变平行，中、重度系膜增生性肾小球肾炎常伴有灶状肾小管萎缩和间质纤维化。免疫荧光检查根据肾小球系膜区沉积的免疫复合物不同分为 IgA 肾病和非 IgA 系膜增生性肾小球肾炎。前者以 IgA 沉积为主，后者常有 IgM、IgG 的沉积，均常伴有补体 C_3 的沉积。呈弥漫性分布于整个肾小球。少数患者仅有 C_3 沉积，极少数免疫荧光检查阴性。电镜检查可见肾小球系膜细胞及基质增生，电子致密物在系膜区和（或）内皮下细颗粒样沉积，肾小球基底膜一般正常，有时可见不规则增厚伴节段性足突融合。

本组疾病在我国患病率高，约占原发性肾病综合征的 30%。多见于青少年，男性多于女性。临床表现多样，常隐匿起病，可表现为无症状性血尿和（或）蛋白尿、慢性肾炎综合征、肾病综合征等，有前驱感染史者可呈急性起病，甚至表现为急性肾炎综合征。据报道 IgA 肾病患者约 15% 表现为肾病综合征，几乎所有患者均有血尿，而非 IgA 系膜增生性肾小球肾炎约 30% 表现为肾病综合征，约 70% 伴有血尿，常为镜下血尿。

（四）膜性肾病

光镜病理特点是上皮下免疫复合物沉积，肾小球基底膜弥漫增厚，免疫荧光检查显示，IgG 和 C_3 呈弥漫性颗粒状沿肾小球毛细血管壁沉积，很少有 IgM 和 IgA 沉着，特发性膜性肾病几乎无系膜区沉积。早期可仅有 IgG 沉积，晚期可呈阴性，C_{1q} 或 C_4 阳性提示补体经典途径激活。随着疾病进展，免疫荧光染色强度减低，逐渐变浅甚至阴性。一般无内皮细胞、系膜细胞及基质或上皮细胞增生，亦无炎细胞浸润。根据病变进展程度分为四期（表 9-3）。

在成年人原发性肾病综合征中膜性肾病占 25%～30%，可发生于任何年龄，30～50 岁为高发，男性多于女性。常隐袭起病，85% 表现为肾病综合征，20%～25% 呈无症状性蛋白尿，30%～50% 有镜下血尿，20%～40% 有不同程度的高血压及肾功能受损，但约有 25% 的患者可完全自发缓解，缓解大多出现在发病的前 3 年。蛋白尿程度及持续时间是影响自然病情发展的重要因素。本病患者易发生血栓栓塞并发症，尤其是肾静脉血栓形成，发生率在 50% 左右，可为单侧或双侧、急性或慢性起病。

表9-3 膜性肾病病理改变及分期

分期	光学显微镜检查	电子显微镜检查
I期	肾小球基底膜空泡变性,Masson染色可见上皮下嗜复红蛋白沉积	肾小球基底膜基本正常,可见较小而分散的电子致密物沉积,主要位于足突间隙
II期	肾小球基底膜不均匀增厚,钉突样改变,上皮下嗜复红蛋白沉积,颗粒大而弥漫	多数电子致密物沉积于上皮下及基底膜内,上皮细胞足突广泛融合
III期	肾小球基底膜明显增厚,链环状结构形成,上皮下多数嗜复红蛋白沉积	肾小球基底膜高度增厚,多数电子致密物沉积,系膜基质增生,上皮细胞足突广泛融合
IV期	肾小球基底膜不规则增厚,管腔狭窄,系膜基质增多,节段性或球性硬化	肾小球基底膜重塑,三层基本结构消失,电子致密物吸收使基底膜呈虫蚀样,系膜基质增多,血管腔闭塞,最终发展为肾小球硬化
V期	肾组织病变基本恢复正常	

（五）膜增生性肾小球肾炎

光镜下基本病理改变为,肾小球系膜细胞及基质弥漫增生并沿内皮细胞下插入、基底膜弥漫性增厚呈"双轨征",免疫荧光示IgG（或IgM）和C₃呈颗粒样在系膜区及毛细血管壁沉积,电镜下可见电子致密物在系膜区、内皮下或上皮下沉积,根据电子致密物的沉着部位及基底膜病变的特点可分为三型,见表9-4。

表9-4 原发性膜增生性肾小球肾炎的病理分型及特点

	I型	II型	III型
光学显微镜检查	系膜增生最严重,可分隔肾小球呈分叶状,内皮下有嗜复红蛋白沉积,可使毛细血管闭塞	与I型相似,但系膜插入现象较轻	与I型相似,但内皮下和上皮下均有嗜复红蛋白沉积,并可见基底膜钉突形成
免疫荧光检查	IgG和C₃颗粒样或团块样沉积于系膜区和毛细血管壁,肾小球呈花瓣样	以C₃为主,团块或细颗粒样沉积于系膜区和毛细血管壁C₃伴或不伴IgG及IgM主要在	毛细血管壁也可在系膜区沉积
电子显微镜检查	内皮下可见插入的系膜细胞和系膜基质并伴大块电子致密物沉积,襻腔狭窄,足突融合	电子致密物沿肾小球基底膜致密层和系膜区沉积,偶见上皮下呈驼峰状沉积	与I型相似,但内皮下和上皮下均可见电子致密物沉积

本病占原发性肾小球疾病的10%~20%,主要见于儿童及青少年,5岁以下及60岁以上的患者少见。50%~60%患者表现为肾病综合征,常伴镜下血尿;20%~30%患者有上呼吸道前驱感染,表现为急性肾炎综合征,II型更多见;其余病例可为无症状性血尿和（或）蛋白尿。据报道,起病时30%的患者有轻度高血压,20%出现肾功能损害。病情多持续进展,在导致终末期肾衰竭的肾小球肾炎中,本病占25%以上。

六、并发症

（一）感染

感染是肾病综合征的常见并发症,多隐匿起病,临床表现不典型,是导致肾病综合征复发或疗效不佳的主要原因之一,与患者免疫功能紊乱、全身营养状况下降以及应用糖皮质激素治疗有关。常见感染部位为呼吸道、泌尿道、消化道及皮肤。常见的致病菌有肺炎球菌、溶血链球菌和大肠埃希菌等。其他如结核杆菌、病毒（疱疹病毒等）、真菌的感染机会也明显增加。在严重肾病综合征伴大量腹腔积液时,易在腹腔积液的基础上发生自发性细菌性腹膜炎（spontaneous bacterial peritonitis, SBP）。其发生率在儿童明显高于成年人。严重者可导致死亡,应予高度重视。

导致感染的相关因素有以下几个方面：①血浆 IgG 水平降低，在非选择性蛋白尿时，IgG 从尿中丢失，在肾小管上皮细胞重吸收后分解代谢增加，由淋巴细胞合成 IgG 减少。②补体成分如 B 因子及 D 因子下降，血浆调理素水平下降。③细胞免疫异常，血浆中 T 细胞活力下降，白细胞趋化能力下降。④低锌血症导致淋巴细胞功能及胸腺素水平下降。⑤浆膜腔及皮下积液导致对感染的易感。⑥糖皮质激素和免疫抑制药的应用加重了对细菌与病毒的易感性。

（二）血栓栓塞

血栓栓塞是肾病综合征最严重的、致死性并发症之一，其发生与血液浓缩、高脂血症造成的血液黏稠度升高以及肝脏合成纤维蛋白原和部分凝血因子增加等因素有关，而且肾病综合征时血小板功能亢进，应用强利尿药及长期大量糖皮质激素均加重高凝血状态。肾病综合征常见的血栓栓塞部位是肾静脉，可为单侧或双侧，膜性肾病者发生率最高，可达 50%，大多数为亚临床型，无临床症状，但也可发生严重的蛋白尿、血尿甚至肾衰竭。肾静脉血栓有急、慢性之分。急性肾静脉血栓临床表现为：单侧腹部绞痛、肉眼血尿、尿蛋白增多、肾功能急剧恶化；而慢性肾静脉血栓症往往没有任何症状。肾静脉血栓的诊断以肾静脉造影最为确切，无创伤性的超声检查适用于临床一般性无症状患者的筛查。此外，肾病综合征患者还可出现下肢深静脉血栓，在成年人发生率为 6%，表现为两侧肢体不对称性肿胀。腋静脉、锁骨下静脉血栓较为少见。动脉栓塞更为少见，但可累及全身各处大、小动脉，有时可引起严重后果，如心肌梗死、肢体坏死或脑梗死等。文献报道肺栓塞的检出率为 10%～20%，但多数患者呈亚临床型。

肾病综合征的血栓倾向可能与以下几方面因素有关：①凝血与纤溶系统失衡：促血栓形成因素增高，如纤维蛋白原水平，凝血因子 Ⅱ、Ⅴ、Ⅶ、Ⅷ、Ⅹ 水平升高，抗血栓物质减少，抗凝血酶Ⅲ（AT－Ⅲ）减少，蛋白 C 和 S 水平下降。纤溶酶原水平下降，纤溶酶与纤维蛋白的交互作用受损。②血液黏滞度增加，血管内皮损伤。高脂血症、血小板增生及黏附度增加，血容量不足，均可进一步加重内皮细胞损伤，使血栓风险增加。

（三）急性肾衰竭

1. 肾前性急性肾衰竭　肾病综合征时可因有效血容量不足而致肾灌注减少，导致肾前性氮质血症，经扩容利尿后可恢复。或应用血管紧张素转化酶抑制药类药物导致肾小球灌注压降低。

2. 特发性急性肾衰竭　少数病例可出现急性肾衰竭，表现为无明显诱因的少尿或无尿，扩容利尿无效，多见于微小病变性肾病，可能与一方面肾间质高度水肿压迫肾小管，大量蛋白管型阻塞肾小管腔，管腔内高压引起肾小球滤过率骤然减少，另一方面肾小管上皮细胞缺血和大量重吸收、分解白蛋白而出现重度脂肪变性导致急性肾小管坏死有关。称之为特发性急性肾衰竭，多见于中老年患者。

3. 其他　肾病综合征患者并发感染或用药导致急性肾小管坏死；并发双侧急性肾静脉血栓引起急性肾衰竭；呈肾病综合征表现的急进性肾小球肾炎或病理类型发生转型等导致的急性肾衰竭等。

七、诊断与鉴别诊断

（一）确定是否为肾病综合征

诊断标准：尿蛋白定量 ≥ 3.5g/24h；血浆白蛋白 ≤ 30g/L；水肿；高脂血症。其中前两项为必备条件。

（二）确认病因

除外继发性和遗传性疾病后才能诊断为原发性肾病综合征，为及时明确诊断，在无禁忌证的情况下应积极行肾活检以明确病理类型，指导治疗，评估预后。

（三）判断有无并发症及肾功能情况

肾病综合征可为原发性和继发性。如考虑为继发性应积极寻找病因，在排除继发性肾病综合征之后才能诊断为原发性肾病综合征。在儿童应着重除外遗传性疾病、过敏性紫癜肾炎、乙型肝炎相关性肾小球肾炎等；中青年患者应注意除外结缔组织病、感染、药物引起的继发性肾病综合征，如狼疮肾炎等；老年人则应着重除外代谢性疾病、肿瘤继发的肾病综合征，如糖尿病肾病、骨髓瘤肾病等。原发性肾病综合征也并非独立疾病，在肾活检基础上完善病理类型的诊断对于指导治疗，评估预后尤为重要。原发性肾小球肾炎所致的肾病综合征常见病理类型包括：微小病变性肾病、局灶节段性肾小球硬化、系膜增生性肾小球肾炎、膜性肾病、膜增生性肾小球肾炎。

通常一些特异性实验室检查可高度提示特定疾病，有助于肾病综合征的病因诊断。例如一些免疫学指标（抗核抗体、抗双链 DNA、ANCA、免疫球蛋白等）检测对系统性疾病的鉴别意义很大。肿瘤标志物（CEA、AFP、NSE，PSA 等）的检查有助于老年患者实体肿瘤的筛查。病毒指标（HBV、HCV、HIV 等）的检测可除外一些感染相关性肾病。血清及尿液免疫固定电泳、骨髓穿刺活检对血液系统疾病导致肾病的鉴别具有重要意义。如骨髓瘤肾病的尿中轻链蛋白增多，尿液免疫固定电泳可提示异常 M 蛋白。另外，尿蛋白电泳分析尿蛋白性质对推测肾小球滤过膜病变部位具有参考价值，如微小病变性肾病多为选择性蛋白尿，以白蛋白漏出为主，提示主要为电荷屏障受损；而膜性肾病则为非选择性蛋白尿，尿中除白蛋白，还有 IgG 等大分子的蛋白成分，提示滤过膜孔径屏障的损伤。尿常规检测是否合并血尿对病理类型的鉴别亦有帮助，如系膜增生性肾小球肾炎、膜增生性肾小球肾炎常合并血尿。因此，详细的询问病史、查体和实验室检查对于肾病综合征的诊断和鉴别具有重要意义。临床上常见的继发性肾病综合征有以下几种，应积极加以鉴别。

过敏性紫癜：好发于青少年，有典型的皮肤紫癜，可伴关节痛、腹痛及黑粪，多在皮疹出现后 1 ~ 4 周出现血尿和（或）蛋白尿，典型皮疹有助于鉴别诊断。

狼疮肾炎：好发于青中年女性，根据多系统受损的临床表现和免疫学检查可检出多种自身抗体，一般不难明确诊断。

糖尿病肾病：好发于中老年，表现为肾病综合征，患者糖尿病病史常达 10 年以上，有高血压及糖尿病眼底病变，病史及眼底病变有助于鉴别诊断。

肾脏淀粉样变性：肾淀粉样变性是全身多器官受累的一部分，好发于中老年。原发性患者病因不明，主要累及心、肾、消化道、皮肤和神经；继发性患者常继发于慢性化脓性感染、结核、恶性肿瘤等疾病，主要累及肾、肝和脾等器官。肾受累时体积增大，常表现为肾病综合征，需行肾活检确诊。

骨髓瘤肾病：好发于中老年，男性多见。患者可有多发性骨髓瘤的特征性临床表现，如骨痛，血清单株蛋白增高，蛋白电泳 M 带及尿本周蛋白阳性，骨髓象显示浆细胞异常增生达 15% 以上，此类患者可呈肾病综合征，典型的影像学检查有溶骨破坏或病理性骨折等，可助鉴别诊断。

八、治疗

肾病综合征治疗包括特异性（即糖皮质激素、细胞毒药物或其他免疫抑制药）治疗及非特异性治疗，特异性治疗是降低蛋白尿，治疗肾病综合征的核心环节，需根据不同的临床、病理类型制定相应的治疗方案。非特异性治疗包括一般治疗、对症治疗和并发症治疗。

（一）一般治疗

1. 休息　肾病综合征患者立位时肾素 - 血管紧张素 - 醛固酮系统和交感神经系统兴奋，可加重水钠潴留，而卧位时肾血流量增加，有利于利尿，故宜卧床休息，但应保持适度床上及床旁活动，以防肢体血管血栓形成。水肿消失，一般情况好转后可起床活动。

2. 饮食治疗　肾病综合征患者常伴胃肠道水肿及腹腔积液，影响消化吸收，应进食易消化、清淡、高热量、高维生素食物。

3. 钠盐摄入　肾病综合征患者水肿时严格限制钠盐的摄入量，食盐以每日 2 ~ 3g 为宜。应用利尿药尤其是襻利尿药时应注意预防低钠血症的发生。

4. 蛋白质摄入　研究表明高蛋白饮食可加重肾小球高滤过状态，加速肾小球硬化和肾小管 - 间质纤维化，但对于肾病综合征患者是给予高蛋白饮食纠正低蛋白血症还是给予低蛋白饮食保护肾功能，目前尚有争议。一般主张，在肾病综合征早期及肾功能正常时，蛋白摄入以 0.8 ~ 1.0g/（kg·d）为宜，对于慢性肾病综合征患者，蛋白摄入应控制在 $0.6\sim0.8g/$（$kg\cdot d$），但均应以优质蛋白为主。

5. 脂肪摄入　对高脂血症患者应给予低脂饮食，即胆固醇摄入不超过 200mg/d，脂质供热应少于总热量 $30\sim35kcal/$（$kg\cdot d$）的 30%，但由于不饱和脂肪酸体内不能合成，且其代谢产物（如 PGE_2、PGI_2、TXA_2）具有血管活性作用，故脂质摄入中不饱和脂肪酸含量应达到总热量的 10%。植物油脂含不饱和脂肪酸较多，胆固醇及饱和脂肪酸较低，深海鱼油富含亚麻酸（不饱和脂肪酸），适合于肾病综合征患者食用。另外，还要多食富含植物纤维的食物，尤其是富含可溶性纤维（燕麦、米糠等）的食物，有助于降低血脂。

6. 其他　铜、锌等元素参与体内许多酶的合成，当从尿中丢失或肠道吸收障碍，可导致蛋白质代谢障碍，生长发育停滞，伤口愈合缓慢及免疫功能降低等，故应注意补充。食物中黄豆、萝卜、大白菜、扁豆、茄子、小麦、小米锌含量较高，而猪肉、芝麻、菠菜、黄豆、芋头、茄子铜含量较高，可选择食用。肾病综合征患者易出现低钙血症，应注意多食含钙多的食物（如奶及奶制品、各种豆类制品等）。

（二）对症治疗

1. 水肿的治疗　一般患者于限盐及卧床之后即可达到利尿消肿的目的，对于上述处理效果不佳者，可选择性应用利尿药治疗。在给予利尿药之前应判断患者的血容量状态。血容量正常或增高的患者可使用利尿药来改善水肿症状，而表现为血容量减少的患者必须在有效扩容的前提下使用利尿药。患者的血容量状态可通过一些临床表现和指标来进行判别，如表 9-5 所示。

表 9-5　患者血容量状态的判别

	低血容量型	高血容量型
尿素氮、尿素氮/肌酐比值	增高	降低
尿渗透压	增高	降低
血浆肾素、醛固酮、精氨酸加压素水平	增高	降低
尿钠浓度	<20mmol/L	≥20mmol/L
心率增快、血压降低、血细胞比容升高等血容量不足的临床表现	存在	无

（1）利尿治疗的原则：①利尿治疗不宜过快过猛，以免造成血容量不足，加重血液高黏倾向，诱发血管栓塞。②渗透性利尿药在少尿时应慎用，因其可导致肾小管上皮细胞变性、坏死，诱发"渗透性肾病"，导致急性肾衰竭。③因血浆制品可增加尿蛋白排泄，加重肾损害，故不主张频繁应用。在患者出现少尿，并发较重感染时，可酌情合理应用。

（2）利尿药的选择：目前常用的利尿药有襻利尿药、噻嗪类利尿药、保钾利尿药及渗透性利尿药。对于轻度水肿，多应用噻嗪类利尿药和（或）保钾利尿药，而对于中、重度水肿患者多选择襻利尿药。利尿效果不好的可联合应用噻嗪类利尿药，以阻断肾单位不同部位钠的重吸收，两类药物具有协同效应。襻利尿药中最为常用的为呋塞米。呋塞米可口服也可静脉给药，对于口服效果不佳的患者可采用静脉给药。静脉给药分为静脉推注和持续滴注，有学者研究指出：持续静脉滴注呋塞米较一次性静脉注射呋塞米更有效、更安全。一次性大剂量静脉推注呋塞米会导致血容量剧烈的波动和血浆呋塞米峰浓度过高，严重影响血循环的稳定性，而持续静脉滴注呋塞米，可避免峰-谷效应，使每小时排尿量相对恒定，更符合正常生理。

渗透性利尿药如右旋糖酐-40（低分子右旋糖酐）是葡萄糖的聚合物，平均分子质量为 40kD，不易渗出血管，可提高血浆胶体渗透压，扩充血容量，具有渗透性利尿作用。该药还能抑制血小板和红细胞聚集，降低血液黏滞性，并对凝血因子Ⅱ有抑制作用，因而能防止血栓形成和改善微循环，临床可用于血容量相对不足的肾病综合征患者的消肿治疗。但由于其可致肾小管上皮细胞空泡变性、坏死，诱发渗透性肾病，导致急性肾衰竭，少尿的患者应慎用。

另外，对于血容量相对不足的肾病综合征患者在单纯应用利尿药治疗效果不佳的情况下是否给予白蛋白静脉滴注，目前仍有不同意见。有人认为白蛋白可使分泌至肾小管的利尿药的量增加，改善了利尿药抵抗。已有研究证实，联合使用白蛋白可增强呋塞米的排钠作用。但亦有学者提出，白蛋白价格昂贵，有引起血源性感染、过敏性休克等严重并发症的可能。且它的使用并不能达到预期的改善低蛋白血症的作用，反而会造成"蛋白超负荷性肾病"。白蛋白的使用可能使蛋白尿加重，肾功能进一步减退。有研究显示，输注白蛋白量越多，肾病达到完全缓解所需的时间越长，若每日输注白蛋白超过20g，对肾脏的损伤作用尤为显著。因此，建议肾病综合征合并明确的血容量不足、严重的水肿和低白蛋白血症的情况下可使用白蛋白。但不建议长期连续使用，可重复使用，多为隔天应用。

对于上述利尿治疗无效的全身严重水肿，或伴有浆膜腔积液，影响呼吸、循环功能，或伴有急性左心衰竭、肺水肿的患者可实施单纯超滤或连续性血液净化治疗。对于利尿效果不好的患者暂停利尿药治疗，给予短时间歇血液净化治疗，可为肾损害恢复创造条件，同时为恢复对利尿药的敏感性提供时间。

2. 减少尿蛋白　大量研究已经证实，血管紧张素转化酶抑制药（ACEI）及血管紧张素Ⅱ受体拮抗药（ARB）类药物通过扩张出球小动脉降低肾小球内压，进而减少尿蛋白的排出。还有一些药物也被用来治疗蛋白尿，但其疗效和安全性尚未取得足够证据，一般不作为常规治疗。如肾素－血管紧张素－醛固酮系统另外两种拮抗药：醛固酮受体拮抗药与肾素拮抗药，有研究显示两药联合 ACEI 和（或）ARB 在减少蛋白尿方面均有叠加作用，但仍需更多循证医学证据予以支持。另如中药雷公藤降尿蛋白效果较为肯定，但其安全剂量与中毒剂量较为接近，应用须谨慎，在肾病综合征治疗一般不作为首选。

3. 降脂治疗　高脂血症不但增加了心血管并发症的发生率，还可加速肾小球硬化，因此目前多认为对于肾病综合征的高脂血症应予积极干预。以羟甲基戊二酰单酰辅酶 A（HMG－CoA）还原酶抑制药为首选，常用制剂有洛伐他汀、辛伐他汀、阿托伐他汀等，该类药物以降低胆固醇为主；对于以三酰甘油增高为主者，可应用苯氧酸类药物，如非诺贝特、苯扎贝特等。用药期间应定期复查肝功能。肾病综合征缓解，低蛋白血症纠正后，高脂血症可自然缓解，此时则无须继续降脂药物治疗。

4. 抗凝血治疗　目前对于肾病综合征是否预防性给予抗凝血药物治疗尚缺乏循证医学证据，也未达成共识。一般认为，对于具有明显的血液浓缩，血脂增高，血浆白蛋白低于 20g/L，纤维蛋白原（FIB）>400g/L，并应用大剂量糖皮质激素及利尿药的肾病综合征患者有必要给予抗凝血治疗。常用的药物有肝素、双香豆素类及抗血小板聚集类药物。

（三）特异性治疗

免疫抑制治疗是目前肾病综合征的最主要治疗手段，常用药物有三类，包括糖皮质激素（泼尼松、泼尼松龙）、细胞毒类药物（环磷酰胺、苯丁酸氮芥等）以及免疫抑制药（霉酚酸酯、硫唑嘌呤、环孢素、他克莫司、来氟米特等）。治疗用药的选择、组合、剂量以及疗程均应依据病理类型、临床表现等因素而定，目前尚无统一方案。

1. 糖皮质激素　是治疗肾脏疾病的主要药物，可能通过抗炎、抑制免疫反应，抑制醛固酮和抗利尿激素分泌，影响肾小球基底膜通透性等综合作用而发挥其降低蛋白尿的疗效。肾病综合征激素治疗应掌握"始量要足、减量要缓、维持要长"的原则。常用药物为泼尼松，在有肝损害或水肿严重时，可更换为对应剂量泼尼松龙口服或静脉输注。激素治疗期间应密切监测激素不良反应的发生，如感染、类固醇性糖尿病、消化道溃疡、生长发育抑制、骨质疏松、股骨头无菌性缺血性坏死等，以便及时预防和处理。根据患者对激素治疗的反应，可分为激素敏感型（足量激素治疗 8～12 周缓解），激素依赖型（激素减量期间复发 2 次，或停药 1 个月内复发），激素抵抗型（对足量激素治疗无反应），频繁复发（6 个月内复发 2 次以上或 1 年内复发 3 次以上），其后续治疗也要随之调整。

在原发性肾病综合征中，不同的病理类型对激素的治疗反应不尽相同。一般来讲，微小病变性肾病和轻度系膜增生性肾炎单独应用糖皮质激素反应较好，按照正规治疗方案，大部分患者可获得临床缓解。而对于膜性肾病、局灶性节段性肾小球硬化、膜增生性肾小球肾炎，单用激素往往难以获得完全缓解，需要联合使用其他免疫抑制药治疗。

2. 其他免疫抑制药　除糖皮质激素外，肾脏疾病的治疗中常需要联合其他免疫抑制药治疗，主要用于难治性肾病综合征或因激素不良反应难以长期坚持的患者。目的是尽可能减少激素的用量和疗程；对频繁复发、激素依赖及激素抵抗的患者联合用药可能获得较为满意的疗效，改善肾脏病的长期预后。

常用药物有以下几种。

（1）环磷酰胺：为氮芥与磷酰胺基结合而成的化合物，能选择性抑制 B 淋巴细胞，大剂量也能抑制 T 淋巴细胞，还可能抑制免疫母细胞，从而阻断体液免疫和细胞免疫反应。给药方法包括口服（100～150mg/d，分 2～3 次口服）、小剂量隔日静脉注射（每次 200mg，隔日静脉注射）及大剂量冲击（0.4～1.0g/m²，每月 1 次静脉滴注，6 个月后改为每 3 个月 1 次）三种，累计总量均达 6～8g。目前并不能证明哪种方案更为有效，静脉给药不良反应较口服相对较小，大剂量冲击治疗由于累积剂量时间长，对于改善疾病远期预后有肯定疗效。主要不良反应为骨髓抑制和肝损伤，以及消化道反应、性腺功能抑制、脱发、出血性膀胱炎、诱发肿瘤等。

（2）苯丁酸氮芥：又名瘤可宁，是一种细胞毒性烷化剂，作用机制与环磷酰胺相同，治疗效果也和环磷酰胺无明显差别，一般用于环磷酰胺的替代治疗。常用剂量为 0.2mg/（kg·d），分 2 次口服，累计总量不超过 10mg/kg。主要不良反应是骨髓抑制、性腺毒性、可诱发血液系统肿瘤，偶见肝损伤和皮疹。无膀胱毒性，亦不导致脱发。

（3）霉酚酸酯（麦考酚酸酯，mycophenolatemofetil，MMF）：商品名骁悉，是一种新型免疫抑制药，在体内水解为具有免疫抑制活性的霉酚酸（MPA）而发挥作用。可通过非竞争性可逆性抑制次黄嘌呤单核苷酸脱氢酶（IMPDH），即嘌呤从头合成途径的限速酶，阻断鸟嘌呤核苷酸的从头合成途径，从而选择性抑制 T、B 淋巴细胞的增殖，减少抗体产生，抑制细胞毒 T 淋巴细胞的形成。通过抑制细胞表面黏附分子的表达而发挥抗炎作用。口服吸收完全，个体差异小，无须监测血药浓度。目前已被广泛用于防治各类实体器官移植免疫排斥。近年来的研究表明，其用于难治性肾病综合征的治疗也取得了较好的疗效。国内外多中心观察性研究均证实，对于微小病变性肾病及系膜增生性肾炎中激素依赖或抵抗型，MMF 联合糖皮质激素有肯定疗效，对于膜性肾病、局灶节段性肾小球硬化、膜增生性肾炎中激素抵抗型，亦有一定疗效，可用于环磷酰胺等药物无效或有严重不良反应时。但目前仍被作为二线用药，亦不推荐单独使用。起始应用剂量为 1.5g/d（体重≥70kg 者推荐 2.0g/d，体重≤50kg 者，推荐 1.0g/d），每天分两次空腹服用。其短期不良反应较环磷酰胺及环孢素等其他免疫抑制药为轻，主要有感染、骨髓抑制、胃肠道反应等，尤其可发生一些致命性重症感染，应特别引起重视。

（4）钙调磷酸酶抑制药：包括环孢素（CsA）和他克莫司。环孢素是从多孢木霉菌和核孢霉素的代谢产物中提取，其免疫机制主要是选择性抑制 T 辅助细胞的产生和释放，抑制 T 辅助细胞表达 IL-1 受体，抑制 IL-2 的产生及 T 细胞产生干扰素，还可抑制已与抗原或致有丝分裂素作用的淋巴细胞表达 IL-2 受体，环孢素 A 对细胞的抑制作用是可逆的，停药后作用消失，对骨髓造血功能和吞噬细胞的免疫功能没有明显的影响。主要用于原发性难治性肾病综合征，其中对微小病变最佳，对系膜增生性肾小球肾炎、局灶性节段性肾小球硬化及膜性肾病也有一定疗效。通常作为治疗原发性肾病综合征的二线用药，而对于儿童原发性肾病综合征和对糖皮质激素有顾虑者也可作为一线用药。但对于治疗前血肌酐已升高或病理提示明显肾小管间质病变的患者应慎用。药物用法：成年人起始每日剂量 3～4mg/kg，最大剂量 <5mg/（kg·d），儿童为 150mg/m²，最大剂量 <200mg/（m²·d），分 2 次口服，1～2 周起效，最大疗效 1～3 个月，一般 3 个月后缓慢减量，疗程 6 个月左右，服药期间需监测血药浓度，其谷值维持在 100～200ng/kg。单用环孢素治疗复发率高，临床常需联合用药。该药不良反应主要有肝肾毒性、高血压、多毛症、震颤、牙龈增生、恶心、腹泻等。其不良反应多呈剂量依赖性，减量或停用后可以恢复。因此在环孢素的长期使用过程中应注意检测肝肾功能和血药浓度。他克莫司（FK506）与环孢素作用机制相似，已广泛用于防治器官移植后排异，近年来初步用于肾病治疗也取得了较好的疗效，常用剂量为 0.1mg/（kg·d），分 2 次空腹服用，维持血药浓度在 5～15ng/mL，病情缓解后减量，疗程 6～12 个月。常见不良反应为肾毒性、血糖升高、感染等。

（5）来氟米特（leflunomide）：商品名为爱若华，是一种新型免疫抑制药，是具有抗增生活性的异噁唑类免疫抑制药，其免疫作用机制主要是通过抑制二氢乳酸脱氢酶的活性，选择性阻断嘧啶的从头合成途径，从而影响活化淋巴细胞的嘧啶合成，还可以抑制酪氨酸激酶的活性，阻断炎症细胞信号传导。此外，还可通过抑制核因子 KB（NF-KB）激活，阻断炎症细胞因子的表达；抑制抗体的产生和分泌；抑制细胞黏附；调节 Th1/Th2 平衡等方面来发挥免疫抑制作用。基础和临床试验证实，本药能有效预防、控制急性排异反应，联合用药逆转慢性排异反应，在内科主要治疗自身免疫性和免疫介导的疾病，较为肯定的是用于类风湿关节炎，可以达到长期病情缓解。

来氟米特用于肾脏疾病治疗的研究才刚刚起步，由于其不良反应小，价格相对低廉，具有广阔的应用前景。初始负荷剂量为 50~100mg/d，连续 3d 后改为维持剂量 20~30mg/d，若不良反应大，不能耐受，可降至 10mg/d。该药常见不良反应包括胃肠道反应、皮疹、可逆性脱发、一过性转氨酶上升和白细胞减少等，大多数在减药或停药后恢复。

近年来，根据循证医学的研究结果，针对原发性肾病综合征的不同病理类型，提出相应治疗方案如下。

1）微小病变性肾病：微小病变肾病大多数对糖皮质激素敏感，往往单用糖皮质激素治疗即可取得较为满意的效果。

儿童常规诱导缓解期常用泼尼松或泼尼松龙 60mg/（m²·d）或 2mg/（kg·d），每日最大量不宜超过 80mg，连续应用 4~6 周，随后改维持量，即隔日剂量为 40mg/（m²·d），维持 4~6 周，总疗程 8~12 周，以后泼尼松剂量每月隔日递减 5~10mg 至停用。糖皮质激素的用法、用量和疗程很不一致，但成功的关键在于起始剂量要足，逐渐减量要缓，维持时间要长。减量过程中出现复发，应立即加量到能维持缓解水平的剂量。

对于成年患者，常规诱导缓解期剂量为泼尼松或泼尼松龙 1mg/（kg·d），最大量一般不超过 60mg/d。因成年人糖皮质激素治疗肾病综合征的缓解率明显低于儿童患者，故诱导缓解期较儿童长，常需 6~8 周，也有主张 8~12 周。以后逐渐减量，每 2~3 周减少原用量的 5%~10%，维持治疗 6 个月，减至每日 10~15mg，改为隔日顿服，继续减量至最小有效量，维持 6~12 个月。

微小病变性肾病在初治取得缓解后易复发。对于偶尔复发者，可重复初治方案进行治疗。对于复发频繁或在初治 6 个月内即复发者宜将其他免疫抑制药与激素联合应用，以达到减少复发、增强疗效的目的。大量研究证实，环磷酰胺具有明确的降低微小病变性肾炎复发的作用。而对于激素抵抗的患者合用环磷酰胺效果有限。循证医学证据提示，对于难治性肾病综合征，应用环孢素往往有效，对于激素依赖和抵抗的部分患者可达到完全或部分缓解。蛋白尿缓解后维持治疗 1~2 年，密切监测血药浓度和肾功能，环孢素治疗 6 个月无效应考虑换用其他药物。霉酚酸酯和他克莫司对于上述治疗无效的部分患者可能有效，仍需大样本随机对照研究予以证实。

2）局灶性节段性肾小球硬化：目前免疫抑制药仍为治疗局灶性节段性肾小球硬化的主要药物，虽然其疗效明显弱于微小病变性肾病和系膜增生性肾小球肾炎等病理类型，但是近 20 年的大量回顾研究结果显示，激素治疗足够剂量和疗程可增加局灶性节段性肾小球硬化的缓解率达 50% 以上。只是起效较慢，中位数缓解时间在 4 个月左右，因而建议激素治疗应持续 4~6 个月，超过 4~6 个月无效才称为激素抵抗。对于频繁复发、初治无效、激素依赖或不适宜应用大剂量糖皮质激素的局灶性节段性肾小球硬化患者最好应用细胞毒药物，可选用环磷酰胺、苯丁酸氮芥。环磷酰胺 2mg/（kg·d）联合激素治疗 2~3 个月可能获得更稳定的缓解。对激素抵抗的患者，目前最有效的治疗包括环孢素 3~5mg/（kg·d），持续治疗 6 个月，可能诱导部分患者取得缓解。目前有限的研究显示，霉酚酸酯联合激素治疗对部分局灶性节段性肾小球硬化有效，可更快诱导临床缓解，降低激素不良反应的影响。他克莫司（FK506）近年来也实验性地用于局灶性节段性肾小球硬化的治疗，对于环磷酰胺和环孢素疗效不佳者可能有效。

3）膜性肾病：少部分膜性肾病患者可自然缓解，而大多数不能自然缓解的患者经免疫抑制治疗后效果并不理想。2004 年一项关于免疫抑制治疗成年人特发性膜性肾病的 Meta 分析，入选了 8 个 RCT 研究，包括 1 025 例患者，结果显示口服糖皮质激素并未取得好的治疗效果。且多年来大量循证医学研究已得出结论，不支持单独给予特发性膜性肾病患者糖皮质激素治疗，激素联合细胞毒药物可能有一定疗效。在诸多配伍方案中，Ponticelli 的意大利方案备受关注。这是一项设计严谨的前瞻性随机对照研究。结果证实，激素联合苯丁酸氮芥（MP + CH）方案对降低特发性膜性肾病蛋白尿有效，随后，作者又对比了激素联合环磷酰胺（MP + CTX）和 MP + CH 的疗效，结果显示，MP + CTX 方案有效，甚至优于 MP + CH 方案。另外，一些小规模研究提示，环孢素和霉酚酸酯也可用于上述治疗效果不佳的患者，为特发性膜性肾病的治疗增加了一些选择。

4）系膜增生性肾小球肾炎：当尿蛋白定量在 2.0g/d 以上或表现为肾病综合征的患者，应按微小病变肾病中应用糖皮质激素的治疗方案，50% 左右的患者可完全缓解。对于多次复发、对糖皮质激素抵抗或部分缓解患者，应加用细胞毒药物。

5）膜增生性肾小球肾炎：本病患者对单纯免疫抑制药治疗基本无效，而同时合用抗血水板聚集药和 ACEI/ARB 类药物有一定效果。一般认为，对于大量蛋白尿或肾病综合征而肾功能正常的膜增生性肾小球肾炎患者可应用标准疗程的糖皮质激素和（或）其他免疫抑制药治疗 1 个疗程后，无论是否有效，均应及时减量。

（四）并发症的治疗

1. 感染　一般不主张应用抗生素预防感染，因为通常效果不佳，且容易导致耐药性和继发真菌感染。一旦发现感染，应给予对致病菌敏感、强效且无肾毒性的抗生素积极治疗，有明确感染灶者应尽快去除。因此，对于肾病综合征，尤其是一些高危易感者，应积极预防感染的发生。

2. 血栓及栓塞并发症　抗凝血是治疗肾静脉血栓的基础，可有效阻止血栓增大，改善蛋白尿和患肾功能，同时预防致命性肺栓塞的发生。在抗凝血治疗的基础上，患者自身的纤溶系统将发挥作用，使肾静脉血栓部分或全部溶解。对已确诊为肾静脉血栓或高度可疑的患者，均应选择抗凝血治疗。抗凝血治疗需长期进行，在肾静脉血栓症状缓解后，仍应口服抗凝血药物（如华法林）至少 6 个月。

肝素是国内目前最常用的抗凝血药物，可加速 AT - Ⅲ 凝血酶复合物对部分凝血酶和凝血因子的灭活。应用肝素时应注意剂量的个体化，以使活化部分凝血活酶时间（APTT）延长至正常对照值的 1.5 ~ 2.5 倍为宜。其主要不良反应是出血，多在用药剂量较大时出现，出现后应立即停用，并予鱼精蛋白中和。与肝素相比，低分子肝素具有皮下注射吸收完全、生物利用度高（>80%）、半衰期长、不良反应小和不需要实验室监测等优点，疗效至少与普通肝素相似，目前在临床应用普遍。

除了上述抗凝血药物，抗血小板药物通过抑制血小板聚集和释放也可用来防止血栓形成。抗血小板药物可防止血栓进展，在肾静脉血栓的治疗中常与抗凝血药物配合使用。常用抗血小板药物包括阿司匹林、双嘧达莫、噻氯匹定等。

对肾病综合征并发急性肾静脉血栓形成的患者，加用溶栓治疗能够较单纯抗凝更快、更彻底地清除血栓，恢复肾血流，保护患肾功能。在发病早期，特别是血栓形成后 1 ~ 2d 溶栓疗效更为理想。近年有学者认为即使不了解血栓形成的确切时间，溶栓治疗仍是有必要的，至少对正在形成的血栓有效。溶栓可通过外周静脉给药和肾动、静脉置管局部给药两种途径完成。一般认为，局部给药在疗效方面优于全身给药。尤其对于并发急性肾衰竭或局部症状（如胁腹部疼痛）严重的患者，应首选局部溶栓。在给药方式上，小剂量持续静脉滴注适用于慢性肾静脉血栓以及临床症状较轻的急性患者，大剂量全身或局部冲击给药则适用于急性、重症静脉血栓患者，如双侧肾静脉血栓或合并其他部位如腔静脉血栓形成。

3. 急性肾衰竭　对已发生急性肾衰竭的患者，首先应尽快明确病因，及时纠正肾功能损害因素，病因不清时应行肾活检。此外，应积极对症治疗，可采取以下措施：加强利尿如应用襻利尿药后，通常可使肾功能显著好转或恢复；但对于由于利尿药治疗导致血容量不足引起肾功能下降的患者，应停用利尿药，并及时扩容纠正血容量不足，尿量多可增加，肾功能恢复。对于扩容利尿无效、已达透析指征的患者应给予血液净化治疗，肾病综合征并发急性肾衰竭者大多数可逆，预后良好，极少数转变为不可逆性肾损害。

九、预后

肾病综合征患者的预后与很多因素相关。根据病理类型、临床表现、并发症以及对治疗的反应不同，存在着很大差异。

微小病变性肾病长期预后较好，50% 可在数月内自发缓解，90% 的患者对激素治疗反应良好，但治疗缓解后复发率高。存在血尿和高血压的患者激素抵抗的发生率高，预后也较差。该病理类型的肾病综合征患者 10 年存活率＞95％，死亡者大多为老年人，多为不正确使用激素和细胞毒药物，发生感染导致死亡。若反复发作或长期大量蛋白尿得不到控制，病理类型可转变为系膜增生性肾小球肾炎，进而为局灶性节段性肾小球硬化，最终发展为尿毒症者约为 3％。

局灶性节段性肾小球硬化被认为和微小病变性肾病属同一疾病的不同阶段，但其预后却截然不同。有 25％～40％患者在 10～15 年或以后可进展至终末期肾病，且肾移植后 20％～30％的患者可复发。一般小儿和对激素治疗有反应或血清 C_3 水平升高者预后较好。而持续大量蛋白尿、伴难以控制的持续高血压、发病时肾功能已受损的患者预后不佳。肾脏组织病理改变伴有弥漫系膜增生、肾小球血管极硬化、肾间质炎症细胞浸润伴纤维化、小动脉壁透明样变性者预后差。

特发性膜性肾病对治疗的反应虽然不佳，但多数患者的预后相对较好，约 1/4 患者的病情可自然缓解。与特发性膜性肾病预后有关的因素包括：儿童优于老年人，很少走向肾衰竭；女性优于男性，治疗缓解率高；大量蛋白尿持续时间长伴高血压、起病时肾功能已受损的患者预后差。膜性肾病的病理分期不能反映疾病进展的严重程度，但出现肾小管 - 间质严重病变者预后差。

系膜增生性肾小球肾炎根据免疫病理可分为 IgA 肾病和非 IgA 系膜增生性肾小球肾炎，其中 IgA 肾病是我国最常见的原发性肾小球疾病之一。部分患者可表现为肾病综合征。影响其预后的不良因素有：起病时即伴有高血压或肾功能受损；持续大量蛋白尿 2 年以上；对免疫抑制药治疗效果不明显；肾脏病理改变为重度系膜增生伴肾小球硬化、肾小管萎缩及间质纤维化。

原发性膜增生性肾小球肾炎为慢性进展性疾病，有 6％～20％的病例临床长期缓解，30％～40％为持续性尿检异常但肾功能保持正常，25％～50％的患者在 10 年内进入终末期肾衰竭。一般认为，尿蛋白量大者，预后差；Ⅱ型预后较Ⅰ型差；临床伴有高血压及肾功能损害者预后差；肾脏组织学改变伴有新月体形成或肾小管 - 间质损害者预后差。有报道，肾移植术后Ⅱ型膜增生性肾小球肾炎复发率（75％～100％）明显高于Ⅰ型（20％～30％），但病情进展缓慢，不易发展为肾衰竭。

（马西臣）

第二节 儿童肾病综合征

一、概述

儿童肾病综合征是儿童时期重要的慢性疾病之一。其发病率据新西兰流行病学数据报道约 2：100 000，总患病率约为 15.7：100 000。我国 1982 年 20 省市 105 所医院住院患儿统计分析提示，在 6 947 例肾内科疾病患儿中肾病综合征 1 462 例（占 21％），其中初发者占 58.9％；24 省市同类数据分析提示 11 531 例肾内科疾病患儿中肾病综合征占 3 593 例，占肾内科住院患儿 31％。儿童肾病综合征可发生在儿童时期的各个年龄阶段，但学龄前期最为常见；男孩比女孩更为多见。儿童原发性肾病综合征中以微小病变病理类型最多见，其中 80％～90％的患儿对糖皮质激素的初始治疗有效，然而 70％～93％的患儿出现复发。复发的原发性肾病综合征的患儿中，大约 50％呈现频繁复发或者激素依赖，因此大剂量的长期应用糖皮质激素严重影响着儿童的生长发育。合理用药、减少儿童肾病综合征的并发症和药物治疗的长期不良效应是临床工作中的重点。

二、儿童肾病综合征的分型

儿童肾病综合征可根据不同的病因、临床表现及病理改变等有不同的分类或分型标准，以期指导临床诊断、治疗、预后判断及对疾病本质的探讨。

（一）临床分型

目前我国儿科临床上仍多采用依临床表现的此项分类，分为原发性、继发性和先天性 3 种。

1. 原发性肾病综合征　小儿时期最常见，进而又分为单纯型和肾炎型 2 型。单纯型：仅具备前述大量蛋白尿、低蛋白血症、高脂血症、水肿 4 大特点者；肾炎型除具备上述表现外还具备以下 4 项之一项或者多项表现者：①尿沉渣检查红细胞 > 10/高倍视野（2 周内 3 次尿沉渣检查）；②反复出现或持续高血压，学龄儿童 > 130/90mmHg，学龄前儿童 > 120/80mmHg，并排除因服用糖皮质激素造成者；③肾功能减退或氮质血症：以往定义氮质血症为血尿素氮 > 10.7mmol/L（30mg/dl），近年临床上由血肌酐水平依据 Schwartz 公式推算肾功能损害 [eGFR = K × 身高（cm）/血肌酐（μmol/L），0 ~ 18 个月婴儿 K 值为 40，2 ~ 16 岁女孩及 2 ~ 13 岁男孩 K 值为 49，13 ~ 16 岁男孩 K 值为 62] 更为科学和便捷；④血总补体水平或 C_3 降低。根据我国的 1 462 例住院病例分析，单纯型 68.4%，肾炎型 31.6%。

临床上除依据其主要临床表现分型外，还常常根据糖皮质激素治疗反应分型。以泼尼松每日 1.5 ~ 2.0mg/kg 治疗 6 ~ 8 周时的反应分为：①激素敏感型（完全反应）：尿蛋白完全转阴；②激素部分敏感型（部分反应）：尿蛋白减少至少 + ~ + +；③激素耐药型（无反应）：尿蛋白仍 + + + 以上（表 9 - 6）。

表 9 - 6　肾病综合征对糖皮质激素治疗后的反应

完全缓解：尿蛋白定性转阴或定量 < 0.3g/24h
部分缓解：尿蛋白下降至 ≤ 基线值 50%
激素敏感：足量激素治疗 8 周内缓解
激素依赖：足量激素治疗缓解，在激素减量时或停激素后 2 周内复发
激素抵抗：对足量激素治疗无反应（儿童 8 周，成人 > 12 周）
非频繁复发：在激素治疗缓解后 6 个月内有 1 次复发
频繁复发：在激素治疗缓解后 6 个月内有 2 次及以上复发
首次发作时激素治疗可缓解，复发时对激素无反应

2. 继发性肾病综合征　继发于具有明确病因（如感染）、全身系统性疾病或已明确的肾小球疾病（如链球菌感染后肾小球肾炎）者。儿童时期常见的病因如下。

（1）全身性系统性疾病：系统性红斑狼疮、过敏性紫癜是儿童继发性肾病综合征中常见的 2 种疾病。

（2）感染：链球菌感染后肾炎、乙型肝炎病毒感染相关性肾病、巨细胞病毒感染、EB 病毒感染相关肾病、先天性梅毒感染等是儿童继发性肾病综合征常见的继发病因。

（3）家族遗传性疾病：Alport 综合征、Fabry 病、指甲 - 髌骨综合征、胱氨酸病、链状红细胞贫血、α_1 抗胰蛋白酶缺乏、Jenue 综合征。

（4）药物、中毒、过敏：蜂蜇、预防接种、重金属中毒等。

（5）代谢性疾病：黏液性水肿、糖尿病。

（6）肿瘤：Wilm 瘤、白血病、霍奇金病、非霍奇金淋巴瘤。

（7）其他：肾移植慢性排斥反应、膀胱输尿管反流、肾动脉狭窄、部分脂营养不良伴 Ⅱ 型膜增殖性肾炎、吉兰 - 巴雷综合征。

3. 先天性肾病综合征　是指生后 3 个月内出现的肾病或大量蛋白尿，主要分为原发性和继发性。原发性中多因遗传因素即基因异常所致，如常见的芬兰型先天性肾病综合征；继发性可继发于感染（如先天梅毒、巨细胞包涵体病毒、风疹、肝炎）、中毒、溶血尿毒综合征等。

（二）病理分型

微小病变是儿童肾病综合征中最常见的病理类型。

各种病理改变在儿童原发性肾病综合征中所占比例各家报道不一，这与患者年龄、来源（非选择病例或转诊病例）、肾穿刺指征不一而异（表 9 - 7）。

表 9 – 7 国际小儿肾脏病研究组（ISKDC）对肾病综合征中不同病理类型激素患儿中激素耐药分析

病理类型	患儿（例）	激素耐药（例）
微小病变	98	5
局灶节段性肾小球硬化	12	10
膜增生性肾炎	6	5
系膜增生性肾炎	4	1
新月体性肾炎	4	4
膜性肾炎	2	2

我国报道 20 个单位的 2 315 例小儿肾活检数据中原发性肾病综合征 699 例，其中临床诊断为单纯型 407 例，肾炎型 292 例（表 9 – 8）。

表 9 – 8 我国 20 个单位报道肾病综合征的病理类型

微小病变	122	9	131	18.7
轻微病变	63	9	72	10.3
局灶增生	15	9	24	3.4
系膜增生性肾小球肾炎	142	122	264	37.8
毛细血管内皮增生性肾小球肾炎	2	14	16	2.3
局灶节段性肾小球硬化	45	36	81	11.6
膜性肾炎	10	32	42	6.0
膜增生性肾炎	3	34	37	5.3
其他	5	27	32	4.5

三、儿童肾病综合征的临床表现

（一）水肿

水肿常常是患者就诊的主要原因，始自眼睑颜面，渐及四肢全身，男孩常有显著的阴囊水肿，重度水肿常伴有胸腔积液、腹腔积液、心包积液。水肿一般为可凹陷性。儿童患者血压大多正常，成年患者血压升高比例较高，据报道 13% 儿童患者出现舒张压升高；Waldman 等报道 42.9% 成人患者血压升高。

（二）大量蛋白尿

大量蛋白尿为本症的主要化验所见。24h 尿蛋白定量 >100mg/kg（全国儿科协作组建议的诊断标准）或 >40mg/（m² · h）（ISKDC 诊断标准）为大量蛋白尿的诊断标准。在儿童患者中低于 15% ~ 20% 并发血尿，通常为轻微的镜下血尿；而成人患者血尿发生率高于儿童。

由于长期的蛋白自尿中丢失，患儿呈现蛋白质营养不良的面貌，包括面色苍白、皮肤干燥、毛发枯黄，指甲有白色横纹、耳壳薄软，患儿精神萎靡、倦怠乏力、食欲减退，有时伴有腹泻和腹痛。血浆总蛋白含量下降，白蛋白下降尤为明显，在儿童当中低白蛋白程度甚于成年患者。球蛋白中以 α_2 球蛋白增高明显，还可有 β 球蛋白、纤维蛋白原增高，而 γ 球蛋白下降。IgG 和 IgA 一般减低，IgM 和 IgE 有时升高。

（三）高脂血症

血脂增高，以血中胆固醇增高显著，白蛋白降低明显者，三酰甘油也明显升高。

通常对 1 ~ 8 岁，且呈上述典型表现的肾病综合征患儿并不需行肾脏活检，临床诊断确立即可开始糖皮质激素治疗，但下列情况应考虑肾活检做出病理诊断以指导治疗：①不典型病例，如早期有一段较长期蛋白尿后发展为肾病综合征者，并发肉眼血尿和（或）血压升高、和（或）肾功能减退者；②发病<1岁，或>8~12岁者；③病程中肾功能急剧下降，而血液动力性改变无法解释者，或怀疑间质性肾炎、新月体形成者；④缓慢进展的肾功能减退者；⑤补体低下者；⑥同时存在其他遗传代谢性疾病、全身系统性疾病、乙肝病毒感染等继发性因素者；⑦激素耐药、激素依赖、频繁复发型病例，拟加用其他免疫抑制剂者。

四、儿童肾病综合征的并发症

（一）感染

是最常见的并发症，也是儿童肾病综合征死亡病例的主要原因，ISKDC统计占死亡原因的70%。感染不仅可以导致死亡，而且是病情反复和加重的先导或诱因，并影响激素的疗效。细菌性感染以肺炎球菌感染最为多见，可发生于呼吸道、泌尿道、皮肤以及腹膜炎。同时，患儿对病毒感染亦较敏感，尤其在接受激素、免疫抑制剂治疗时，如并发水痘、带状疱疹病毒等感染。病毒感染时病情较凶险，故需对上述疾病接触者考虑激素和免疫抑制剂减量，并给予免疫球蛋白注射。此外，长期应用激素、免疫抑制剂者还应注意结核及真菌感染，在儿科临床特别需警惕结核性脑膜炎、霉菌性脑膜炎的发生。

（二）血栓形成、栓塞并发症

一般静脉血栓多于动脉血栓，成人患者血栓发生率高于儿童。容量不足、感染、静脉穿刺都会增加血栓发生风险。肾静脉血栓形成最为被临床重视，急性典型病例表现骤然发作的肉眼血尿、腰痛，双侧肾静脉血栓者还可有肾功能减退。慢性发生则临床症状不明显，仅为蛋白尿持续不缓解。超声检查可发现患侧肾脏增大及肾静脉血栓。小儿患者中多次股静脉穿刺取血者尤应注意下肢静脉血栓的发生。肺血栓栓塞在成人患者检出率10%~20%，轻者易漏诊，重者未能及时诊治死亡率可达30%。国内一项对33例肾病综合征患儿合并D-二聚体升高者，进行肺灌注显像发现15例肺栓塞，而有临床症状者仅1例。典型临床表现有呼吸困难、胸痛、咳嗽、咯血，X线检查可见肺浸润或梗塞阴影。

（三）营养障碍及骨代谢紊乱

由于低白蛋白血症导致总钙水平下降，游离钙水平下降。长期应用糖皮质激素（超过3个月）加剧维生素D和钙代谢的紊乱，出现低钙血症、血25羟骨化醇下降、PTH升高、骨软化及纤维化骨炎等系列表现。在生长迅速的小儿时期这些变化尤为显著，生长障碍在儿童肾病综合征中需要引起更多的重视。此外，低蛋白血症还同时导致了儿童生长发育中所必需的铁、锌等微量元素的缺乏，临床上可出现贫血、皮肤黏膜营养障碍等症状。近年来，还有报道儿童肾病综合征中多种维生素的缺乏，2009年日本的学者报道了一例12岁严重低白蛋白血症的肾病综合征病例，出现呼吸衰竭，检查发现血谷丙转氨酶（ALT）减低（6U/L），维生素B_6减低至$1\mu g/L$（正常参考范围3.6~10μg/L），在给予维生素B_6治疗后ALT恢复正常；同年欧洲学者报道了一例6岁肾病综合征患儿出现惊厥，MRI呈现韦尼克脑病（Wernicke's encephalopathy）表现，检查发现维生素B_1缺乏，给予维生素B_1治疗后神经症状得到改善。2008年埃及学者对健康儿童、肾病综合征缓解及复发的患儿分别研究发现肾病综合征患儿的维生素A及维生素C水平低于健康儿童组，同时复发组的维生素A及维生素C水平低于缓解组。

（四）急性肾衰竭

其可能病因有：①血容量不足或者低血容量休克导致肾血灌注不足，可以导致肾前性氮质血症，随着病情缓解大都能恢复正常。②肾小球病变严重，尤其是增生性肾小球肾炎病变者可有明显的GFR下降。③肾小球增生病变不显著（如微小病变），由于肾间质显著水肿，肾小球有效滤过下降；或由于肾小球脏层上皮细胞广泛融合，有效滤过面积减少所致；此类情况需积极利尿。④在有效循环血容量减少情况下，由于使用了非甾体消炎药、利尿剂、抗生素、造影剂所诱发的间质性肾炎。⑤原肾小球病变恶化或于原基础上又发生了新月体肾炎病变（可见于膜增生性肾炎）。

五、儿童肾病综合征的治疗

（一）首次发病时治疗——糖皮质激素

自 20 世纪 50 年代以来，糖皮质激素开始用于治疗儿童肾病综合征，约 90% 肾病综合征患儿对激素治疗敏感，NS 相关的死亡率由治疗前 35% 下降到 2.6%，口服糖皮质激素开始成为治疗儿童肾病综合征的首选用药。在未行肾活检时，激素敏感甚至可以作为诊断微小病变的证据。多年来对儿童微小病变的激素治疗做了大量研究，2009 年中华医学会儿科学分会肾脏病学组提出了激素敏感性肾病综合征的诊治循证指南，常规治疗方案分为 2 个阶段，①诱导缓解阶段：足量泼尼松（泼尼松龙）60mg/（m^2·d）或 2mg/（kg·d）（按身高的标准体重计算），最大 80mg/d，先分次口服，尿蛋白转阴后改为每晨顿服，疗程 6 周。②巩固维持阶段：隔日晨顿服 1.5mg/kg 或 40mg/m^2（最大剂量 60mg/d），共 6 周，然后逐渐减量。对于初始治疗患者注意激素足量和足够疗程，激素治疗 2 个月后，激素治疗时间越长，肾病复发的危险性就越低，此效应可以维持至 7 个月，但是激素延长治疗至 1 年，并不能减少疾病的复发，因此，国外学者建议不超过 7 个月。和儿童微小病变患者相比，成人患者的治疗研究较少，缺乏随机对照试验，可以参考儿童治疗的经验。仍推荐使用糖皮质激素，一般泼尼松起始剂量为 1mg/（kg·d），总量不超过 80mg/d，治疗 8 周后开始缓慢减量。因为成年患者的缓解率较低，对激素反应慢，起始治疗常常需要延长至 16 周。

儿童和成人的研究均发现，诱导缓解时采用甲泼尼龙冲击或者静脉治疗 3d 后口服泼尼松治疗与口服泼尼松治疗相比，经 1 年随访观察，完全缓解率、复发率、全因死亡率、严重不良反应发生率均无明显差异，缓解并无区别，因此不建议初治时采用甲泼尼龙冲击或者静脉治疗。

对于非频繁复发的微小病变患儿积极寻找复发诱因，积极控制感染，少数患儿控制感染后可自发缓解；若感染控制后仍不缓解，可以①重新诱导缓解：泼尼松（泼尼松龙）每日 60mg/m^2 或 2mg/（kg·d）（按身高的标准体重计算），最大剂量 80mg/d，分次或晨顿服，直至尿蛋白连续转阴 3d 后改 40mg/m^2 或 1.5mg/（kg·d）隔日晨顿服 4 周，然后用 4 周以上的时间逐渐减量。②在感染时增加激素维持量：患儿在巩固维持阶段患上呼吸道感染时改隔日口服激素治疗为同剂量每日口服，可降低复发率。

（二）激素依赖、频繁复发及激素抵抗的微小病变的治疗

不管是儿童还是成人微小病变患者，尽管大都对糖皮质激素反应良好，但是复发率通常较高，儿童可高达 60% 左右，约 20% 复发患者会发展成激素依赖。激素使用时间延长会增加激素不良反应发生率，严重感染、Cushing 综合征、骨质疏松、股骨头坏死及生长发育延缓等严重的不良反应常使患者不能耐受长期激素治疗。因此，对于激素依赖、频繁复发、激素抵抗及不能耐受长期激素治疗的患者，探讨合理有效的治疗方法，如加用免疫抑制剂等非常必要。2009 年中华医学会儿科学分会肾脏病学组提出了激素敏感性肾病综合征的诊治循证指南，结合国外多项证据研究，在儿童患者中对环磷酰胺、苯丁酸氮芥、环孢霉素、左旋咪唑等的应用进行了综述和指导性的建议。

1. 环磷酰胺　自 20 世纪 50 年代环磷酰胺开始用于治疗肾脏疾病，目前是使用最广泛的免疫抑制剂。大量研究证实环磷酰胺具有明确的降低微小病变复发率的作用。环磷酰胺口服剂量 2～3mg/（kg·d），时间 8 周，累积量不超过 200mg/kg，与单独应用激素比较，可以明显减少 6～12 个月时的复发率。每月 1 次静脉冲击治疗，每次 500mg/m^2，共 6 次，与口服治疗相比两者疗效相似，但是 WBC 减少、脱发、感染等不良反应较口服法少。环磷酰胺对于激素依赖的微小病变患者疗效优于激素抵抗的微小病变患者。环磷酰胺治疗的主要不良反应有脱发、骨髓抑制、出血性膀胱炎，严重细菌感染发病。尤其是在青春期男性，性腺毒性也是重要的考虑因素，一般认为累积量超过 250mg/kg 后性腺毒性显著增加。

2. 苯丁酸氮芥　可以明显减少 6 个月和 12 个月的复发，疗效与环磷酰胺相似。一般用量 0.2mg/（kg·d），时间 8～12 周。但是其致死率、感染率、诱发肿瘤、惊厥发生率均高于环磷酰胺，其性腺抑

制剂量与临床有效治疗剂量非常接近，因此目前不推荐使用。

3. 环孢素 A　1983 年开始试用于器官移植，使器官移植发生了革命性变化，1986 年 Tejani 首次将 CsA 用于治疗原发性肾病综合征。大量临床试验表明激素联合环孢素 A 在 6~24 个月的治疗期间，表现为激素依赖或者频繁复发儿童微小病变的肾病缓解率在 70% 以上，激素抵抗缓解率亦接近 40%，能显著减少尿蛋白的漏出。但是使用环孢素停药后的复发率相当高，甚至产生了"环孢素依赖"的概念。Ponticelli 等比较了环孢素和环磷酰胺治疗效果，发现 9 个月时 2 组缓解率相当，但随访 2 年时 2 组缓解率分别为 25% 和 63%。在儿童激素依赖型患者的一项研究表明延长环孢素治疗时间可以减少复发率。最近 Swarts 等的研究表明，环孢素治疗 IgM 肾病明显优于环磷酰胺，有效率可达 85%，而环磷酰胺仅为 18%。

环孢素剂量为 3~7mg/（kg·d）或者 100~150mg/（m^2·d），调整剂量使谷浓度维持在 100~120ng/mL，时间 1~2 年，可以单独使用，或与小剂量激素口服同时应用或在激素减量时加用，治疗 3~6 个月后，症状缓解可逐渐减量，其最小维持剂量个体差异较大，一般使血药浓度维持在 40~70ng/mL，如果减量或停药过程中，肾病复发，可再次加大剂量。但应注意若环孢素 A 使用 3 个月仍无效，则应停用，若血肌酐上升超过用药前的 30% 也应停用。有研究表明小剂量环孢素单次口服可以增加药物的峰浓度，不会影响谷浓度，且不良反应小，依从性较高。

环孢素长期治疗可能引起肾毒性。急性肾毒性一般发生在治疗初期，主要表现在急性肾功能减退：肾小球滤过率下降，血肌酐升高，高血压，少尿等，与肾血管收缩，肾血流下降有关，是功能性的，可逆的，不会引起永久性的肾损害，多呈剂量依赖关系，环孢素减量或停用后可以恢复。慢性肾毒性主要表现为肾间质纤维化、甚至慢性肾衰竭。目前多数专家认为长期中低剂量环孢素治疗是安全的。El Husseini 等报道使用环孢素的 45 例患者进行治疗后肾活检，仅有 4.4% 患者发现轻微的肾间质纤维化及小管萎缩。最近 Birgitta 等报道在儿童患者环孢素治疗 5 年以上也没有损伤肾功能，肾小球滤过率治疗早期下降但后来保持稳定。因此环孢素用药时间 2 年或 2 年以上应行肾活检了解有无慢性肾毒性。

4. 左旋咪唑（levamisole）　具有免疫调节作用，适用于常伴感染的患者，2.5mg/kg 隔天服用，12~24 个月。治疗期间和治疗后均可以减少激素的用量，减少复发的次数，2008 年 Boyer 等在对儿童微小病变的研究中对左旋咪唑应用前后 1 年及应用 1 年中的激素累计用量和复发情况进行比较发现，左旋咪唑不仅可以减少激素累计用量还可以减少疾病的复发，不影响儿童的生长发育。左旋咪唑不良反应包括粒细胞减少、肝功能损伤、粒性白细胞缺乏症、血管炎及脑病等，但并不多见。

5. 硫唑嘌呤　与单独激素治疗和安慰剂对照组相比，硫唑嘌呤不会减少复发率，但有报道在部分激素抵抗的微小病变患者硫唑嘌呤治疗可以获得缓解。在其他药物无效时可以试用。

6. 咪唑立宾（Mizoribine）　与安慰剂相比，咪唑立宾治疗的复发率无差别，现已不建议临床使用。

7. 霉酚酸酯　1992 年开始用于肾移植，1998 年开始用于肾小球疾病，关于霉酚酸酯用于微小病变治疗的研究不多。文献中儿童剂量 250~750mg/m^2，2 次/d，成人剂量每次 0.5~1g，2 次/d，治疗时间 12~24 个月，长期应用可以减少激素的用量，降低复发率，无明显胃肠道及血液系统不良反应。研究发现霉酚酸酯可以减少激素和环孢素依赖微小病变患儿疾病复发次数，其不良反应更轻微。但霉酚酸酯确切疗效及最佳治疗剂量、时间有待更大样本随机对照研究。

8. 他克莫司（FK506）　1990 年他克莫司就开始用于治疗儿童频繁复发型肾病综合征（包括微小病变和局灶节段性肾小球硬化），认为有减少复发的作用。儿童常用剂量 0.1~0.15mg/（kg·d），分 2 次服用，维持血药浓度 5~10μg/L，12~24 个月，其生物学效应是环孢素的 10~100 倍，不良反应较环孢素少。2006 年的一个回顾性研究中发现他克莫司在治疗儿童激素依赖型肾病综合征时具有和环孢素相似的效果。Gulati 等报道他克莫司在治疗环磷酰胺及环孢素无效的激素抵抗型肾病综合征时仍有一定效果。

9. 利妥昔单抗（rituximab）　作为抗 CD-20 单抗，其用于治疗微小病变肾病仅限于个案报道。2006 年 Francois 等首次报道，一例使用过激素及多种免疫抑制剂仍频繁复发的青年微小病变患者，使用利妥昔单抗治疗（每周 375mg/m^2×4 周）后获得完全缓解并持续 2 年以上。其疗效和安全性尚需更多研究证实。

六、儿童肾病综合征的预后

半个多世纪以来，儿童肾病综合征的预后有很大改观。在磺胺药、青霉素、皮质激素应用前的时期约 1/2 ~ 2/3 患儿死于并发症，而当今 5 年存活率已超过 95%。在小儿时期死亡主要由于感染、心血管并发症及血栓栓塞并发症。与肾病综合征的其他类型相比，微小病变预后较好。儿童患者虽然 95% 预后好，但是儿童患者对激素的初始效应及 6 个月的病情反复情况直接影响患儿预后，初始对激素不反应或者最初 6 个月内复发患儿预后相对较差。90% 以上成人患者可以保持肾功能正常 10 年以上。和儿童相比，成人患者更易出现高血压、急性肾衰竭、慢性肾功能不全。尽管成人患者对激素或细胞毒药物反应较儿童差，但其复发率较低，治疗缓解后比较稳定。

（王春艳）

第三节　老年肾病综合征

一、概述

截至 2010 年，我国 60 岁以上老年人已超过 1.67 亿。到 2050 年，我国 60 岁和 65 岁以上的老龄人口总数将分别达到 4.5 亿和 3.35 亿。老年人随着年龄增长肾脏的形态和功能也会随之发生改变，其肾脏组织形态和生理代谢发生不同程度的退行性变化，进而引起肾脏功能的改变。

老年肾脏形态学改变主要表现为肾脏体积缩小、肾单位数量减少、肾小球及肾小管基底膜增厚、肾小球硬化、肾内血管改变、肾间质纤维化等。一般而言，肾脏的各种功能在 40 岁以后出现逐渐下降，50 ~ 60 岁后表现得更为明显。老年肾脏功能的改变主要表现为肾血流量减少、约 2/3 老年人的肾小球滤过率逐年下降。老年肾脏对钠、钾、钙等各类离子以及小分子蛋白的重吸收功能下降，对尿液的浓缩稀释功能降低。内分泌功能也减退。

由于上述形态与功能上的改变，导致老年肾脏对各种应激或者致病因素的代偿功能下降，使得老年人成为肾脏病的易感人群。与青年人相比，老年肾脏病患者具有许多不同的发病特点。例如，老年人继发性肾小球疾病的比例高，因受代谢因素与药物等多种因素的影响，具有病因复杂的特点；此外，老年肾脏病患者还有病情隐匿、临床表现不典型，或病情严重、对治疗反应差以及病程迁延等多样化的临床特点。

人口老龄化使得老年肾小球疾病的患者有增多趋势。肾病综合征是老年人肾小球疾病中最常见的临床类型。据英国的一项统计资料显示，通过比较 1978—1990 年的肾小球疾病登记数据，在 7 161 例的肾活检资料中，老年人所占比例从最初的 6% 增长至 21%。综合国外资料显示，在老年人所患肾小球疾病中，肾病综合征占全部肾活检患者的 12% ~ 61.5%。分析国内的临床研究结果，老年肾活检患者以肾病综合征为首发表现的占 35.7% ~ 66.7%。

二、病因和病理类型

根据老年人肾脏病的流行病学特点，老年肾病综合征的诊断必须首先排除继发性病变，老年肾病综合征继发性原因的比例明显高于中、青年对照组，可以高达 40%。最常见的原因为糖尿病肾病，其次为肾淀粉样变性病、多发性骨髓瘤或实体肿瘤导致的肾病。

糖尿病肾病是导致继发性老年肾病综合征的常见原因，可占老年人肾病综合征的 22.5%。老年人群中由于糖尿病等代谢性疾病引起的肾脏损害很常见，由于糖尿病并发肾脏损害者一般要经过 10 ~ 20 年后出现肾小球硬化症，所以糖尿病性肾小球硬化症多见于老年人。近年来发现，糖尿病并发非糖尿病性肾损害也很常见。

根据国内外肾活检资料，因为肾淀粉样变引起的病例约占老年人肾病综合征的 10% ~15%，淀粉样变性是以淀粉样物质沉积于机体 1 个或多个器官为特征的疾病。肾脏是淀粉样变性病最常受累的器官之一，主要临床表现为蛋白尿和肾病综合征。继发性肾病中淀粉样变可以继发于浆细胞疾病、多发性骨髓瘤等。对于老年患者有类风湿关节炎、慢性感染性疾病或者其他肿瘤，如胃肠道肿瘤、淋巴瘤、白血病、肺癌、乳腺癌等，患这些疾病者如出现蛋白尿或肾病综合征，应想到肾脏淀粉样变的可能。其他的一些继发性病因还有异常球蛋白血症、系统性红斑狼疮以及某些药物性肾损害等。

尽管老年人继发性因素比例较高，但原发性肾小球疾病仍然是老年肾病综合征中最常见的病理类型。据国外学者对 65 岁及 70 岁以上老年患者肾活检分析显示，原发性肾小球疾病约占全部肾活检病例的 60% ~70%。老年人原发性肾病综合征，如膜性肾病、微小病变、局灶节段性肾小球硬化、系膜增生性肾炎等，与青年人的特点相似。过去认为较为少见的病因，如原发性小血管炎肾损害呈明显上升趋势。原发性小血管炎多见于中老年人，国人较西方人临床表现为肾病综合征者多见。

分析国外老年人肾病综合征的资料，最常见的原发性肾小球疾病病理类型是膜性肾病（36.6%），其次为微小病变性肾病（11%），随后为新月体性肾炎、系膜增生性肾炎、膜增殖性肾炎以及局灶性肾小球硬化。某些肾小球疾病在老年人群中相对较少见，如狼疮性肾炎、IgA 肾病等。Nair 等研究发现，随着老年人年龄的增长，膜性肾病的比例逐渐减少，微小病变的发生率逐渐增加。另有研究发现，对一组平均年龄 73 岁的老年人群，其临床病理相关研究显示，局灶节段性肾小球硬化最为常见，其次是微小病变和膜性肾病。国内老年人肾病综合征的病理类型也是以膜性肾病最为多见。据解放军总医院对老年人肾活检资料分析显示，原发性肾小球疾病中病理类型以膜性肾病最多，占 22.9%，其次为 IgA 肾病、系膜增生性肾炎、局灶节段肾小球硬化症、微小病变等。与国外资料不同，国内的 IgA 肾病及系膜增生性肾炎发病率相对较高，这些特点与我国成年人肾活检病理类型的分布趋势有相似之处。老年人肾病综合征常见的病因和病理类型见表 9-9。

表 9-9 老年人肾病综合征常见的病因和病理类型

原发性	膜性肾病
	微小病变性肾病
	IgA 肾病
	系膜增生性肾小球肾炎
	局灶节段性肾小球硬化
	新月体肾炎
继发性	肾淀粉样变性病
	肿瘤相关肾脏病
	糖尿病
	NSAID 等药物相关性肾病

老年人膜性肾病的发病率约为年轻人的 2.5 倍，其高发年龄为 65~75 岁，以男性为主。老年膜性肾病患者中男性约占 72.7%，而 <60 岁的膜性肾病患者中 64.3% 为男性。膜性肾病的主要病理特点是肾小球上皮下弥漫的免疫复合物沉积，肾小球基底膜增厚。老年膜性肾病的病理改变与年龄无关。根据病理形态表现，膜性肾病可以分为 4 期，但是病理分期对临床的指导作用有一定的局限性，因为病理分期多与病程有关，而与病因、临床表现以及对治疗的反应性无关。老年膜性肾病患者起病隐匿，其蛋白尿水平，血浆白蛋白水平以及血尿发生率与年轻人均无明显差别。但与年轻患者相比，老年患者高血压，尤其是收缩压升高的发生率以及肾功能受损的发生率较高，血栓的发生率也较高，与年轻人相比预后也较差。由于老年人肾病综合征中继发性发生的比例较高，其中，恶性肿瘤引起的继发性膜性肾病的发生率较高，膜性肾病中约有 20% 以上为肿瘤相关性。甚至有部分患者可以在诊断膜性肾病一年后发现确诊为恶性肿瘤，常见肿瘤为肺癌、结肠癌、直肠癌、乳腺癌、胃癌等。因此对于老年膜性肾病患者要警惕注意排除肿瘤的存在。此外，乙型肝炎病毒相关性肾炎、某些药物性肾损害也可以表现为膜性肾

病。膜性肾病中继发性病因与年龄的关系见表9-10。

表9-10 膜性肾病中继发性病因与年龄的关系

	儿童 <16 岁	老年人 >60 岁
SLE	27%	1%
病毒感染	53%	2%
肿瘤	<1%	54%
药物	3%	38%
其他	17%	5%

微小病变也是老年肾病综合征常见的病理类型，与年轻患者的临床表现基本相同，但是合并血尿、高血压以及肾功能损害的发生率较高。可以表现为非选择性蛋白尿。组织学上可以合并出现衰老相关的肾脏病理改变。

如前所述，在形态学上，与青年相比，老年人具有随增龄肾脏体积缩小，肾皮质变薄以及功能性肾单位数目减少等特点。在老年肾活检组织中会出现球性或者局灶性肾小球硬化，局灶性肾小管萎缩、管腔扩张，有憩室或囊肿形成，同时可见肾间质灶状纤维化及肾小动脉的玻璃样变等病理改变。因此，在进行肾脏病理诊断时应该注意鉴别这些病理改变是衰老相关的退行性改变还是因疾病引起的特征性病变。

三、临床表现和并发症

老年肾病综合征的临床表现与中、青年人基本相同，但较复杂，例如病理表现为微小病变肾病的老年患者，蛋白尿选择性检查亦可能出现非选择性蛋白尿，蛋白尿及低白蛋白血症的程度常比较重。老年肾病综合征常并发血尿和高血压（淀粉样变除外）。若尿沉渣中见到白细胞及血尿时，应特别注意是否存在肿瘤性疾患或肾静脉血栓。水肿严重时易发生心力衰竭。肾病综合征患者可有效血容量不足而致肾血流量下降，诱发肾前性氮质血症。经扩容、利尿后可得到恢复。

由于衰老引发肾脏结构和功能的改变，使得肾脏代偿能力差，慢性肾功能不全的发病率较高，贫血的发生率也较年轻人高。动脉粥样硬化和肾间质纤维化较年轻人多见，这一点可能是老年肾病综合征易于出现肾功能不全和预后较差的原因。

对于继发性肾病综合征的老年患者，临床上可有其原发疾病的相应表现。例如，糖尿病肾病可以出现相应的代谢异常表现。对于体重减轻、血压降低、内脏器官肿大及多系统受累，应该注意排查有无淀粉样变，并进一步进行分型。此类患者特别容易漏诊或者误诊。

临床上对老年肾病综合征患者的相关实验室检查，各项指标均需结合患者的年龄及相关的肾脏增龄变化进行评价。应该注意鉴别老年肾病综合征的肾功能改变是属生理性衰老所致，还是由疾病所致。尽管多数老年人的肾小球滤过率降低，由于老年人肌肉萎缩、肌容积减少，内源性肌酐产生减少，多数情况血清肌酐可以保持在正常范围，因此血清肌酐水平通常并未随龄增高。应该注意，老年人的血清肌酐水平并不能准确反映肾小球滤过率的变化。由于评估肾小球滤过率的公式少有以老年人为主要研究对象进行建立，因此目前缺少准确评估老年人肾功能的方法。血清半胱氨酸蛋白酶抑制物（cystatin C）在评估老年人肾功能方面可能较血清肌酐更为准确，还需要大样本的临床研究进一步评价。

老年肾病综合征常见的并发症如下。

（一）急性肾损伤（急性肾衰竭）

老年肾病综合征并发急性肾衰竭的发病率为18.8%～24.7%。一组对年龄＞80岁的肾活检资料显示，肾病综合征并发急性肾损伤者占全部肾病综合征的42%。并发急性肾衰竭的病理类型以微小病变、膜性肾病、局灶节段性肾小球硬化为主。其机制可能有：①因肾间质高度水肿压迫肾小管以及大量蛋白管型阻塞肾小管，由于肾小管腔内高压，间接引起肾小球滤过率骤然减少，导致急性肾实质性肾衰竭。②过度利尿引起低容量血症，使得老年肾脏肾血浆流量减少、肾小球滤过率下降。由于老年肾脏的尿浓缩、稀释功能下降、潴钠功能减退、肾脏缓冲能力下降、肾素分泌减少，醛固酮合成降低，更易伴急性肾衰竭。③NSAID 等药物引发急性间质性肾炎。④叠加有新月体肾炎，实验室检查可表现为活动性尿沉渣。⑤肾血管栓塞：病理类型为膜性肾病者，肾静脉血栓发生率可达 10% ~40% 。

（二）感染

由于老年人免疫功能较低，加之肾病综合征所致大量蛋白丧失，营养不良，免疫功能紊乱，B 因子、调理素及 IgG 减少，特别是在用激素或激素加免疫抑制剂治疗后，造成老年肾病综合征并发感染较多。因此预防和控制感染也是老年肾病综合征治疗的关键之一。

（三）血栓

肾病综合征时血小板功能亢进、抗凝和纤溶系统失衡，加之治疗时应用利尿药和激素加重了老年患者的高凝状态，使得老年肾病综合征患者发生深静脉血栓的概率也较年轻人多。

（四）电解质紊乱

常见有低钙血症，以及微量元素铜、锌、铁等缺乏。老年肾脏的保钠功能明显减退，长期低盐饮食可因持续尿钠丢失引起低钠血症发生。此外，利尿药应用也可引起低钠血症。长期不当使用利尿药如呋塞米及噻嗪类利尿药等因素促进尿钾排出增加，可以引起低钾血症。

四、诊断及鉴别诊断

老年人典型肾病综合征的临床诊断并不困难。但是老年人肾病综合征的影响因素较多，且病理类型复杂，仍难以通过临床表现和实验室检查进行准确诊断，如果同时并发其他系统性疾病，可能使肾病综合征的临床表现不典型。

老年肾病综合征应注意排查继发性因素，临床可常规进行有关肿瘤的影像学筛查和实验室检查。如胸部 X 线、便潜血、男性前列腺超声或女性卵巢超声，必要时进行结肠镜、女性乳腺 X 线、男性前列腺特异抗体等检查。但是，对无明显证据者，不建议进行大范围的肿瘤筛查。对于老年微小病变肾病，必须注意排除因服用 NSAIDs 药物所致，要详细询问既往用药史，同时注意其他并发疾病的诊断与鉴别诊断。

老年人肾病综合征原因复杂、治疗对策大不相同。由于老年人大多存在多种病症使其临床表现复杂。若给予盲目治疗（尤其是应用肾上腺皮质激素、细胞毒类或免疫抑制药物）对老年人存在较多不良反应和风险，常可产生不良后果。因此，建议应先行肾活检明确病理诊断后，经过慎重选择适应证后再治疗。为了明确病因诊断与病理类型，应尽可能对多数老年肾病综合征患者施行肾活检以明确诊断。

有研究显示，接受肾脏活检的老年肾病患者由 1995—1999 年的 8.2% 升高到 2000—2004 年的 15.1% ，甚至能达到 30% 。意大利和英国的报道显示，全部肾活检病例中老年人所占的比例分别达到 38% 和 30% 。大约 40% ~60% 的老年肾病综合征患者，经病理检查后修订了原有的治疗方案。既往认为，老年人由于肾脏皮质变薄，因并发心血管疾病长期服用抗凝或者抗血小板药物，对老年人行肾活检存在较大风险。随着肾活检技术的不断改进，老年肾活检的成功率已非常高，目前老年患者肾活检的并发症日益减少，各种并发症的发生率仅为 2.2% ~9.8% ，且常常不是严重的并发症，相对比较安全。国内对 704 例老年肾脏病患者行肾活检的资料总结中无肉眼血尿发生，镜下血尿的发生率并不比青年患者高，从而证实老年肾脏病患者行肾活检是十分安全的。老年患者肾活检不仅能使病理类型得以明确，而且还具有对疾病的鉴别诊断价值。近年国外一项对 235 例年龄 >80 岁患者的肾活检研究表明，老年人肾活检的并发症并不比中年、青年人严重，其对治疗的指导作用大于风险。病理结果对临床治疗的修正比例达到 67% 。这些研究提示老年人并非肾活检的禁忌，从肾活检中获得的益处是显而易见的。

老年人肾病综合征的病理标本除了进行常规光镜检查、免疫荧光及电镜检查之外，还应进行特殊染色。对原因不明的老年肾病综合征患者，肾活检应常规进行免疫荧光的轻链蛋白（κ、λ）染色，对光镜标本行刚果红染色并进行电镜检查以除外淀粉样变性病、轻链沉积病、肿瘤相关性肾病等继发性病变等。

老年人肾病综合征病理上最常见的膜性肾病，早期应注意与其他类型的肾小球疾病进行鉴别，如微小病变、局灶节段性肾小球硬化、膜增生性肾小球肾炎以及与其他以基底膜病变为改变的疾病鉴别。

由于肾脏的组织学改变中随年龄长常有动脉硬化及肾小球硬化存在，仅凭组织学检查有时也不易区别肾小球局灶节段硬化或小血管病变究竟为肾脏病变的结果或仅为肾脏衰老的退行性表现，因此，老年患者的肾活检结果必须结合临床资料进行综合分析。

五、治疗

老年人肾病综合征的治疗措施同年轻患者并无明显不同，包括一般对症支持治疗、免疫抑制治疗、非特异性降蛋白尿治疗、预防并发症治疗等。大部分患者仍可达到满意的临床疗效。

（一）一般治疗

老年肾病综合征患者常有明显水肿，应根据水肿程度适当限制盐和水分的摄入，如果限制水钠仍不能控制水肿，可以适当使用利尿药，水肿严重者可补充胶体和血浆蛋白，但要避免长期大量使用利尿药。老年肾病综合征低蛋白血症较为明显，因此应该适当增加蛋白摄入，无肾衰竭时给予优质蛋白 $1 \sim 1.5g/$（kg·d），以利纠正低蛋白血症，防止营养不良，并发肾衰竭时蛋白摄入为 $0.6 \sim 0.8g/$（kg·d）。高脂血症会促进动脉粥样硬化及冠心病的发生，促进血栓及栓塞形成，对于高血脂患者应给予低脂饮食，脂质应 < 总热量的 30%。老年患者常有糖耐量降低，提倡碳水化合物摄入量占总热量的 50% ~ 60%。

（二）糖皮质激素和免疫抑制治疗

在对老年患者应用肾上腺皮质激素及细胞毒类药物时，要特别注意这些药物的不良反应，如，血压升高、感染、医源性糖尿病、股骨头坏死和肾功能恶化等，由于免疫抑制而诱发肿瘤、严重肝损害、造血功能障碍以及水电解质紊乱等。老年患者出现药物不良反应的机会要比青年患者明显增加，有报道接受免疫抑制治疗的老年患者 60% 可发生并发症，较青年患者的 25% 显著增高。由于免疫抑制药的不良反应，对于老年人及并发肾功能不全者尤其需要小心，特别是对于预后良好者是否应该使用尚需要谨慎权衡。应根据适应证慎重使用、避免剂量过大和疗程过长，可以概括为"适时、适量和适度"的用药原则。

1. 糖皮质激素治疗　老年肾病综合征的激素用量一般为年轻人的 70% ~ 80%，且不一定达到完全缓解，有条件者最好在肾活检明确病理类型后再确定治疗方案。微小病变的患者单用激素即可完全或部分缓解，这一点与成人或儿童相似，80% ~ 90% 对激素治疗有效，并且与年轻患者相比复发率较少，并且复发后对再次治疗依然敏感。香港学者报道，中国老年人微小病变性肾病对激素的治疗反应与青年组相似，治疗 8 周可以接近 90%，且复发率较低，因而重复治疗的概率低于青年组治疗所需的药物剂量也较少，因此激素治疗相关的不良反应并不多。但少数患者由于同时并发其他系统疾病而致病情恶化，仍可出现肾功能不全或死亡。采用激素加免疫抑制药的患者，并发感染等并发症明显增多，因此在治疗过程中要严密监测病情。

对于表现为持续性肾病综合征的局灶节段硬化性肾小球肾炎患者，不经治疗大约有 50% 的患者经过 5 ~ 10 年的时间走向终末期肾病。激素治疗的完全缓解率约 30% ~ 60%，部分缓解率约 30%，40% ~ 50% 的患者对激素治疗无效。延长激素治疗至 6 个月可以提高完全缓解率，但是增加了激素的不良反应。对于老年患者，局灶节段性肾小球硬化的反应较差，经治疗后仍有部分患者的尿蛋白有一定程度下降，但可能不能耐受长时间或者重复的激素治疗。如果经过控制血压，应用 ACEI 或 ARB、利尿、降脂等治疗不能使蛋白尿降低至 <3g/d，则给予激素治疗 8 ~ 16 周。而对于激素耐药和激素抵抗的患者则需要加用免疫抑制药。

对于膜性肾病，循证医学研究证实，仅使用糖皮质激素无论是诱导膜性肾病患者的缓解抑或肾功能保护都无明显效果，故不推荐单独使用。膜性肾病患者需首先评估疾病进展的危险性，应该根据危险分级采取不同的治疗方案。如尿蛋白 <4g/24h，肾功能正常，为低危险性，给予 ACEI 或 ARB 治疗，如无

明显心脑血管病变可将血压逐渐控制在 130/80mmHg，密切随访观察；如尿蛋白在 4~8g/24h 之间，时间 >6 个月，且肾功能正常，或尿蛋白 >8g/24h，即可给予免疫抑制剂联合激素治疗。

2. 免疫抑制药　对于临床表现为明显肾病综合征和进行性肾功能减退者，应用免疫抑制药可以改善预后。但如果治疗过程中出现明显不良反应，或者应用一段时间后没有获益表现，就应该及时停用。

环磷酰胺是使用非常广泛的免疫抑制药，对经激素治疗后复发的老年微小病变患者予以环磷酰胺治疗，完全缓解率仍有 94.7%，这一点与年轻患者相同。为了减少糖皮质激素的不良反应，有学者建议使用小剂量激素（0.3mg/kg）联合使用环孢素［2~3mg/（kg·d）］治疗，具有与高剂量激素相同的治疗效果，同时可以有效预防复发，且不良反应较小。但是对于并发肾功能减退和明显血管及间质病变的老年人应谨慎使用。

由于多数临床研究均排除了老年膜性肾病的患者，因此，缺少足够的循证医学证据。Passerini 等在老年特发性膜性肾病的研究中发现，单独给予激素治疗并不能改变膜性肾病的自然病程，而甲泼尼龙与苯丁酸氮芥合用能明显提高缓解率。大约有 50% 未经治疗者、36% 单独给予激素治疗者的肾功能发生恶化；甲泼尼龙联合苯丁酸氮芥治疗仅有 13% 患者出现血肌酐升高。在治疗方案相同的情况下，老年膜性肾病患者与年轻患者相比，疾病缓解率以及肾功能发生恶化的比例都基本相同，只是老年患者甲泼尼龙和苯丁酸氮芥治疗的不良反应较大。

在加拿大学者完成的一项有关膜性肾病及局灶节段性肾小球硬化资料的回顾性研究中发现，经免疫抑制治疗后，老年患者的缓解率和长期预后与非老年患者并无显著差别，老年患者的肾功能不全者发生率较高可能与增龄有关，老年肾病综合征患者其他病理类型的预后与成年患者基本相同。

香港学者报道单独使用环磷酰胺对不适宜使用糖皮质激素的老年肾病综合征患者（包括膜性肾病、系膜增殖性肾炎、IgA 肾病、微小病变性肾病）进行治疗，起始剂量 1~2mg/（kg·d），平均治疗 32 周，累计剂量平均为 177mg/kg，24 周完全或部分缓解率为 63%，48 周为 87%。仅个别患者发生白细胞减少。

其他免疫抑制药，如，吗替麦考酚酯、来氟米特、环孢素、他克莫司等也可以选择性应用，但因目前这些药物在老年人中应用的资料还较少，故尚需大样本临床研究进一步验证其安全性和有效性。

（三）非免疫抑制治疗

对于无禁忌证的老年患者，均应酌情适时给予肾素-血管紧张素系统的抑制药进行治疗，以减少尿蛋白、保护肾功能，同时应重视降压及降脂治疗并应达到靶目标值。

对于老年人肾病综合征并发有高血压者，应该充分考虑疾病的危险因素、靶器官损害特点、并发心血管或其他系统疾病等综合因素，积极而平稳地控制血压。控制血压的目的不仅是为了降低蛋白尿、保护肾功能，更重要的是为了减少心、脑血管疾病的发生风险。

美国的 JNC7 和欧洲的 ESC/ESH 2007 指南建议，所有年龄的降压目标值应 <140/90mmHg；对于并发糖尿病、高危/极高危以及脑卒中、冠心病、肾损害等血压应 <130/80mmHg。日本高血压治疗指南（2004 年版）中指出，对高龄老年患者（年龄≥85 岁），需要充分考虑降压治疗对心血管并发症和心脑肾血流灌注的影响，最终目标血压应 <140/90mmHg。中国高血压防治指南（2005）中老年人高血压治疗目标为收缩压 <150mmHg，如能耐受还可以进一步降低。并发肾脏疾病的患者，在保证重要脏器血流灌注的情况下，血压应 <130/80mmHg。考虑到了老年患者的重要器官灌注需要，因此要采用逐渐达标的治疗步骤。老年人降压治疗应当遵循个体化原则，药物从小剂量开始，平稳、缓慢的治疗。应根据患者的耐受性和降压反应及达标与否逐渐加量，注意监测直立性低血压，同时需观察有无其他的不良反应。为了使血压达标，目前多主张联合用药。

ACEI 或 ARB：ACEI 或 ARB 类药物具有不依赖降压效果的肾脏保护作用，没有禁忌证时应被认为是慢性肾脏病治疗的一线降压药物。由于老年肾病综合征患者可能存在有效血容量不足和肾动脉病变，ACEI/ARB 使用期间应密切检测肾功能。对于老年人不建议 ACEI 和 ARB 联合治疗，因为 ONTARGET 临床试验证实，联合用药可能增加肾功能减退和高血钾的不良反应。

（四）预防并发症治疗

对于长期肾病综合征并发明显高脂血症患者应予以降脂药物治疗。肾病综合征（特别是血清白蛋白<20g/L 的严重低蛋白血症）由于高凝状态，常常并发静脉血栓的形成，同时老年人由于存在心脑血管的危险因素，加之激素及利尿药的使用更易形成血栓，应及时给予预防性抗凝、抗血小板聚集药物治疗。并发急性肾损伤的老年肾病综合征患者必要时需要进行肾脏替代治疗，直到肾功能恢复。

（五）其他并发疾病的治疗

如针对原发性淀粉样变性进行化疗，针对糖尿病肾病、肿瘤、感染等进行原发病治疗。因药物所致肾病综合征者应及时停用。

（六）老年肾病综合征用药注意事项

老年肾病综合征的药代动力学与药效学方面会出现许多变化：①胃肠道水肿，影响药物吸收。②低蛋白血症使某些药物与蛋白的结合率下降，游离药物浓度可能增高，导致许多药物在低剂量情况下也可以出现不良反应。③老年人肾小球滤过率及肾小管各种功能降低，使经肾排泄的药物不能被及时清除，使药物蓄积并出现毒性反应。④老年人患病较多、服用药物种类多，使得老年患者药物性肾损害以及药物之间的相互作用表现十分突出。因此，老年人用药的安全范围相对较窄，应避免滥用药，将用药种类减低到最低水平。应根据估算 GFR 进行调整用量，并相应减至常规成人剂量的 1/2 或 1/3 剂量，也可以延长给药间期。定期观察，监测有关指标，及时处理。

六、预后

老年人肾病综合征病理表现为原发性肾小球疾病，若诊断治疗及时，措施得当，多数仍可获得较好疗效。但是由于老年肾病综合征常伴肾功能损伤，总体预后不如中青年。少数患者出现肾功能不全或死亡多是由于同时并发其他系统疾病而致病情恶化。

对于组织学诊断明确的膜性肾病，其预后表现差别较大，总体预后差于年轻人。多数情况病情轻微、没有或者轻度肾功能异常，蛋白尿呈现自限性。应用免疫抑制药可以改善预后。少数患者可以持续表现为肾病综合征或者进展至终末期肾衰竭，并出现相关的并发症。

继发性肾病所致老年人肾病综合征，如糖尿病肾病、淀粉样变等预后较差。

七、病例介绍及点评

（一）主诉

发现血糖升高两年半，周身水肿 2 周。

（二）病史

男性患者，65 岁，血糖升高两年半，口服降糖药物治疗。2 周前劳累后开始出现周身水肿，下肢为著。当地医院化验总蛋白 39.7g/L，白蛋白 19.6g/L，血糖 8.04mmol/L，总胆固醇 13.68mmol/L，三酰甘油 6.61mmol/L，血肌酐 105.6μmol/L，血尿酸 478.6μmol/L，血钙 2.17mmol/L；24h 尿蛋白定量 11.83g。为进一步诊治收入院。病程中无肉眼血尿，未注意有无泡沫尿，无尿频、尿急、尿痛，尿量无明显减少，无皮疹、脱发，无关节痛和骨痛，无胸闷、憋气，睡眠尚可。近 1 周大便 10 余次/日，无腹痛、黏液血便，自服诺氟沙星好转，现大便 2 次/日。

既往史：否认高血压病史。患者分别于 14 年前、7 年前 2 次出现胃出血，做胃镜检查均为胃十二指肠溃疡，先后服用甲氰咪呱、雷尼替丁好转。5 年前因上齿槽嵴低平于我院口腔科住院。否认肝炎、肺结核病史及接触史，否认外伤史，对链霉素药物过敏。其父 1973 年逝于肺癌，其母 1984 年逝于脑血栓。否认家族遗传性疾病史。

（三）入院查体

体温 36.4℃，脉搏 80 次/min，呼吸 18 次/min，血压 150/90mmHg。发育正常，营养好，肥胖体型 BMI=30，神志清楚，自动体位，查体合作。皮肤黏膜未见黄染、皮疹及出血点，全身浅表淋巴结未触及肿大。头颅大小无畸形，五官端正，眼睑轻度水肿，睑结膜无苍白，巩膜无黄染，双侧瞳孔等大等圆，对光反射灵敏，耳郭无畸形，外耳道无分泌物，粗测听力正常，乳突无压痛，鼻腔通畅，无分泌物，鼻旁窦区无压痛，口唇无皲裂及发绀，口腔黏膜无溃疡，咽部无充血，舌体不大，扁桃体无肿大。颈软，气管居中，颈静脉无怒张，甲状腺无肿大。胸廓无畸形，两侧呼吸运动对称，语颤相称，双肺叩诊呈清音，双肺呼吸音清晰，未闻及干湿性啰音，双肺下野呼吸音减弱。心前区无隆起，未扪及细震颤，心界不大，心率 80 次/min，律齐，各瓣膜听诊区未闻及病理性杂音。腹膨隆，柔软，无肠型及蠕动波，无腹壁静脉曲张，未触及包块，无压痛及反跳痛，肝脾未触及，肺肝浊音界位于右锁骨中线第 5 肋间，移动性浊音阳性，双肾区叩击痛（-），肠鸣音正常。外生殖器发育正常，肛门未见异常。脊柱四肢无畸形，各关节活动自如，无红肿，双下肢中度凹陷性水肿，双足背动脉搏动好。生理反射存在，病理反射未引出。

（四）辅助检查

尿常规：蛋白（++++），红细胞：3~4/HP，尿糖：（-）；血常规：白细胞 5.54×10⁹/L，血红蛋白：163g/L；血生化：血糖 7.19mmol/L，餐后 2h 血糖：12.29mmol/L，全血糖化血红蛋白：6.4%；肌酐：93.7μmol/L，二氧化碳：28.6mmol/L，总蛋白：39.3g/L，白蛋白：15.5g/L，尿酸：449.7μmol/L，载脂蛋白 A：1.33g/L，载脂蛋白 B：4.31g/L，胆固醇：13.56mmol/L，三酰甘油：9.34mmol/L，血钙：2.05mmol/L，血钾：4.28mmol/L；血沉：74mm/h；血清铁：13.2μmol/L；尿渗透压：336mOsm/L；24h 尿蛋白定量：9.096g；便常规、网织红细胞、乙肝、丙肝、类风湿因子、抗链球菌溶血素 O 测定、C-反应蛋白、血清蛋白电泳、血清轻链蛋白测定均正常。狼疮系列检查无异常，肿瘤标志物阴性。

肾脏 B 超：左肾 12.6cm×5.9cm×6.4cm，实质厚 2.0cm，右肾 12.6cm×5.4cm×6.9cm，实质厚 2.4cm，实质回声均匀，内部结构清楚。

（五）住院经过

住院后临床诊断为"肾病综合征、糖尿病肾病、2 型糖尿病"，由于患者患有 2 型糖尿病，大量蛋白尿，肾脏体积偏大，不能完全除外糖尿病肾病，但是确诊糖尿病时间较短不支持，经进行相关检查后行肾穿刺活检。病理结果示 2 条皮质肾组织，10 个肾小球，肾小球体积正常。全片肾小球见节段、轻度系膜细胞增殖及系膜基质增宽，无 K-W 结节形成，毛细血管襻开放良好，未见肾小球全球硬化及节段硬化，未见球囊粘连及新月体，肾小囊壁无明显增厚，未见纤维帽及囊状滴。间质无纤维化及炎细胞浸润。肾小管上皮细胞可见空泡变性及蛋白重吸收颗粒，肾小管无萎缩，未见蛋白管型。动脉壁轻度增厚，入球小动脉可见玻璃样变。PAM、MASSON 染色：系膜区见少量嗜复红物质沉积，基底膜不厚，未见双轨及钉突。免疫荧光：IgA（+~++）沿系膜区颗粒样沉积，IgA（+）、IgM（+）、C₃（±）、Fib（+）沿毛细血管襻颗粒样沉积，IgG（-）、C₄（-）、C₁q（-）。病理诊断：IgA 肾病（Lee 分级 II 级）。因患者年龄较大，并患有 2 型糖尿病，应用糖皮质激素可能引起血糖升高，难以控制。且既往有消化道出血，用激素可能引起消化道再次出血以及其他不良反应，因此应用激素属于相对禁忌，但患者因经济条件差不同意应用新型免疫抑制药。在征得患者及家属同意下，试用小剂量泼尼松片 30mg/d 治疗。同时停用口服降血糖药物，给予胰岛素皮下注射，监测血糖变化。加用保护胃黏膜药物，用长效钙拮抗药控制血压。15d 后复查 24h 尿蛋白定量 6.93g。尿蛋白无明显减少，给予甲泼尼龙 0.5g 冲击治疗 3d，后继续 30mg 泼尼松口服，12d 后复查 24h 尿蛋白定量 4.732g，白蛋白 18.0g/L，总胆固醇 7.56mmol/L，三酰甘油 1.75mmol/L，尿素氮 6.26mmol/L，肌酐 81.8μmol/L。加用来氟米特 50mg/d 口服，3d 后改为 30mg/d 口服。18d 后复查 24h 尿蛋白定量 0.5g，患者出院继续治疗。

（六）点评

该患者为老年患者，以水肿为主要表现，24h 尿白蛋白＞3.5g/24h，血白蛋白＜30g/L，伴高脂血症，因此肾病综合征的临床诊断明确。老年患者出现肾病综合征，首先要排除继发性因素，尤其是该例患者有 2 型糖尿病，糖尿病肾病不能完全排除。但近年来发现，糖尿病并发非糖尿病肾病的肾脏损害也较常见。由于老年肾病综合征常见的病理类型，除微小病变外，如膜性肾病、局灶节段性肾小球硬化等单用激素治疗效果均不佳，因此并未急于给予激素治疗。应尽快行肾穿刺活检明确病理类型，确定治疗方案。

该患者病理诊断为 IgA 肾病。IgA 肾病中约有 10.1% 的临床表现为肾病综合征，且老年人 IgA 肾病中表现肾病综合征者比例明显增高。IgA 肾病病理分级 Lee 氏Ⅰ、Ⅳ、Ⅴ级患者出现肾病综合征者较多见。一般病理为 Lee 氏Ⅱ级以下者多年龄较轻，临床特点及对治疗的反应与微小病变相似，对激素治疗敏感。本病理类型在肾穿前考虑此类疾病的可能性不大。但该患者肾穿刺活检的病理结果为 IgA 肾病（Lee 氏Ⅱ级）。由于患者有糖尿病，并有消化道出血的病史，建议给予新型免疫抑制药霉酚酸酯治疗，因经济原因患者拒绝使用，故使用小剂量激素进行实验性治疗，同时密切检测血糖变化，防治消化道再次出血。在给予小剂量激素治疗后临床效果不理想，为了尽快缓解病情，对该老年肾病综合征进行半量的甲泼尼龙冲击，并加用免疫抑制药，经来氟米特治疗后尿蛋白逐渐降低。

老年肾病综合征患者并发急性肾衰竭的发生率较高，该患者入院时血肌酐偏高，可能因有效血容量不足而致肾血流量下降，以及肾间质水肿压迫肾小管所致，通过补充血容量、降低尿蛋白、纠正低蛋白血症治疗后，肾功能得以恢复。

综上所述，对于老年肾病综合征患者，由于病因复杂，基础疾病和伴随疾病较多，仅从临床表现判断病情难以确定最佳治疗方案。尽早肾活检明确患者的病理改变，从而准确判断病情，根据适应证采取相应的治疗措施，合理应用激素和免疫抑制药以最大限度改善预后。

（刘　红）

第四节　妊娠与肾病综合征

一、概述

妊娠期间，身体诸多方面发生生理性变化，肾脏和其他泌尿系统器官也发生变化。另外在孕妇原有肾脏疾病时，妊娠期间可能发生加重和其他变化，也有一些发生在妊娠期间的罕见表现，如肾小球肾炎表现、肾病综合征表现、血尿、泌尿系统感染等，往往在妊娠结束后症状消失，发生机制目前还不很清楚。国外报道妊娠期肾病综合征的发生率为 0.02%～0.31%。发生于妊娠期的肾病综合征可以分为 4 种类型：①伴发于先兆子痫－子痫，是妊娠期肾病综合征最常见的类型，是重度妊高征的特殊类型，也称妊高征Ⅲ型；②周期性妊娠肾病综合征，其特点是妊娠期发病，产后自动缓解，再次妊娠时会复发。发病机制可能同肾脏对妊娠产物（胎儿和胎盘）释放的异常蛋白或其他产物的反应引起，不多见；③慢性肾小球肾炎并发妊娠，患者既往有肾炎病史或在妊娠期首次发现；④妊娠期并发其他病因引起的继发性肾病综合征，可见于狼疮性肾炎、糖尿病肾病、肾静脉血栓等。本章节将重点阐述妊娠期的生理变化、先兆子痫－子痫、慢性肾脏病患者的妊娠问题及系统性红斑狼疮患者的妊娠问题。

二、妊娠期肾脏及心血管的生理改变

（一）妊娠期肾脏的生理改变

1. 肾脏形态学改变　①妊娠期的肾脏体积和重量都增加，长径约增加 1cm，产后 6 个月内恢复正常。主要原因是由于肾脏血流增加、血管间质容量增加导致水分增加而肾脏的干重并不增加。显微镜下可见血管和间质容积增加、肾小球体积增大，但肾脏结构无变化。②妊娠期肾脏集合系统发生显著变化。肾盂、肾盏和输尿管在骨盆入口以上部位明显扩张，此变化在妊娠最初 3 个月即可出现并日渐明显，至临产时 90% 以上均能见到，产后 3 ~ 4 个月逐渐恢复，可误诊为梗阻性肾病。发生的原因包括早期雌激素和黄体酮水平升高引起尿路平滑肌松弛，晚期子宫不断增大压迫至肾梗阻，因增大的子宫向右倾，故右侧扩张更为明显。

2. 肾小球滤过率（GFR）和肾有效血浆流量（ERPF）增加　①肾小球滤过率从妊娠 4 周开始起明显升高，9 ~ 11 周达到高峰，升高 40% ~ 50%，平均 45%，并以此维持到 36 周，之后下降约 20%，产后 3 个月恢复到妊娠前水平。②肾有效血浆流量在妊娠早、中期升高明显，在妊娠后期临产前又逐渐下降，其主要原因是肾血管阻力和心排出量增加，前者的作用更重要。③GFR 的升高引起肌酐、尿素和尿酸的排泄增加，使妊娠期的正常生化值下降，妊娠期蛋白合成增加更使尿素水平进一步下降，因此在非妊娠妇女视为正常的化验数值至妊娠期可能就是肾功能损害，妊娠期血肌酐、尿素氮和尿酸分别 >70.7μmol/L、4.64mmol/L 和 268μmol/L 应视为异常。随 GFR 增加蛋白滤出随之增加，24h 尿蛋白的排泄量可达 300 ~ 500mg。另外，葡萄糖、氨基酸和水溶性维生素从肾脏的滤出亦增加，加之肾小管对这些物质的重吸收减少，导致妊娠期肾性糖尿和氨基酸尿。④GFR 和 ERPF 的增加使肾小球处于高灌注和高滤过状态，这种生理性改变不会引起健康的肾脏发生器质性病变，但对于妊娠前已有一定程度的肾脏疾病或高血压者，却是明确的危险因素，会导致和加速肾小球的硬化和肾功能恶化。妊娠期 GFR 和 ERPF 的增加与妊娠期心排出量和血浆容量增加，血液稀释，醛固酮、皮质醇、去氧皮质醇、黄体酮、泌乳素、甲状旁腺激素、胎盘生长激素的增加及肾脏血管紧张素受体（AT）数目减少和对 AT 的反应降低有关。

3. 肾脏其他生理改变　肾小管重吸收碳酸氢盐的阈值改变，血浆碳酸盐浓度降低约 4mmol/L，表现为轻度碱血症。

（二）妊娠期心血管的生理改变

1. 血压下降　妊娠最显著的特点是血压下降。血压在妊娠早期即开始下降，至 16 ~ 22 周达高峰，平均下降 1.3 ~ 2.0kPa（10 ~ 15mmHg），此后又逐步回升，到临产恢复到孕前水平。血压下降的主要原因是周围血管阻力下降，首先是子宫血管床阻力下降，其他器官亦有广泛的血管扩张。周围血管阻力下降的主要原因是雌激素、黄体酮和前列腺素的生成增多，后者以 PGI_2 为代表，会对血管紧张素 - Ⅱ 和去甲肾上腺素等血管收缩剂的作用产生拮抗。Page 等统计 12 954 例孕妇血压后发现，平均动脉压于妊娠前 3 个月时 >12.0kPa（>90mmHg）或妊娠末 3 个月时 >12.7kPa（>95mmHg），孕妇的围生期死亡率明显增加。Friedman 等进一步统计了 38 636 例孕妇后发现舒张压 >11.2kPa，即 >84mmHg（在妊娠中任何时期）。胎儿死亡率明显增加。Lindheimer 等认为孕妇舒张压的正常值高限为 75mmHg（中 3 个月）；85mmHg（末 3 个月）。

2. 血容量增加　从妊娠期的前 3 个月开始，血容量将逐渐增加约 50%。其中血浆和血细胞的容量都增加，但前者增加更为明显，从而引起妊娠期的"生理性贫血"，伴随妊娠期还会发生细胞外液和钠的潴留，钠增加约 500 ~ 900mmol，平均每周 20 ~ 30mmol，使妊娠期体重平均增加 12.5kg，水的增加较钠的增加相对更多些，因此妊娠期妇女血清钠浓度和渗透压均较非妊娠者为低。钠潴留的原因为外周血管阻力下降，细胞外液的增加会导致水肿，可见于 35% ~ 83% 的正常孕妇。如把这种生理性的钠水潴留、高血容量和水肿视为病态而限制孕妇的钠盐摄入或使用利尿药，将会发生缺盐综合征。研究表明单纯水肿多是良性的，同新生儿围生期死亡率和胎儿发育迟缓无相关性。妊娠期水肿常常局限于下肢，而累及面部及双手的血管神经性水肿则更为提示，并应警惕先兆子痫的发生。

3. 心排出量增加　孕妇的心排出量从妊娠期的前 3 个月开始升高，到 24 周时逐渐达到峰值，比妊娠期增加 30% ~ 40%。尽管心排出量增加，但是因为周围血管阻力减小，妊娠期血压仍然会下降。

4. 高凝状态　妊娠期纤维蛋白原（凝血因子Ⅰ）、凝血因子Ⅶ、Ⅷ和Ⅹ增加、纤溶能力减弱，加之胎盘分泌凝血物质，故造成生理性的高凝状态，为分娩时胎盘剥离后创面迅速止血做准备。但高凝状态可能是促成先兆子痫、妊娠期急性肾功能衰竭发生，以及慢性肾脏疾病病情恶化的原因。

三、先兆子痫 - 子痫

（一）病因和发病机制

先兆子痫 - 子痫（preclampsia - eclampsia）是妊娠期发生的独特疾病，由妊娠而来，只有终止妊娠才能得到治愈。表现为高血压、蛋白尿、水肿，重者伴有视力障碍、抽搐等多器官受损。好发于下列情况：初产妇，尤其是年轻初产妇和高龄初产妇；双胎、多胎妊娠；羊水过多；胎儿水肿、葡萄胎；伴有糖尿病、原发性高血压、肾脏疾病、抗心磷脂综合征、肾性高血压、Rh 血型不合、α - 地中海贫血等基础疾病；家族史等。该病的病因目前尚未完全阐明，但人们通过对此病病理生理的两大重要改变，即胎盘损伤、缺血和广泛内皮系统功能障碍的了解，推测他们在发病机制中占有重要地位。①滋养层细胞功能障碍导致胎盘缺血、低灌注被认为是重要的致病因素。其他原因初产妇腹壁紧张、子宫压力大、羊水过多、多胎妊娠或葡萄胎子宫迅速增大，高血压、严重贫血、糖尿病、肾脏病常伴有血管病变，均易导致胎盘缺血、损伤。②另一方面，广泛的内皮系统病变导致全身血管收缩和凝血功能异常，内皮系统功能失调，缩血管类物质（血栓素 A_2 和内皮素）产生增加，舒张血管类物质（前列腺素 I_2 和一氧化氮）产生减少。在正常妊娠时，前列腺素 I_2 和血栓素 A_2 的合成均增加，作用相衡；而在本病，选择性的前列腺素 I_2 合成减少，血栓素 A_2 的作用遂增强，导致血管痉挛、血小板聚集、血压升高、血栓形成、重要脏器缺血缺氧，造成乃至抽搐（子痫）的各种临床表现。有研究发现子痫患者尿中的前列腺素 I_2 的代谢产物减少而血栓素 A_2 的产物增加。子宫和胎盘富含肾素原，试验证明在子宫缺血时会大量释放入血，并且此时血管紧张素 - II 的敏感性增强最终导致严重高血压。由于妊娠期本身存在高凝状态，凝血因子活性增强，纤溶活性降低，在血管病变、血管痉挛、内皮损伤时，很容易导致血小板堆集和纤维蛋白原沉积，促发凝血、血栓形成。先兆子痫 - 子痫患者中VIII因子的活性与子痫的严重程度相关。子痫患者早在 22 周便开始出现外周血小板减少。体外试验发现患者血小板的凝集功能下降，提示在体内已经过度行使了凝集功能。在子痫患者发生外周血小板减少；大量纤维蛋白原沉积于肾脏和肝脏，导致功能障碍，发生微血管溶血性贫血和广泛消耗性凝血病。③孕妇钙的缺乏可能也是本病的发病因素。主要是由于胎儿生长发育钙的需要增加，造成母体钙的负平衡，体内总钙和离子钙均水平降低，由此产生"生理性的甲状旁腺功能亢进"，甲状旁腺激素代偿性的分泌增加，使细胞内离子钙增加，血管平滑肌收缩，血压升高。低钙饮食会加重这种代偿机制，而补充钙可以降低妊娠诱发高血压的发病率，并可以预防先兆子痫。④先兆子痫多见于经济状况较差、营养不良的孕妇，尤其是蛋白质摄入不足。

（二）肾脏病理改变

本病特征性的肾脏病理改变是广泛的内皮细胞病变，又称为肾小球内皮细胞增生症（glomerular endotheliosis）。光镜下，弥漫的肾小球毛细血管内皮细胞肿胀，毛细血管腔受压闭塞，整个肾小球呈缺血性改变，肾小球肿胀严重时可以使部分毛细血管丛疝入近端小管，形成"噘嘴"征。内皮下可见纤维蛋白样的疏松物质，系膜细胞增殖、肿胀明显，可出现插入，造成基底膜双轨样的改变。严重患者可以出现微血栓、泡沫细胞，偶可见新月体形成。产后即刻行肾脏活检，可以发现纤维蛋白样物质在产后迅速消退。电镜下见毛细血管内皮细胞明显肿胀，脂质空泡形成和溶酶体增多，系膜细胞也有类似变化但程度较轻。基底膜虽无明显增厚，但微细结构紊乱，出现电子密度减低区伴有多数纤维素以及基底膜固有成分崩解后产生的颗粒状碎片。免疫荧光可有少量 IgG 和 IgM 沉着，为纤维蛋白原及其产物的沉着或受损小球中的非特异沉积。特征性病理改变一般在分娩后 4 周消失。

在先兆子痫 - 子痫并发肾病综合征的患者中，常常可以观察到以上先兆子痫肾脏病例并发局灶节段性肾小球硬化的改变。Nochy 认为产后肾病综合征绝大多数都缓解，这种 FSGS 样改变是由于妊娠期的高灌注和高滤过导致的，并非原发性的 FSGS。Nishimoto 通过测量研究平均肾小球襻面积、小球面积、细胞外基质面积和系膜细胞计数，证明了伴有 FSGS 样改变的先兆子痫患者的以上指标较不伴有 FSGS 样改变的患者显著性增高，且随产后时间延长，至产后 40 天，以上指标逐渐恢复正常。该作者的研究亦支持肾小球过度肥大导致 FSGS 样改变，并随产后消失的假说。另有研究表明，伴有 FSGS 样改变的患者产后蛋白尿完全消失，而其与无类似病变的孕妇相比，蛋白尿的量和上皮细胞的病变与 FSGS 样改变相关。

对于先兆子痫 - 子痫伴有肾病综合征的患者在产后即刻行肾活检有助于明确先兆子痫的诊断和发现潜在的其他肾脏疾病，其操作危险性并不大于非妊娠妇女。

（三）病理生理

1. 全身小动脉痉挛　是基本的病理生理改变和血压升高的原因。单纯眼底动脉痉挛见于80%患者，其痉挛程度一般与病情平行，但眼底出血、渗出不到2%，不同于慢性高血压的眼底改变。

2. 子宫胎盘低灌注　由于急性动脉粥样硬化和小动脉痉挛使绒毛间灌注量明显较少，仅为正常妊娠的35%～50%，卧床休息虽可使高血压好转，但灌注量并无改善，若过度利尿和降压可进一步减少灌注，危及胎儿。

3. 血容量减少　正常妊娠血浆容量增加量达 500～1 000mL，较非妊娠时增加40%～50%，但先兆子痫时血容量减少，尤其在妊娠晚期，重症可比非妊娠时减少10%～20%，血液呈浓缩状态。血容量减少程度与病情平行，其原因是血管痉挛缩窄而非充盈不足。

4. 凝血机制改变　妊娠本身处于生理性高凝状态，遇有血管病变、血管痉挛缺血容易发生血管内凝血，缺血和凝血互为因果形成恶性循环。节段性血管痉挛和痉挛后扩张可造成血管内皮损伤导致血小板聚集和纤维蛋白原沉积，亦促发凝血。

5. 妊娠期肾病综合征对围生儿的影响　主要是动脉痉挛引起子宫胎盘局部血流灌注不足，妊娠期肾病综合征高脂血症可导致胎盘血管粥样硬化，另外大量蛋白漏出引起低蛋白血症，大量液体渗出，血容量减少。严重的供血不足及低蛋白血症影响胎儿的宫内发育，导致胎儿生长受限、围生儿死亡、新生儿并发症发生率增加。

（四）临床表现

本病为孕妇常见病，多发生于妊娠24周以后至产后7d内，但最多见的时间为32周至产后24～48h内。先兆子痫约有1/2发生在分娩前，1/4在分娩中，1/4发生于分娩后。通常在产后10天内恢复。好发于年轻的初产妇和高龄的经产妇（>40岁），初产妇发生先兆子痫的比例是经产妇的3～4倍，再妊娠可再发生，但很少首发于经产妇。妊娠开始时血压正常，尿蛋白阴性，而后出现高血压、蛋白尿、水肿等。先兆子痫的起病可以很隐匿，表现为头痛、视力障碍、上腹痛或不明原因的焦虑不安。发展至子痫时，患者出现反复、全身强直阵挛性抽搐，随之昏迷，可以持续若干天。

患者通常先出现快速进行的体重增加，继之双手和颜面部水肿，血压升高和蛋白尿。蛋白尿偶尔也可以在高血压发现之前出现。蛋白尿的程度可以从 500mg/24h 到肾病综合征的水平。水肿、蛋白尿和高血压的程度可以不平行，但是通常不会发生镜下血尿。大量蛋白尿和严重的低蛋白血症会导致孕妇营养不良，易并发感染，影响胎儿生长发育；高脂血症、高凝状态增加妊娠血栓形成的危险；先兆子痫 - 子痫时 GFR 和 ERPF 均显著减少，血管内皮病变，当伴有肾病综合征时肾脏间质高度水肿、利尿药的过度使用、大量蛋白管型堵塞等情况下更容易造成急性肾功能不全。

由于先兆子痫 - 子痫时子宫缺血使乳酸产生增加，血中乳酸通过肾小管排泄，增加的乳酸竞争性地抑制了血尿酸的排泄，故血尿酸易升高，如有肾功能不全，其升高程度常不成比例地超过血肌酐和尿素氮水平。

肾病综合征时大量尿蛋白加之妊高征肝细胞缺氧缺血坏死、白蛋白生成能力降低导致低蛋白血症、腹腔积液，并且由于组织水肿易发生弛缓性宫缩乏力出血及视网膜脱离。肾病综合征孕妇易合并胎盘早剥，可能与高脂血症、胎盘床血管粥样硬化有关。

（五）诊断和鉴别诊断

具有典型病史和临床表现的病例一般诊断不难。但应根据孕妇的易感因素、早期表现，争取及早发现和诊断。先兆子痫 - 子痫时血尿酸升高，是比较重要的实验室指标。

先兆子痫主要需要同妊娠性高血压、妊娠合并原发性高血压、妊娠合并慢性肾炎相鉴别（表9-11）。①妊娠性高血压或妊娠合并原发性高血压临床都表现为单纯高血压，且后者发生于妊娠初期或更早，产后血压持续升高；两者都无蛋白尿；血尿酸正常。②对于妊娠合并慢性肾炎或妊娠期起病的慢性肾炎，应详细了解孕前有无肾炎、水肿、尿中泡沫增多、高血压等病史。临床表现可以出现于妊娠开始期，肾功能正常时血尿酸正常，且尿检可以有肾性血尿、红细胞管型等。③应高度警惕，对于孕前有原发性高血压及慢性肾炎的妇女，妊娠后更容易伴发先兆子痫－子痫，伴发率可高达20%～40%。特点是临床症状出现早，常常在20～24周前。Fink等回顾研究了169名伴有肾脏基础疾病的孕妇和506名不伴有肾脏疾病的妇女妊娠情况，显示前者发生先兆子痫的危险性显著增多（OR值7.2）。对于病史不清，临床表现较难判断者，产后即时活检对于鉴别诊断意义重大。

表9-11　先兆子痫的主要鉴别诊断

	先兆子痫	妊娠性高血压	妊娠合并原发性高血压	妊娠合并慢性肾炎
高血压家族史	（－）	（＋）	（＋）	（－）
高血压既往史	（－）	（＋）	（＋）	（－）
肾炎既往史	（－）	（－）	（－）	（＋）
年龄、胎次	多为年轻初产妇	多为年龄较高经产妇	不定	多在30岁以下
发病时间	孕24周后	不定	孕24周前	孕开始
临床表现	高血压及蛋白尿	单纯高血压	单纯高血压	单纯尿检异常，或伴高血压
血尿酸	可升高，肾功能不全时较肌酐、尿素升高更明显	正常	正常	在肾功能不全时与血肌酐、尿素成比例升高
眼底检查	动脉痉挛	正常或动脉痉挛	动脉痉挛，可伴动脉硬化	正常，血压高和肾功能不全时有相应的变化
肾活检（产后2～4周内）	肾小球内皮细胞肿胀	正常	正常	各种病理类型性肾炎
产后恢复情况	1.5～3个月内可完全恢复	可遗留慢性高血压	血压持续高	尿检异常持续存在

（六）预防及治疗

1. 预防　必须重视产前检查，杜绝多产、高龄产，做好妊高征的防治工作。对于高危孕妇给予良好的围生期保护，保持正常的体重增长；密切监测血压及尿蛋白量等可以减少该病的发生和减轻严重程度。小剂量阿司匹林（40～150mg/d）可以抑制血小板中血栓素A_2的合成，提高PGI_2/ATA_2的比例，减少全身小血管的痉挛和血小板的聚集，针对该病前列腺素I_2和血栓素A_2的比例失调的病因，一项汇集了6个已发表的临床试验的荟萃研究显示，小剂量阿司匹林可以显著减少先兆子痫，但对于降低高血压无效。在存在先兆子痫高危因素的孕妇中（妊娠早期收缩压为16～17.9kPa），阿司匹林可以使先兆子痫的发生率从11.9%下降到5.6%。有研究显示补充钙剂可以降低妊娠期高血压的发生，但仍存在争议，需进一步研究。

2. 治疗　子痫是引起孕产妇和胎婴儿死亡的主要原因之一，而本病只有分娩才能治愈，因此治疗的主要原则是防止先兆子痫和子痫，适时终止妊娠以减少孕产妇和胎婴儿的并发症，使婴儿尽量存活。一旦确诊采取综合治疗，在解痉、镇静、降压等基础上：①补充白蛋白改善低蛋白血症，配合使用利尿药减轻组织水肿，但应严格掌握适应证防止利尿后血容量不足；②应用肾上腺皮质激素抑制免疫反应但孕早期应慎用；③发病孕周早、病程长、孕期监测中出现腹腔积液或胎盘功能不良、妊娠已达34周且合并严重并发症如心肾功能衰竭、高血压危象、胎盘早剥等以及明显的胎儿宫内发育迟缓治疗效果不好者采取剖宫产终止妊娠；④应重视产后监测，提高妊娠诱发肾脏疾病的认识，做到早诊断、早治疗。

对于遗留慢性肾损害患者最好行肾活检，应根据病理情况决定进一步治疗方案。

一旦疑为本病应立即住院，加强护理监护这样可以减少子痫的危险性以及因判断错误造成的不良后果。饮食上无须限盐，但也不可摄入过多。对于症状较轻（血压＜18.7/12.7kPa，蛋白尿＜500mg/24h，肾功能正常，血尿酸＜268μmol/L，血小板计数正常，无其他并发症），卧床休息（向左卧位）即是治疗的重要措施，有些可使病情稳定，不发展，并同时了解胎儿大小和成熟度。如病情稳定妊娠可继续，一旦有恶化的表现都应终止妊娠，特别是在妊娠32周以后。对于血压＞21.3/14.0kPa，蛋白尿＞500mg/24h，肾功能受损，妊娠达32周，即可终止妊娠。降压的控制应兼顾母子两方的安全，血压过高＞160/105mmHg（＞21.3/14.0kPa）会导致危及母亲生命的并发症（脑出血和心力衰竭），血压过低＜140/95mmHg（＜18.7/12.7kPa）会进一步减少子宫胎盘的灌注，危及胎儿。因此血压应维持在140/90～160/105mmHg（18.7～21.3/12.0～14.0kPa）的适当范围内。

降压药物可以选用肼苯哒嗪、硝苯地平、受体阻滞药。紧急情况下可给予硝普钠降压治疗，此外硫酸镁是非常重要的解痉药物。血管紧张素转化酶抑制药及血管紧张素Ⅱ受体阻滞药可导致胎儿肾脏不可逆损害，故不推荐应用。

由于新生儿学的发展，大多数≥31孕周和≥1 200～1 500g体重的胎儿在暖箱中生存的机会要比在先兆子痫的母体内大得多，这就使目前在兼顾母子安全、决断核实终止妊娠上增加了很大的周旋余地。

四、肾病患者的妊娠问题

无论患者在妊娠前已患肾脏病还是在妊娠期内初发肾脏病，肾脏病都有可能对孕妇和胎儿的安全产生严重影响。同时，妊娠本身也可能会对肾脏产生永久的不良后果，妊娠期能使原有的慢性肾炎加重，因妊娠期间血液处于高凝状态，易发生纤维蛋白沉积和新月体的形成，而且妊娠的某些并发症更会加重肾病变程度。因此，对于伴有肾脏病的孕妇应该给予足够的重视，并进行全面评估。

（一）肾脏病对胎儿的影响

慢性肾炎对胎儿的影响，需视肾炎的严重程度而不同。若疾病早期、仅有蛋白尿而无高血压，血肌酐不超过132.6μmol/L（1.5mg/dl）者，对母儿影响不大；但病程长者，由于胎盘绒毛表面被纤维素样物质沉积，滋养层的物质交换受阻碍，致使胎盘功能减退，影响胎儿宫内生长发育、甚至胎死宫内。孕妇已有高血压、氮质潴留、肌酐＞132.6μmol/L时，随妊娠进展，肾功能恶化的概率增高，流产、死胎、死产的发生率亦随之增多。血压越高，肌酐值越高，对母儿的危害越大。我们已知许多影响肾功能的肾脏病会降低生育能力，特别是当患者的GFR减少到正常值的50%以下时。尽管如此，肾功能严重受损时，甚至是接受长期血液透析治疗的患者偶尔仍然可以怀孕。一项研究显示，在美国2%的处于生育期的血透患者会在4年内怀孕。虽然这些血透患者中只有1/3成功妊娠，但说明肾功能严重受损时仍然可以怀孕。

母亲患有肾脏病会引起胎儿流产、宫内发育迟缓和早产。导致这些不良后果的最重要的因素是高血压。无论是原有的高血压还是妊娠期新发的高血压都会显著增加胎儿的发病率和死亡率，其他危险因素包括肾功能不全和肾病综合征。当同时存在高血压、肾功能不全和肾病综合征时。胎儿的死亡率可以高达80%。在众多的报道中胎儿存活的数值差异很大，其原因是不同的肾脏病和伴随不同的危险因素（特别是高血压）时，对胎儿存活的影响是不同的。影响胎儿存活的基础疾病包括膜增殖性肾小球肾炎、局灶节段硬化性肾炎和膜性肾病等。

（二）妊娠对肾脏疾病进展的影响

影响慢性肾脏疾病进展的最终共同因素是肾小球毛细血管血流量和肾小球毛细血管内压力的增加。妊娠过程的肾脏及心血管的生理改变，引起肾小球的高灌注；妊娠期入球小动脉扩张，使肾血流量增加，也使全身系统的血压很容易、更完全的传导到肾小球内，因此对于已经患病受损的肾小球来说，妊娠合并高血压会导致更加严重的后果，孕前已有慢性肾炎者，孕期会使病情进一步恶化。肾脏病合并妊娠时，会导致肾脏功能受损的危险因素包括未控制的高血压、肾病范围的蛋白尿和已有的肾功能受损。

目前公认的认识是：肾功能良好的慢性肾脏病患者大多可以耐受妊娠，但肾功能轻到中度受损者（133～264μmol/L）的妊娠，其中30%～40%的肾功能会在妊娠后发生快速进展。对于这些伴有中度肾功能不全的患者，是否可以通过积极控制高血压来延缓妊娠所引起的不良影响，目前还不完全清楚。但是专家们在治疗妊娠期的肾性高血压时，比其他原因的高血压都更为积极。

在各种基础肾病伴妊娠中，膜增生性肾小球肾炎、IgA肾病、局灶节段硬化性肾炎、硬皮病、结节性多动脉炎和反流性肾病发生不可逆的慢性肾功能衰竭的危险性最大。一例对于膜增生性肾炎合并妊娠的研究显示，肾病孕妇于孕33周因胎儿宫内发育迟缓及宫内窘迫接收剖宫产，产后3个月血肌酐无变化，尿蛋白增加相对稳定，故膜增生性肾炎孕妇若无高血压或肾功能受损，在妊娠期得到肾科及妇产科医生的密切监护，可能产下活胎，但尿蛋白增加可能导致生长迟缓。

（三）肾脏病患者妊娠的条件

肾功能良好（肌酐＜123.7μmol/L）且血压正常的肾病患者的妊娠成功率可高于95%。高血压的患者，即使肾功能仍正常，孕妇和胎儿的危险增加，但只要将血压控制于正常水平，妊娠的成功率可以接近无高血压患者的水平。

肾功能中度受损（肌酐133～264μmol/L）时合并妊娠，虽然胎儿成活率可以达到90%，但是早产和低体重的发生率可达50%；并有＞1/3的患者会发生肾功能恶化，而其中的25%会永久性受损；30%患者在妊娠中后期发生难以控制的高血压。因此对于这类患者，建议避免妊娠。

肾功能重度受损的患者的妊娠，近20年的资料显示其胎儿存活率是50%。孕妇的危险更为突出，包括发生急进性高血压、心力衰竭、腹腔出血，甚至死亡。

早在20世纪80年代初，Katz等人报道了来自多个中心，伴有不同肾脏病的89名妇女的121次妊娠的情况。其中所有人的肾功能均正常，孕前有高血压的占20%，有肾病综合征的仅有4人。该研究的结果令人鼓舞，90%的妊娠成功，75%的胎儿足月出生并达到正常体重。虽然在观察中，仍有20%发生早产，24%的新生儿低体重，12%孕妇发生了先兆子痫，围生期的死亡率是9%，其中有16%的患者发生了轻到中度的肾功能减退，但是大多数为一过性的变化。在3个月～23年的随访结束时仅有5人进入终末期肾病。近20年来又有近2 000例肾脏病合并妊娠的报道。一项通过对171名慢性肾炎患者和189名对照组的25年的对照研究中发现，妊娠并不改变肾脏远期的预后。目前，在围生期及新生儿的监护领域已有巨大进展，因此该认识到，对于肾功能良好的肾脏病患者，妊娠虽然是高危、高风险的妊娠，但是大多数的结果是好的；肾脏疾病可以在妊娠期加重，但是一般不会改变其自然病程。然而对肾功能有损害的患者，其妊娠的后果及对病情的影响仍然不容乐观。

五、系统性红斑狼疮患者的妊娠问题

系统性红斑狼疮（SLE）是一种多发于育龄期妇女的自身免疫性疾病，它可以引起多系统多脏器损害并导致多项免疫学指标异常。狼疮患者的妊娠问题一直是肾脏病科、风湿病科、妇产科医生及患者都非常关切的问题。近几十年来，SLE患者的生存率和预后有了很大的改善。随着对SLE发病机制的深入了解、免疫抑制药的合理使用以及治疗上的规范化和不断进展，使大多数的患者病情得到稳定控制。因此不必再完全限制和避免SLE患者生育。以下将讨论SLE患者病情对妊娠的影响，抗心磷脂综合征（APS）对妊娠的影响和处理、妊娠对SLE疾病的影响、SLE妊娠条件和时机的选择及SLE患者妊娠期的合理用药。

（一）SLE对妊娠的影响

SLE疾病本身无论在病情缓解期或活动期一般不会影响患者的生育能力。但在使用大剂量糖皮质激素时，患者可能产生无排卵性月经紊乱。环磷酰胺的治疗所导致的卵巢功能衰竭也是影响生育能力的重要原因。环磷酰胺治疗中，永久性闭经的发生率为11%～59%，同患者的年龄和药物的累积剂量相关，口服环磷酰胺比静脉冲击治疗引起的闭经的危险性更高。

SLE对妊娠的影响主要表现为妊娠结局不良，包括流产、死胎、早产及胎儿生长受限（fetal growth

restriction，FGR）等。妊娠合并 SLE 患者其流产或死胎的发生率约为 10% ~35%，受多种因素影响，包括疾病活动状态、肾脏损害、高血压、母体狼疮抗凝物（LA）阳性等。尤其是有肾功能障碍的患者，其胎儿丢失率可高达 34% ~50%。Clowse 等最近研究发现，蛋白尿、抗磷脂综合征（Antiphos - olipid syndrome）、血小板减少症（Throm - bocytopenia）、高血压被认为是 SLE 患者早期妊娠丢失的主要危险因素，而对这些危险因素的早期诊断和治疗可能有助于降低妊娠的丢失率。SLE 孕妇早产的发生率约为 19% ~50%，其原因包括肾功能损害、疾病状态、原先流产史、舒张期动脉压、泼尼松用量及母体抗磷脂抗体（aPL），尤其是抗心磷脂抗体（aCL）IgG 的升高被认为是引起早产及胎膜早破（premature rupture of membranes，PROM）的主要因素。FGR 的发生率在妊娠期 SLE 患者中约占 30%，其致病原因可能与高血压、疾病活动、补体 C_3、C_4 水平低下及母体存在 SSA 抗体等有关。此外，Dhar 等报道，认为胎儿生长的缺陷（死胎、流产、早产等）一定程度上可以预示母体已经存在 SLE，而这一推断甚至可以提前到临床诊断 SLE 前 5 年左右。因而，妊娠的丢失，可以说是胎儿感知到母体免疫系统异常后作出的保护性反应。研究认为，活动性红斑狼疮、既往有死胎史和抗磷脂抗体（aPL）阳性都是 SLE 患者妊娠易发死胎的预测指标。SLE 患者发生先兆子痫的危险性也增加，在不同的报道中，其发生率为 5% ~38% 之间。妊娠后期，先兆子痫和妊娠期狼疮活动复发很难鉴别，两者都可以出现高血压、水肿、蛋白尿和肾功能损害，先兆子痫类似于 SLE 的神经精神表现（狼疮脑病）。以下几点有助于诊断 SLE 的复发和活动：先兆子痫症状明显，妊娠期狼疮复发活动症状相对轻微，常为皮肤、关节受累；口腔溃疡的出现；补体 C_3、C_4、CH50 和 dsDNA 等免疫指标改变；出现活动性尿沉渣（红细胞、白细胞和颗粒管型）；激素对于 SLE 活动有效，却会加重先兆子痫的病情。详见表 9 - 12。SLE 对胎儿及新生儿的影响主要表现为新生儿狼疮及房室传导阻滞。孕妇存在抗 - SSA/Ro 或抗 - SSB/La 抗体时，婴儿发生先天性心脏传导阻滞（CHB）的危险性增多。CHB 在普通人群的发生率是 0.005%；而母体抗 - SSA/Ro 阳性时，婴儿发生 CHB 的危险性是 1.5% ~20.5%，平均是 7.2%。该抗体阴性的 SLE 患者婴儿中，CHB 的发生率为 0.6%。因此，对于准备怀孕的患者应筛查抗 - SSA/Ro 或抗 - SSB/La，阳性的患者应加强随访。在妊娠 16 ~24 周期间行胎儿心脏超声检查，以发现胎儿心肌炎、心包积液和瓣膜异常。

表 9 - 12　先兆子痫和 SLE 疾病活动的区别

项目	先兆子痫	SLE 活动
首次妊娠	危险性增加	无影响
既往妊娠有先兆子痫	危险性增加	无影响
多胎妊娠	危险性增加	不清楚
有狼疮肾炎史	危险性增加	危险性增加
在妊娠的哪个时段	总是在妊娠 20 周后，通常 30 周	任何时段
实验室检查		
转氨酶	常增高	很少增高
尿沉渣（红白细胞、管型）	通常阴性	阳性
尿蛋白	常突然出现	常逐渐出现
Coomb 试验	通常阴性	可能阳性
抗血小板抗体	通常阴性	可能阳性
补体 C_3、C_4	通常正常	可能低
抗 DNA 抗体	通常阴性	可能阳性
血清尿酸	>5.5mg/dl	无变化
尿钙	低	正常
SFlt - 1	高	不明
PIGF	低	不明
SLE 活动的体征和症状		
皮肤病变	无	有
血管炎症	-	-

项目	先兆子痫	SLE 活动
盘状或亚急性皮肤症	–	–
口腔溃疡	–	–
脱发	–	–
关节炎	无	有
浆膜炎	无	有

大约 30% ~40% SLE 患者存在 aPL 抗体，Gordon 等报道称，抗磷脂综合征的妊娠患者若未经治疗，有 50% ~70% 将会最终导致流产或死胎，其主要原因是 aPL 与胎盘组织的磷脂结合蛋白结合，由于 TXA2 的激活导致血栓形成；其次，由于 APS 患者绒毛表面抗凝蛋白 PAP1 的缺乏，进而造成胎盘绒毛功能障碍，阻碍其正常生长。事实上，反复的流产、死胎便是抗磷脂综合征的诊断标准之一。高滴度的 IgG aPLs 和（或）"狼疮抗凝物"阳性导致胎儿死亡的危险性最高。20 世纪 90 年代中进行的几个前瞻性研究表明，aPL 阳性的患者胎儿的死亡率明显高于阴性患者。抗磷脂综合征相关的死胎常发生在妊娠的中间或后 3 个月。对于初产妇或无既往死胎、流产史的经产妇，如果单纯表现低滴度的 IgG 或 IgM 型（抗心磷脂抗体）aCL，临床上并不建议给予治疗。对于有高滴度的 IgG 型 aCL 或狼疮抗凝物阳性，给予低剂量的阿司匹林预防治疗。对于既往有反复死胎、流产史的孕妇，给予低剂量的阿司匹林联合皮下肝素。有作者提出低分子肝素可以取代普通肝素。还需要进一步的大规模、随机、双盲、对照研究的证实。

（二）妊娠对 SLE 的影响

妊娠本身是一种异体移植过程，可引起免疫变态反应。大量动物实验证实，妊娠期雌激素水平的升高可诱导多克隆 B 细胞活化，进而增加了自身抗体的产生及表达，使得机体免疫反应持续增强，最终导致 SLE 活动或加重。正常妊娠时的一些表现有时与 SLE 活动相混淆，鉴别见表 9 – 13。此外，近年来催乳素（PRL）逐渐被认为是导致妊娠期间 SLE 恶化的另一重要因素。有报道称，PRL 作为一种免疫应答的刺激剂，参与了妊娠期间的免疫及炎症反应，与妊娠期及产褥期 SLE 的恶化密切相关。结果导致 SLE 活动或加重，并且泼尼松不能阻止其复发。妊娠早期性激素水平迅速变化，雌二醇水平增高，而孕激素水平尚无明显增高，所以病情常加重。

表 9 – 13　与 SLE 活动相似的妊娠表现

项目	妊娠表现
一般情况	疲乏：可很严重，并贯穿于整个妊娠期
皮肤	因雌激素增多导致掌部出现红斑和面部潮红；面颊和前额可出现光敏感性色素沉着斑，即"黄褐斑"
头发	孕期头发致密粗壮，产后雌激素水平减低，几周到几个月内会出现脱发
关节痛	由于生理性韧带松弛，腰椎前凸，导致关节痛、背痛；偶有膝关节积水
呼吸	妊娠早期由于黄体酮作用，呼吸加速，晚期由于子宫增大导致呼吸困难
中枢神经	头痛可以是正常妊娠或妊娠伴高血压的表现；子痫可导致癫痫发作；脑血管意外可由先兆子痫或抗磷脂抗体综合征引起

（三）SLE 妊娠条件和时机的选择

SLE 是一种典型的免疫复合物病，其免疫复合物沉积于器官与血管，造成相应部位的病变，几乎所有患者的受累器官血管壁中，都可见免疫复合物沉积形成的变态反应。因此，这类患者易并发妊高征及肾脏病变，还有出血倾向，危及母儿安全。另外，新生儿并发症的发生率及新生儿病死率也高于正常对照组。SLE 患者妊娠后会加重病情，可能是妊娠会加重已受累心、肾的负担，故妊娠易诱发 SLE 活动。因此，我们要指导患者选择好妊娠时机。SLE 患者有活动性和相对稳定性病情之分，并有多次反复加重的趋势。研究表明 SLE 患者在怀孕时的活动状态是决定妊娠期复发的重要危险因素。狼疮性肾炎患者在妊娠期的复发率为 7.4% ~ 63%，妊娠前 SLE 稳定对妊娠有保护作用，妊娠前及妊娠初期疾病控制者，妊娠期间 SLE 发作率显著降低。而在 SLE 的活动期妊娠，母婴并发症的发生率明显增高。目前对允许 SLE 患者妊娠的条件尚无统一的标准，以下条件可以作为决定妊娠时机的参考：①SLE 经正规治疗，病情缓解至少 6 个月，泼尼松维持量≤10mg/d；②无 SLE 引起的肾脏等重要内脏器官和中枢神经系统病变；③无糖皮质激素所致的严重不良反应；④未应用免疫抑制药或已停用 6 个月以上。伴 SLE 肾病者允许妊娠的标准是：①孕前缓解期持续 6 个月以上；②肌酐清除率在 50 ~ 70ng/min 以上；③肌酐在 97 ~ 133μmoL/L 以下；④尿蛋白在 3g/d 以下，无活动性尿沉渣，血压 <130/90mmHg，C_3 水平正常至少 6 个月，则为妊娠的适应证。当然，孕前病情稳定的时间越长，妊娠期的复发的危险性就越小。

（四）SLE 患者终止妊娠时机的选择

目前比较肯定的是 SLE 病情恶化的时期多为妊娠早期及产褥期，并且产后病情恶化的程度多较严重，这是因为妊娠期增加的糖皮质激素在产后骤然下降，出现反跳式恶化。SLE 处于活动期，有重要脏器受累，免疫学检查指标异常及低补体血症均为 SLE 患者妊娠的禁忌证。选择适当的时机终止妊娠，可降低 SLE 对妊娠患者的危害，同时，可最大限度地提高围产儿存活率。如发生下列情况，需要考虑终止妊娠：①病情严重者不论孕周大小，为保证孕妇安全，应及时终止妊娠。包括出现严重并发症，如心内膜炎、心肌炎或心功能衰竭、广泛性肺间质炎并发肺功能衰竭，重度妊高征，伴有 SLE 肾病者尿蛋白 >5g/24h，血清肌酐 >150μmoL/L，经积极治疗无好转，病情恶化者；②免疫学检查：抗心磷脂抗体（ACL）异常及低补体血症影响胎盘功能，各项辅助检查示胎盘功能下降，而胎儿已成熟；③胎儿宫内有缺氧表现，或出现胎儿生长受限（FGR），经治疗未见好转；④足月妊娠不宜超过预产期。根据 SLE 病情及产科指征，决定经阴道分娩或剖宫产。产时做好新生儿复苏准备，出生后新生儿转入高危新生儿病房，取脐带血进行相关检查。产后积极预防产后出血。

（五）SLE 妊娠期的用药

妊娠期的 SLE 的药物治疗需要全面考虑母亲和胎儿的安全。①研究表明妊娠期使用小剂量的阿司匹林和肝素是安全的，尤其适用于那些有反复自然流产史、妊娠期出现抗磷脂抗体或其效价增高及实验室检查提示凝血功能亢进的患者，应同时监测血小板聚集试验。但当阿司匹林剂量 >3g/d 时，会引起孕期和产程延长以及分娩过程中出血的并发症。大剂量的水杨酸同羊水过少、动脉导管过早封闭和肺动脉高压相关。至今，尚缺乏非甾体消炎药（NSAID）对人类是否致畸的证据。因此在妊娠的后几周内，避免使用大剂量的阿司匹林和 NSAID。②羟氯喹是妊娠期最常用的抗疟药物。氯喹在妊娠期使用会导致先天畸形。由于停用羟氯喹会引起 SLE 复发，妊娠后应继续服用。而到目前为止，尚无羟氯喹致畸作用的报道，因此 SLE 患者妊娠期不必停用此药。③肾上腺皮质激素是治疗妊娠合并 SLE 最重要的药物，凡孕前已停用泼尼松者，妊娠后可给予泼尼松 5 ~ 10mg/d，妊娠后若病情稳定，可适当增加剂量 10mg/d；若病情有活动迹象，则给予泼尼松 40mg/d，并可根据病情变化调整剂量，最大用量可达 60mg/d。泼尼松、泼尼松龙和甲泼尼龙很少通过胎盘，是妊娠期 SLE 治疗选择的主要药物。地塞米松和倍他地塞米松在胎盘分解率低，有较多达到胎儿，因此用于胎儿疾病的治疗。然而，激素类药物的不良反应也是不容忽视的。有报道称，泼尼松用量≥20mg/d 对新生儿肾上腺功能有抑制作用，并且会提高妊娠并发症的发生，如妊娠期糖尿病、先兆子痫等。此外，对于严重的患者则主张用静脉滴注甲泼尼龙作为冲击疗法，其效果受到肯定。④细胞毒药物在孕期安全应用的品种非常有限，除非病情严重程度可能致命或出现激素抵抗，否则一般不予使用。环磷酰胺在人类已证明有致畸作用。在妊娠期应避免使用。硫唑嘌呤也是 SLE 常用的免疫抑制药，在动物试验中有致畸作用，但并未在人类中发现同先天畸形相关。当 SLE 患者在妊娠期内病情必须使用免疫抑制药时，硫唑嘌呤是合理的选择，可以在整个妊娠期内使用。环孢素 A 无动物致畸作用，人类妊娠中也无相关的先天畸形报道。因此有学者认为可替代其他细胞毒药物与激素联用治疗孕期严重的 SLE 发作。通常剂量为 5mg/（kg·d），2 次/d，使用期间注意监测肝、肾不良反应。

（方　芳）

第十章

尿路感染性疾病

第一节　下尿路感染

膀胱炎常伴有尿道炎，统称为下尿路感染，占尿路感染总数的50%～70%，许多泌尿系统疾病可引起膀胱炎，而泌尿系统外的疾病（如生殖器官炎症、胃肠道疾病和神经系统损害等），亦可使膀胱受累。

正常膀胱不易被细菌侵犯，因膀胱黏膜表面有黏液素，可黏附细菌，便于白细胞吞噬。细菌很少能通过血液侵入膀胱，同时尿道内、外括约肌亦能阻挡细菌从尿道上行到膀胱。尿液经常不断地从输尿管进入膀胱，再经膀胱排出体外，这种冲洗和稀释作用，使膀胱内不容易发生感染。若尿液pH<6，尿素含量高，尿液渗透压偏高，也可以抑制细菌繁殖。

下尿路感染是指膀胱和尿道由细菌感染引发的炎症病变。又有膀胱炎、尿道炎之称。膀胱炎又分为急性膀胱炎和复发性膀胱炎。绝大多数是由革兰阴性菌引致，女性发生率是男性的10倍。

一、流行病学

国外资料显示性生活活跃的年轻女性膀胱炎的发生率最高；有25%～35%的20～40岁女性有过至少1次的尿路感染发作。国外的研究显示非复杂性膀胱炎在尿路解剖正常的健康女性的复发率是27%～44%；复发性膀胱炎更多发生于健康年轻女性，其近50%的非复杂性尿路感染在一年内可发生复发性尿路感染。有研究报道复发性感染中膀胱炎与肾盂肾炎的患病率之比为（18～29）∶1。

成年男性，除非存在易感因素，一般极少发生尿感。直到50岁以后因前列腺肥大的发生率高，才有较高的尿感患病率，约为7%。总的来说，男性尿感的发病率远较女性低，男女之比约为1∶8。

膀胱炎占尿路感染的60%，只有尿路局部表现，无全身感染症状。常有白细胞尿，30%有血尿。大肠埃希菌占75%，葡萄球菌占15%

二、病因及发病机制

膀胱炎有多种因素引起：①膀胱内在因素，如膀胱内有结石、异物、肿瘤和留置导尿管等，破坏了膀胱黏膜防御能力，有利于细菌的侵犯。②膀胱颈部以下的尿路梗阻，引起排尿障碍，失去了尿液冲洗作用，残余尿则成为细菌生长的良好培养基。③神经系统损害，如神经系统疾病或者盆腔广泛手术（子宫或者直肠切除术）后，损伤支配膀胱的神经、造成排尿困难而引起感染。

膀胱感染的途径以上行性最常见，患病率女性高于男性，因女性尿道短，常被邻近阴道和肛门的内容物所污染。尿道口解剖异常，如尿道口后缘有隆起的处女膜（称为处女膜伞）阻挡或者尿道末端纤维环相对狭窄，这些梗阻因素可引起尿道膀胱反流；女性尿道口与阴道过于靠近，位于处女膜环的前缘（称为尿道处女膜融合），易受污染。新婚期性交可诱发膀胱炎，因性交时尿道口受压内陷或者损伤，尿道远端1/3处的细菌被挤入膀胱；也可能因性激素的变化，引起阴道和尿道黏膜防疫机制障碍而导致膀胱炎。男性前列腺精囊炎，女性尿道旁腺体炎亦可引起膀胱炎。尿道内应用器械检查或治疗时，细菌可随之进入膀胱。下行性感染是指膀胱炎继发于肾脏感染。膀胱感染可由邻近器官感染经淋巴传播或直接蔓延所引起。

膀胱炎可分为细菌性和非细菌性两种。细菌性者以大肠埃希菌属最为常见，其次是葡萄球菌。

三、临床表现

急性膀胱炎可突然发生或者缓慢发生，主要表现有排尿时尿道有烧灼感、尿频、夜尿、下腹坠胀及排尿困难，往往伴尿急，严重时类似尿失禁。尿浑浊、尿液中有脓细胞，有 1/3 患者出现血尿，常在排尿终末明显。耻骨上膀胱区有轻度压痛。少数患者可有腰痛、发热（通常不超过 38℃）单纯急性膀胱炎，无全身症状，不发热，女性患者急性膀胱炎发生在新婚期，称之为"蜜月膀胱炎"。急性膀胱炎的病程较短，如及时治疗，症状多在 1 周左右消失。40% 膀胱炎为自限性，在 7 ~ 10d 可自愈。膀胱炎治愈后可再发。再发的 80% 以上是重新感染。男性再发的原因多是因为存在慢性细菌性前列腺炎或者前列腺增生症。慢性膀胱炎有轻度的膀胱刺激症状，但经常反复发作。

四、辅助检查

（一）一般检查项目

1. 尿常规　一般来说，尿常规可作为门诊尿感的初步检查。肉眼观察尿色可清或浑浊，可有腐败气味，极少数患者（<5%）可有肉眼血尿；尿蛋白多为阴性或微量（± ~ +），如尿蛋白量较大，应注意有无肾小球疾病；镜下血尿见于 40% ~60% 的急性尿感患者，尿红细胞数多为 2 ~10/HP。对尿感诊断有较大意义的为白细胞尿（脓尿），指离心后尿沉渣镜检白细胞 > 5/HP，是尿感诊断的一个较为敏感的指标。

2. 尿细菌学检查　尿细菌学检查是诊断尿感的关键性手段。真性细菌尿和有意义细菌尿的含义略有不同，凡是清洁中段尿定量细菌培养 ≥10^5/mL 均可称为有意义的细菌尿，真性细菌尿则除此之外，还要求确实排除了假阳性的可能，而且要求临床上有尿感的症状，如无症状者，则要求连续培养 2 次，且菌落计数均 ≥10^5/mL，而且 2 次菌种相同。

尿标本可取自清洁中段尿、导尿和膀胱穿刺尿，在门诊一般进行清洁中段尿定量培养。留取中段尿时必须注意操作的规范性，避免因操作的问题导致结果的误差。

对尿细菌培养的结果判断，必须结合临床表现，有时需要反复多次进行检查，假阳性结果的原因主要有：①中段尿收集不规范，尿液被粪便、白带等污染；②尿标本在室温放置超过 1h 才接种；③接种和检验技术上的误差等。假阴性结果可见于：①病者在近 2 周内曾用过抗生素；②尿液在膀胱内停留不足 6h，细菌没有足够的时间繁殖；③收集中段尿时，消毒药不慎混入尿标本内；④饮水太多，尿液内细菌被稀释；⑤感染灶与尿路不通，如血源性肾盂肾炎的早期或尿路梗阻时，这种情况罕见；⑥有些尿感的排菌可为间歇性；⑦某些特殊细菌，如腐生寄生菌等引起的尿感，尿含菌量可 <10^5/mL。

3. 尿白细胞排泄率　是较准确检测脓尿的方法，多采用 1h 尿细胞计数法，白细胞 >30 万/h 为阳性，20 万 ~30 万/h 者为可疑，应结合临床判断。

4. 血常规　急性肾盂肾炎患者，血白细胞计数可轻或中度增加，中性白细胞也常增多，有核左移。红细胞沉降率可加快。

5. 肾功能检查　急性肾盂肾炎可有尿浓缩功能障碍，于治疗后多可恢复。急性膀胱炎时，通常亦无上述改变。

6. 血生化检查　普通尿感的血生化检查多无明显异常。生化检查主要是排除一些引起尿感易发的代谢性疾病，如糖尿病、高尿酸血症、高钙血症和低钾血症等。

（二）特殊检查项目

一般情况下，普通的尿感经上述检查基本可以诊断。如果检查结果对诊断没有帮助或有可疑，或者已经诊断尿感且经过正规治疗后尿感仍然存在，则必须进行进一步检查，以寻找尿路复杂因素。

1. 膀胱穿刺尿细菌培养　如果连续 2 次清洁中段尿培养结果可疑，则可以考虑进行膀胱穿刺尿细菌培养。其他适应证还有：①疑为厌氧菌尿感；②中段尿结果是混合感染，但高度怀疑结果不可靠时；③临床上高度怀疑尿感，但尿含菌量低者；④高度怀疑尿感，而无条件做细菌定量培养时，可用膀胱穿刺尿定性培养来诊断。

2. X 线检查　尿路 X 线检查的主要目的是了解尿路情况，及时发现引起尿感反复发作的不利因素如结石、梗阻、反流、畸形等。有些因素经适当的内或外科处理可以纠正。在女性，其适应证为再发性尿感或急性尿感经 7 ~ 10d 抗菌治疗无效者。对于首次发作的急性女性尿感患者，一般不需要进行尿路 X 线检查。对于男性尿感患者，无论是初发还是复发，均应进行尿路 X 线检查，以排除尿路解剖和功能上的异常。X 线检查项目包括腹部 X 线平片、静脉肾盂造影、排尿期膀胱尿管造影等，必要时进行逆行肾盂造影。一般来说，在尿感急性期，不宜做静脉肾盂造影及逆行肾盂造影。

3. B 超和（或）CT 检查　尿路 B 超检查的目的与 X 线检查是一致的，尤其适用于急性期尿感患者。如 X 线和 B 超检查均不能明确病变的性质，可考虑进行 CT 检查，CT 检查对细小病变的分辨率高于 B 超。

4. 其他病原体的培养和分离　虽然 95% 以上的尿感是由革兰阴性杆菌所引起的，但真菌、病毒、衣原体、支原体等都可引起尿感。因此，对于临床上高度怀疑尿感但多次细菌培养均呈阴性者，则应考虑进行其他病原体的培养或病毒的分离。

（三）尿路感染定位诊断方法

通过尿培养可以诊断尿路感染，真性菌尿表明尿路细菌感染存在，但并不能区别细菌是来自上尿路（肾盂肾炎）还是下尿路（膀胱炎），由于肾盂肾炎与膀胱炎的治疗及预后不同，因此，应用尿路感染的定位诊断方法对两者进行鉴别，具有重要的临床意义。

1. 临床表现定位　患者的临床症状有助于定位诊断，如有寒战、发热（>38.5℃）、腰痛，肾区叩痛和（或）压痛等症状者常为急性肾盂肾炎的特征。此外，在临床治愈后，重新感染者，常为膀胱炎（重新感染是在治疗后细菌已消失，但停止治疗后与前次不同的致病菌重新引起感染，一般于停药 6 周后发生）；复发者，则常为肾盂肾炎（复发是指在治疗后细菌尿消失，但停药 6 周内复发，致病菌与前次相同）。一般来说，仅根据临床表现来进行定位常不够准确，因为上尿路感染与下尿路感染的临床症状多有重叠。

2. 实验室检查定位　主要有以下数种方法。

（1）输尿管导管法：是一种直接的定位方法。通过膀胱镜插入输尿管导管，收集输尿道管尿行培养（Stnmey 法）。该法不仅诊断准确性高，而且可以区分是哪一侧肾脏感染。但膀胱镜检查是创伤性检查方法，患者比较痛苦，操作复杂，临床上不能作为常规定位检查手段，目前仅偶用于需做患侧肾切除术，术前定位确定是哪一侧肾脏发生了感染。

（2）膀胱冲洗后尿培养法：也是一种直接的定位方法。该法比较简便和准确，近年常用。该方法与输尿管导尿法所得结果基本相符。

（3）静脉肾盂造影（IVP）：急性肾盂肾炎时 IVP 一般无异常发现或仅显示肾影稍大。对于慢性肾盂肾炎患者行 IVP 检查的概率虽高，但是阳性率不高。IVP 对肾脏感染的诊断敏感性比较低。

（4）肾图：尿路感染肾图检查既可正常也可异常。肾图异常提示尿路感染或其基础病变在肾内，通过检查可了解病变的程度、部位及何处损伤较重等。

（5）肾显像：枸橼酸^{67}镓静脉注入 24h 后，正常肾区应基本无放射性物质存留，当发生肾盂肾炎、间质性肾炎等可以有肾内局部或弥散的放射性物质异常存留。急性肾盂肾炎的显像阳性率可达 85%，但特异性不高，恶性肿瘤、急性肾小管坏死、急性肾衰竭、血管炎、结节病、淀粉样变等也可以有异常存留。一般不采用这种方法进行诊断。只有当尿培养阳性时，才采用该方法对肾内炎症病变进行定位。反复尿路感染，特别对小儿，肾图、肾显像和膀胱输尿管反流检查有助于了解有无泌尿系畸形、梗阻或尿液反流等病因的存在。

其他包括：抗体包裹细菌检查、尿酶测定［尿 β_2 微球蛋白测定、Tamm – Horsfall（TH）蛋白及抗体测定］、尿渗透压测定等。

五、诊断和鉴别诊断

（一）诊断

1. 尿感　从无症状的菌尿到各种类型的尿路感染，其临床表现多种多样，轻重不一，上、下尿路感染的临床表现常有重叠，一旦确诊为尿路感染，应尽可能明确感染部位。1985 年第二届全国肾脏病学术会议确立的尿路感染的诊断标准为：①清洁中段尿（要求尿停留在膀胱中 4～6h 或以上）细菌定量培养，菌落数超过或等于 10^5/mL。②清洁离心中段尿沉渣白细胞数超过 10/高倍视野，或有尿路感染症状者。具备上述①②可以确诊。若无②则应该再行尿菌落数计数复查，如仍超过或等于 10^5/mL，且两次细菌相同者，可以确诊。③膀胱穿刺尿培养，如细菌阳性（不论菌落数多少），也可以确诊。④尿菌培养计数有困难者，可用治疗前清晨清洁中段尿（尿停留膀胱 4～6h 或以上）正规方法的离心尿沉渣革兰染色找细菌，如细菌超过 1 次/油镜视野，结合临床尿路感染症状，也可确诊。⑤尿细菌数在或超过 10^4～10^5/mL 者，应复查，如仍为或超过 10^4～10^5/mL，应结合临床表现诊断或行膀胱穿刺尿培养确诊。

2. 尿路感染的定位　可以根据患者的临床表现和对治疗的反应判断。上尿路感染通常发热 38.5℃以上，有寒战、明显腰痛、肾区叩痛和（或）压痛及毒血症症状。下尿路感染主要表现为膀胱刺激症状，即尿频、尿急、尿痛、白细胞尿，偶有血尿，甚至肉眼血尿和膀胱区不适。用单剂量抗生素治疗尿路感染患者，膀胱炎可全部治愈，治疗失败者多数为肾盂肾炎。1985 年第二届全国肾脏病学术会议通过的上、下尿路感染的鉴别标准为：①尿抗体包裹细菌检查阳性多为肾盂肾炎，阴性者多为膀胱炎；②膀胱灭菌后的尿标本细菌培养阳性者为肾盂肾炎，阴性者多为膀胱炎；③参考临床症状，有发热 38.5℃以上或者腰痛、肾区压痛及尿中有白细胞管型者多为肾盂肾炎（多在停药 6 周后复发）；④经治疗后仍有肾功能损害且能排除其他原因所致者，或肾盂造影有异常改变者为肾盂肾炎。

（二）鉴别诊断

急性细菌性膀胱炎与下述疾病鉴别。

1. 急性肾盂肾炎　除有膀胱刺激症状外，还有寒战、高热和肾区叩痛及治疗反应来判断。

2. 结核性膀胱炎　结核性膀胱炎发展缓慢，治疗的反应不佳，尿结核杆菌培养阳性；有泌尿系统结核病的影像学证据；膀胱镜检查有典型的结核性膀胱炎表现和（或）病理活检发现结核结节和（或）肉芽肿形成。

3. 间质性膀胱炎　间质性膀胱炎尿液清晰，极少有脓细胞，无细菌，膀胱充盈时有剧痛，耻骨上膀胱区可触及饱满而又压痛的膀胱。

4. 嗜酸性膀胱炎　嗜酸性膀胱炎的临床表现与一般膀胱炎相似，区别在于前者尿中有嗜酸性粒细胞，并大量浸润膀胱黏膜。

5. 腺性膀胱炎　腺性膀胱炎主要依靠膀胱镜检查和活体组织检查。

六、治疗

急性膀胱炎患者，需要卧床休息，多饮水，避免刺激性食物，热水坐浴可改善会阴部血液循环，减轻症状。用碳酸氢钠或者枸橼酸钾碱性药物，碱化尿液，缓解膀胱痉挛。根据致病菌属，选用合适的抗菌药物。经治疗后，病情一般可迅速好转，尿中脓细胞消失，细菌培养转阴。单纯膀胱炎国外提倡单次剂量或者三日疗程，避免不必要的长期服用抗生素而引起耐药菌产生，但要加强预防复发的措施。治疗主要用以下方法。

1. 单剂抗菌疗法　大多数膀胱炎患者经大剂量单剂抗菌治疗后 1～2d，尿菌就会转阴，因此目前国内、外学者均推荐用单剂抗生素治疗无复杂因素存在的膀胱炎。通常用磺胺甲噁唑（SMZ）2.0g、甲氧苄啶（TMP）0.4g、碳酸氢钠1.0g，顿服（简称STS单剂）。此外，也有报道用卡那霉素1.0g肌内注射或阿莫西林1.0g顿服治疗膀胱炎。单剂疗法的优点是：①方法简便，患者易于接受；②对绝大部分尿感有效；③医疗费用低；④极少发生药物不良反应；⑤极少产生耐药菌株，并且有助于尿感的定位诊断。如无明显发热、腰痛、而以膀胱刺激征为主要表现的尿感，单剂抗菌疗法是较佳的选择方案，但必须于治疗后追踪6周，如有复发，则多为肾盂肾炎，应给予抗菌药2~6周。复发患者多数在停药1周后复发。单剂疗法不适用于妊娠妇女、糖尿病患者、机体免疫力低下者、复杂性尿感（即尿路有器质性或功能性梗阻因素）及上尿路感染患者。此外，男性患者也不宜应用此疗法。

2. 三天抗菌疗法　据国外的报道。采用STS（即成年人每次口服SMZ 1.0g，TMP 0.2g及碳酸氢钠1.0g，每日2次）、阿莫西林或诺氟沙星3d疗法对膀胱炎的治愈率与较长疗程治疗相似，但不良反应少。其适应证、禁忌证与单剂抗菌疗法相同。国内也有报道，对于首次发生的下尿路感染可给予单剂疗法，对有多次尿感发作者，应给予3d疗法，后者对于预防再发有帮助。

应该指出的是，从现有的资料来看，3d疗法总体优于单剂疗法，不管是甲氧苄啶+磺胺甲噁唑还是喹诺酮类，只要对致病菌敏感，两种疗法在清除膀胱内感染的效果是相同的。但是单剂疗法在清除阴道和肠道内的致病菌方面就明显不如3d疗法有效，这就是单剂疗法容易复发的重要原因。

短程疗法主要用于治疗表浅黏膜感染。因此，短程疗法不能用于以下高度怀疑深部组织感染的患者如男性尿感患者（怀疑前列腺炎者）、肾盂肾炎患者、留置尿管的患者、高度怀疑耐药菌感染的患者。

3. 女性急性非复杂性膀胱炎的处理　健康妇女以急性非复杂性膀胱炎常见，病原体明确，病原体对药物较敏感。短程疗法为不良反应少，效果好，效价比高的治疗方法，可减少实验室检查和就诊率。对有尿频、尿痛（无阴道炎证据）的患者首先选择短程疗法。如果已经留了尿标本，可以进行白细胞酯酶测定，敏感性为75%~96%。完成疗程后，如果患者没有症状，无须进一步处理。如果患者仍有症状，应做尿常规和细菌培养。如果有症状的患者，尿常规和细菌培养阴性，无明确的微生物病原体存在，应注意尿路局部损伤、个人卫生、对某些物质如衣服染料过敏以及妇科疾病的因素。如果患者有脓尿而无菌尿，考虑衣原体感染，尤其是性生活活跃、有多个性伴侣的女性。如果经过短程疗法后患者有症状性菌尿（非耐药菌株），应考虑隐匿性肾感染，须行长程治疗，初始14d，如有必要可延长。如果是非耐药菌株，氟喹诺酮类或甲氧苄啶+磺胺甲噁唑是有效的药物。

七、并发症

少数女孩患急性膀胱炎伴有膀胱输尿管反流，感染可上升而引起急性肾盂肾炎，成年人中较少见。

少数糖尿病患者因留置尿管而引起膀胱炎，有时可并发气性膀胱炎，膀胱内气体多为产气杆菌所引起。

八、随访

复诊时处理：无尿路刺激征，也应做尿培养：①尿培养阴性：1个月后再复诊1次。②尿培养阳性：若为同一种致病菌，为尿感复发。可能是隐匿性肾盂肾炎，予以14d疗程，据药敏用药。若症状不消失，尿脓细胞继续存在，培养仍为阳性，应考虑细菌耐药或有感染的诱因，要及时调整更合适的抗菌药物，以期早日达到彻底治愈。感染控制后，尤其对久治不愈或反复发作的慢性膀胱炎，则需要做详细全面的泌尿系检查，解除梗阻，控制原发病灶，使尿路通畅。

九、预后

要注意个人卫生，使致病细菌不能潜伏在外阴部。由于性生活后引起的女性膀胱炎，建议性交后和次晨排尿；若同时服用磺胺药物1g或呋喃妥因100mg，也有预防作用。

急性膀胱炎经及时而适当治疗后，都能迅速治愈。对慢性膀胱炎，如能清除原发病灶，解除梗阻，并对症治疗，大多数病例能获得痊愈，但需要较长时间。

（王　玲）

第二节 急性肾盂肾炎

急性肾盂肾炎是指肾盂黏膜及肾实质的急性感染性疾病，主要由大肠埃希菌引起。多为急性起病，临床症状短期内出现，其病情轻重不一。有些患者可能有明显的诱因，所以在采集病史的时候应注意询问其近期有无尿路器械使用史（包括膀胱镜检查、逆行肾盂造影、导尿和留置尿管等），妇科检查史等。肾盂肾炎多由上行感染所致，故多伴有膀胱炎，患者出现尿频、尿急、尿痛等尿路刺激症状。尿液浑浊，偶有血尿。全身症状包括寒战、发热，体温可达38℃以上，疲乏无力、食欲减退，可有恶心、呕吐，或有腹痛。局部体征一侧或两侧肾区疼痛，脊肋区有叩击痛及压痛。原有糖尿病或尿路梗阻者并发急性肾盂肾炎，可发生急性肾乳头坏死，患者除有败血症样严重全身症状及血尿、脓尿之外，有时由于坏死乳头脱落引起肾绞痛，部分患者还出现少尿或尿闭及急性肾衰竭。

一、流行病学

急性肾盂肾炎发病率无确切报道，美国和韩国估计女性每年的发病率分别为0.276%和0.367%。以人口为基数，加拿大Manitoba省统计1989—1992年急性肾盂肾炎患者住院率，任何年龄组急性肾盂肾炎住院率为10.9/10 000（女性人群），>60岁年龄组则为175/10 000（女性人群）；任何年龄组男性急性肾盂肾炎住院率为3.3/10 000。

成年男性，除非存在易感因素，一般极少发生尿感。直到50岁以后因前列腺肥大的发生率高，才有较高的尿感发病率，约为7%。总的来说，男性尿感的患病率远较女性低，约为1：8。

二、病因及发病机制

肾盂肾炎是由各种病原微生物感染直接引起肾盂黏膜和肾实质的炎症。主要为非特殊性细菌，其中以大肠埃希菌为最多（占60%～80%），其次为变形杆菌、葡萄球菌、粪链球菌、少数为铜绿假单胞菌；偶为真菌、原虫、衣原体或病毒感染。

绝大多数尿感由细菌上行感染引起，即细菌经尿道上行至膀胱，乃至肾盂引起感染。细菌进入膀胱后，有30%～50%可经输尿管上行引起肾盂肾炎。有些学认为，某些致病菌的纤毛可附着于尿道黏膜，而上行至肾盂。致病菌反流至肾盂后，可从肾盂通过肾乳头的Bellini管，沿着集合管上行播散，由于肾髓质血流供应较少，加上高渗和含氨浓度高，影响了吞噬细胞和补体的活力，局部的杀菌功能较差，故细菌容易在肾髓质生长，造成感染。

机体的防御功能，机体对细菌入侵尿路有一系列的防卫机制，如尿路的冲洗作用，膀胱天然的黏膜防御机制，尿液及其成分的抗菌活性，男性前列腺液具有抗革兰阴性杆菌的作用，尿道括约肌的天然屏障作用。当这些自身的防卫功能受到损伤后会增加肾盂肾炎的机会。

一些常见的易感因素也会增加肾盂肾炎的发生，如尿路梗阻，膀胱输尿管反流及其他尿路畸形和结构异常，尿路器械的使用，妊娠，近期使用免疫抑制药等。

三、临床表现

常发生于生育年龄的妇女，临床表现有两组症状群：①泌尿系统症状：包括尿频、尿急、尿痛等膀胱刺激征，腰痛和（或）下腹部痛、肋脊角及输尿管点压痛，肾区压痛和叩痛；②全身感染的症状：如寒战、发热、头痛、恶心、呕吐、食欲下降等，常伴有血白细胞计数升高和血沉增快。一般无高血压和氮质血症。必须指出，有些肾盂肾炎患者的临床表现与膀胱炎相似，且两者的临床症状多有重叠，故仅凭临床表现很难鉴别，需进一步做定位检查方能确认。

不典型尿感的临床表现可多样化，较常见的有以下几种：①以全身急性感染症状为主，如寒战、发热、恶心、呕吐等为主要表现，而尿路局部症状，如尿频、排尿困难、腰痛等不明显，易误诊为感冒、伤寒、败血症等；②尿路症状不明显，而主要表现为急性腹痛和胃肠功能紊乱的症状，易误诊为阑尾炎，胆囊炎、急性胃炎等；③以血尿、轻度发热和腰痛等为主要表现，易误诊为肾结核；④无明显的尿路症状，仅表现为背痛或腰痛；⑤少数人表现为肾绞痛、血尿，易误诊为尿路结石；⑥完全无临床症状，但尿细菌定量培养，菌落≥10^5/mL，常见于青年女性、尿路器械检查后或原有慢性肾脏疾病并发尿感者。

四、辅助检查

1. 一般检查项目　见下尿路感染章节。

2. 特殊检查项目　见下尿路感染章节。

3. 定位诊断　见下尿路感染章节。

五、诊断和鉴别诊断

（一）诊断要点

1. 病史询问　如下所述。

（1）尿路感染相关症状：如有膀胱刺激症状，即尿频、尿急、尿痛，白细胞尿，偶可有血尿，甚至肉眼血尿，膀胱区可有不适。寒战、发热（＞38.5℃）、腰部胀痛，肾区叩痛和（或）压痛等症状的特点、持续时间及其伴随症状。

（2）既往史，药物史及相关病史等（如是否留置导尿管或近期有无尿道腔内操作史、有无糖尿病或免疫抑制疾病、有无尿道功能或解剖结构异常等），以排除复杂性尿路感染。

（3）患者的一般情况：如睡眠、饮食等。

2. 实验室检查　尿感的诊断不能单纯依靠临床症状和体征，而要依靠实验室检查。

（1）有真性细菌尿者，均可诊断为尿感。

（2）实验室检查定位：①膀胱冲洗后尿培养法是尿感的直接定位方法。简便和准确。②尿沉渣镜检如能发现白细胞管型则是肾盂肾炎的有力证据。

3. 影像学检查　当治疗效果不理想时，可考虑行静脉尿路造影、B超或CT等，以发现可能存在的尿路解剖结构或功能异常。

（二）鉴别诊断

急性肾盂肾炎与下述疾病鉴别：

1. 急性细菌性膀胱炎　是成年女性尿路感染的主要类型，占尿路感染总数的50%～70%。发病诱因多为性生活，妇科手术，月经后及老年妇女有外阴瘙痒以及妇科疾病等。致病菌以大肠埃希菌多见，约25%年轻女性患者由葡萄球菌引起。主要表现为膀胱刺激征，即尿频、尿急和尿痛，以及膀胱区不适。偶可见到肉眼血尿。一般无全身症状，偶有腰痛和低热。

2. 发热性疾病（如流感、疟疾、败血症、伤寒等）　如急性肾盂肾炎患者发热等全身感染症状突出，而尿路局部症状不明显时，易与发热性疾病混淆，约占误诊病例的40%。但如能详询病史，注意尿感的局部症状，并做尿沉渣和细菌学检查，不难鉴别。

3. 腹部器官炎症（如急性阑尾炎、女性附件炎等）　有些肾盂肾炎患者无明显的尿路刺激症状，而表现为腹痛、恶心、呕吐、发热和血白细胞增多等，易误诊为急性胃肠炎、阑尾炎及女性附件炎等。详细询问病史，及时行尿常规和尿细菌学检查，可资鉴别。

4. 急性尿道综合征　主要表现为下尿路的刺激症状，如尿频、尿急、尿痛或排尿不适、膀胱区疼痛等。对仅有尿路刺激症状，而无脓尿及细菌尿的患者，应考虑为无菌性尿道综合征。此外，如患者同时有尿白细胞增多，但尿液普通细菌培养阴性，还应注意排除感染性尿道综合征（衣原体或支原体感染）的可能。

5. 肾结核　下列情况应注意肾结核的可能：①慢性膀胱刺激症状，抗生素治疗无效，病情呈进行性加重者；②脓尿、酸性尿，普通细菌学检查阴性；③有肾外结核的证据，尿镜检有红细胞尿者；

④附睾、精索或前列腺结核；⑤尿路感染经有效的抗生素治疗，普通细菌培养转阴，但脓尿仍持续存在者。应高度注意肾结核存在的可能性，并做相应检查。有下列 3 项之一者可确立肾结核的诊断①临床表现 + 尿结核菌培养阳性；②X 线片典型的肾结核表现；③膀胱镜检查有典型的结核性膀胱炎。

六、治疗

急性肾盂肾炎常累及肾实质，有发生菌血症的危险性，应选用在尿液及血液中均有较高浓度的抗菌药物。对于轻、中度患者可通过口服给药。对发热超过 38.5℃、肋脊角压痛、血白细胞升高等或出现严重的全身中毒症状、疑有脓毒症者，首先应予以胃肠外给药（静脉滴注或肌内注射），在退热 72h 后，再改用口服抗菌药物（喹诺酮类、第二代或第三代头孢菌素类等）完成 2 周疗程，疗程结束后如尿菌仍阳性，此时应参考药敏试验选用有效的和强有力的抗生素，治疗 4 ~ 6 周。其治疗原则是：①控制或预防全身脓毒症的发生；②消灭侵入的致病菌；③预防再发。

七、并发症

急性肾盂肾炎的严重并发症主要有以下几种。

1. 肾乳头坏死　是肾盂肾炎的严重并发症之一，常发生于严重肾盂肾炎伴有糖尿病或尿路梗阻以及妊娠的肾盂肾炎患者。可并发革兰阴性杆菌败血症，或导致急性肾衰竭。

2. 肾脓肿和肾周脓肿　有统计数据显示肾脓肿占住院患者的（1 ~ 10）/万人。患者除原有肾盂肾炎症状加剧外，常有持续发热、寒战、明显的单侧腰痛和压痛，有个别患者可在腹部触到肿块。肾周脓肿者向健侧弯腰时，可使疼痛加剧。腹部 X 线平片、肾盂造影和肾断层照片有助于诊断。

3. 肾盂肾炎并发感染性结石　变形杆菌等分解尿素的细菌所致之肾盂肾炎常引起结石（占结石病因的 15.4%），称感染性肾石。常呈鹿角形，多为双侧性，结石的小裂隙常藏有致病菌。因抗菌药不易到达该处，易导致尿感治疗失败。感染加上尿梗阻，易导致肾实质较快破坏，肾功能损害。

4. 革兰阴性杆菌败血症　尿感是革兰阴性杆菌败血症的主要原因之一，多发生于尿感，使用膀胱镜检查或使用导尿管后（长期留置导尿管者更容易发生），严重的复杂性尿感，特别是并发急性肾乳头坏死者更易发生革兰阴性杆菌败血症。偶可见于严重的非复杂性肾盂肾炎。革兰阴性杆菌败血症来势凶险，突然寒战、高热，常引起休克，预后差，病死率高达 50%。但某些有老年前列腺肥大或全身衰竭的患者，症状可不典型，临床上可无发热和白细胞升高，应予以注意。其治疗同一般革兰阴性杆菌败血症。

导致肾盂肾炎死亡的短期独立危险因素包括：年龄 >65 岁、败血症休克、久病体弱者及应用免疫抑制药。存在慢性肾脏病、糖尿病及应用免疫抑制药可使预后恶化。

八、随访

急性肾盂肾炎患者服用抗菌药物（喹诺酮类、第二代或第三代头孢菌素类等）完成 2 周疗程，用药期间，每 1 ~ 2 周做尿培养，观察尿菌是否转阴；若经治疗仍持续发热，则应注意是否存在并发症如肾盂积脓、肾周脓肿等，必要时做肾脏 B 超检查；疗程结束和停药后第 2、6 周要分别做尿细菌定量培养，以后每月复查 1 次，共随访 1 年。随访过程中发现尿路感染复发应及时再治疗；急性期、感染症状重者应卧床休息，鼓励患者多饮水，勤排尿；膀胱刺激症状明显者可给予碳酸氢钠 1.0g，每日 3 次口服，以碱化尿液，增强氨基苷类等抗生素、青霉素类、红霉素及磺胺类药物的疗效。

九、预后

急性肾盂肾炎患者一定要积极治疗，直至痊愈，防止反复感染。急性期不要因症状消失而中断治疗。日常生活中注意多喝水，勤排尿，不要憋尿，并要注意个人卫生，预防泌尿系感染的发生。急性肾盂肾炎选用敏感有效的抗生素治疗是可以痊愈的。需要注意足够的治疗疗程并在痊愈后注意预防，避免复发或迁延成慢性。

（战　帆）

第三节　慢性肾盂肾炎

慢性肾盂肾炎（chronic pyelonephritis）多由反复或持续感染导致肾脏结构和功能受损，并以肾盂肾盏形成瘢痕为重要特征。目前主要分三个类型：①伴有反流的慢性肾盂肾炎（反流性肾病）；②伴有阻塞的慢性肾盂肾炎（梗阻性慢性肾盂肾炎）；③比例较少的特发性慢性肾盂肾炎。

一、流行病学

慢性肾盂肾炎为临床常见病、多发病。国外文献报道，对18万人健康普查结果统计，肾盂肾炎发病率为0.92%，多见于女性。欧洲透析和移植协会数据报道，22%的终末期肾病成年人患有慢性肾盂肾炎。Schwartz等对95个肾移植前行肾切除标本进行大体、显微镜和细菌学检查后发现，慢性肾盂肾炎阳性率为11%。Kincaid等对147个移植前肾切除的肾标本系列研究发现30例（20%）患者有慢性肾盂肾炎。

二、病因及发病机制

慢性肾盂肾炎的病因很多：部分患者在儿童时期曾有过急性尿路感染史，经治疗后，症状消失，但仍有"无症状菌尿"，到成年时逐渐发展为慢性肾盂肾炎。部分急性肾盂肾炎患者治愈后，经尿道器械检查后而再次诱发感染。细菌引起的尿路感染未得到有效治疗，迁延进展。另外尿流不畅和膀胱输尿管反流也是导致慢性肾盂肾炎的主要原因。

慢性肾盂肾炎的发生机制：目前认为主要涉及细菌致病力、机体抵抗力、炎症和免疫反应等方面。致肾盂肾炎大肠埃希菌或尿道致病性大肠埃希菌含有P菌毛，可产生较强的尿道黏膜上皮黏附力，而L细菌可在髓质高渗环境长期存活并产生持续性细菌抗原，介导慢性肾损伤的发生。慢性肾盂肾炎患者自身尿路抵抗力常由于各种因素遭到削弱，其中，以膀胱输尿管反流和尿路梗阻最为常见。肾间质的炎症细胞浸润可能通过释放细胞因子及超氧化物造成肾组织损伤，参与了慢性肾盂肾炎病理改变的形成。因此在有尿路梗阻、畸形及机体免疫功能低下等易感因素存在下，抗菌治疗未能彻底控制急性肾盂肾炎期形成的肾盂黏膜下的炎症或小脓肿，引起持续免疫炎症反应，可留下小瘢痕，最终导致慢性肾盂肾炎发生和发展。

三、临床表现

慢性肾盂肾炎起病可很隐匿，临床表现主要有以下两方面。

1. 尿路刺激症状及非特异表现　仅少数患者可间歇性出现尿急、尿频、尿痛；多数患者尿路感染症状并不太明显，表现为间歇性无症状细菌尿，和（或）轻度尿频、排尿不适、腰痛，腹痛、伴乏力、间歇性低热、恶心、厌食等。

2. 慢性肾小管间质浓缩稀释功能受损表现　多尿、夜尿增多、低渗和低比重尿、肾小管性酸中毒、高血压等。上述肾小管间质病变表现通常在血肌酐200~300μmol/L时已出现，与肾功能损害的程度不平行。

四、辅助检查

1. 血常规　红细胞计数和血红蛋白可轻度降低。急性发作时白细胞计数和中性粒细胞比例可增高。

2. 尿液检查　可发现白细胞尿、低渗尿、低比重尿。尿酶、尿钠升高等。部分患者可有少量蛋白尿。若24h尿蛋白含量>3.0g，提示非本病诊断的可能。若发现白细胞管型有助于诊断，但非本病特异性表现。

3. 尿细胞计数　近年多应用 1h 尿细胞计数法，其评判标准：白细胞＞30 万/h 为阳性，＜20 万/h 为阴性，20 万～30 万/h 需结合临床判断。

4. 尿细菌学检查　急性发作时，清洁中段尿细菌培养同急性肾盂肾炎，可有真性细菌尿，但阳性率较低，一次尿检阴性和细菌培养阴性不能排除慢性肾盂肾炎的可能。

5. 肾功能检查　一般无肾功能障碍，晚期则出现不同程度血清肌酐和血尿素氮升高。

6. 影像学　①静脉肾盂造影（IVP）见肾脏体积变小，形态不规则，肾盂肾盏扩张、变钝，肾乳头收缩。皮质的瘢痕常位于肾脏的上、下极。②排尿性膀胱尿路造影：有些患者可见不同程度膀胱输尿管反流。③膀胱镜：可观察输尿管开口位置和形态改变，有助于膀胱输尿管反流的诊断。④超声波：可以显示双肾大小不等，有瘢痕形成，并可发现结石等。

五、诊断和鉴别诊断

（一）慢性肾盂肾炎的诊断

诊断要点：

（1）病史中常有超过半年以上且持续有细菌尿或频繁尿感复发；泌尿系统存在功能性或器质性异常；全身性疾病或病理、生理状态致全身或尿路局部免疫功能低下。

（2）早期即有肾小管功能减退，经治疗症状消失后，肾小管功能仍未恢复（浓缩功能差、尿比重低等），晚期表现为慢性肾衰竭。

（3）静脉肾盂造影发现肾盂肾盏变形、扩张，肾实质变薄，输尿管扩张，位于肾脏上下极的瘢痕对慢性肾盂肾炎的诊断具有特征性意义。

（4）肾外形凹凸不平，两肾大小不等。

（二）慢性肾盂肾炎的鉴别诊断

1. 下尿路感染　如尿蛋白、Tamm - Horsfall 蛋白、β_2 微球蛋白等增高，尿沉渣抗体包裹细菌阳性，白细胞管型及肾形态和功能异常，均支持慢性肾盂肾炎。必要时可行膀胱冲洗灭菌培养，若膀胱冲洗灭菌 10min 后留取的膀胱尿菌数极少，则为膀胱炎；如菌数与灭菌前相似，则为肾盂肾炎。

2. 尿道综合征　好发于中青年女性，以明显的尿路刺激征为主要表现，容易反复发作，尿中白细胞偶可轻度增多，常被误诊为不典型慢性肾盂肾炎而长期盲目应用抗菌药物治疗，须予以鉴别。最有效鉴别依据是尿道综合征多次中段尿定量培养，无真性细菌尿、排除假阴性可能，并排除厌氧菌、结核菌和真菌感染后可确定为尿道综合征。

3. 肾、泌尿道结核　肾、泌尿道结核患者 50% 以上有肾外结核病史或病灶存在，膀胱刺激症状显著而持久，常伴有结核中毒症状。尿液检查常有血尿和脓尿，尿沉渣涂片可发现抗酸杆菌，尿普通细菌培养阴性，尿结核菌培养阳性，X 线检查有时可见肾区有结核病灶钙化影或虫蚀样破坏性缺损区等可资鉴别。必要时可行静脉肾盂造影及膀胱镜检查。

4. 慢性肾小球肾炎　隐匿性肾小球肾炎，其临床表现和全身感染症状与尿路刺激症状不明显的不典型慢性肾盂肾炎相似，特别当慢性肾小球肾炎患者并发尿路感染，或晚期两病均出现慢性肾功能不全时，较难鉴别。全身水肿，无明显膀胱刺激征；尿蛋白含量较多、以中分子以上蛋白为主，白细胞少；肾小球滤过功能受损早于且重于肾小管功能受损；以及肾 X 线检查显示两肾对称性缩小，外形光整，无肾盂肾盏变形等考虑慢性肾小球肾炎诊断。而病程中尿路刺激症状明显，尿液检查白细胞升高明显，可有少量蛋白尿、以小分子为主；中段尿细菌培养阳性；肾小管功能损害早于且重于肾小球功能损害，以及肾 X 线检查两肾大小不等、外形不平、肾盂肾盏变形等支持慢性肾盂肾炎。

5. 非感染性慢性间质性肾炎　多起病隐匿，临床表现多样，尿常规和肾功能检查与慢性肾盂肾炎相似，易混淆。但非感染性慢性间质性肾炎多有较长期尿路梗阻或接触肾毒性物质史；肾小管功能障碍为突出表现；轻度肾小管性蛋白尿。而慢性肾盂肾炎主要表现为尿路刺激症状，病史或细菌学有支持尿路感染证据；静脉肾盂造影有慢性肾盂肾炎征象。若仍难以鉴别，可考虑行肾活检。

6. 高血压病　对于以高血压为主要表现的慢性肾盂肾炎，其临床表现无明显泌尿系统症状，应与原发性高血压相鉴别。仔细询问过往病史和现在临床症状，特别注意泌尿系统症状、体征，全面完善相关各项检查，反复尿常规和细菌学检查，必要时行肾 X 线检查或静脉肾盂造影，常可鉴别。

六、治疗

慢性肾盂肾炎的临床过程反复、迁延进展。延误诊断及治疗不恰当会最终导致终末期肾衰竭。故一旦诊断明确，应积极控制感染，缓解症状，并尽可能纠正和去除患者存在的泌尿系统功能和解剖异常。

（一）一般治疗

注意适当休息，增加营养，提高机体防御能力。多饮水、勤排尿，以降低髓质渗透压，提高机体吞噬细菌的能力，并冲刷掉膀胱内的细菌，以减轻排尿不适症状。若膀胱刺激症状明显可给予碳酸氢钠 1g，3/d，碱化尿液，缓解症状。

（二）纠正和去除复杂因素

认真寻找复杂因素，积极去除反流、结石、梗阻、畸形等功能或解剖病因。对有严重膀胱输尿管反流的患者宜选择外科治疗以纠正尿液反流，定期排空膀胱，"二次排尿"，必要时可给予长程小剂量抑菌治疗。对糖尿病、其他肾脏病等慢性疾病，须积极治疗。

（三）抗感染治疗

急性发作时根据急性肾盂肾炎处理原则治疗。对于反复发作者，治疗前应通过尿细菌培养确定病原菌，明确复发或再感染。根据病情、尿细菌培养和药敏结果，选择最有效且毒性小的抗生素。常用药物有喹诺酮类、磺胺类、β - 内酰胺类、大环内酯类、呋喃妥因等。多采用两种药物联合使用的方法，疗程至少维持 2~3 周。若用药 3~5d 或以后症状无改善，应考虑更换其他抗生素。也可依据药敏结果，将数种抗生素分为 2~3 组，轮流使用，每组使用 1 个疗程，停药 1 周，再开始下一组药物治疗。对于 1 年内尿感发作 3 次及以上的复发性尿感，可采用长疗程低剂量抑菌治疗：每晚临睡前排尿后口服 1 片复方磺胺甲噁唑或 50mg 呋喃妥因或低剂量的喹诺酮类，可持续用 1 年或更长时间，以控制复发，约 60% 患者菌尿转阴。对菌尿转阴 6 周后，另一种与先前不同的致病菌侵入引起的再感染，可按照首次发作的治疗方法处理，同时全面检查有无易感因素存在并予以纠正。对细菌耐药性产生、病变部位瘢痕形成明显、局部血供差、病灶内抗菌药物浓度不足的情况，可使用较大剂量杀菌类敏感抗生素，如加有酶抑制药的青霉素类制剂，疗程 6 周。对于无症状性菌尿是否需要治疗，意见尚不统一，一般主张使用抗菌药物单次大剂量治疗，如复方磺胺甲噁唑 2.5g，或呋喃妥因 0.2g 或阿莫西林（羟氨苄青霉素）3g，一次顿服。

（四）保护肾功能

对病程晚期已出现慢性肾衰竭者，应给予低蛋白饮食、控制高血压、纠酸及使用 ACEI/ARB 等延缓肾功能受损的措施。禁用有肾脏毒性的药物。

七、并发症

慢性肾盂肾炎主要并发症有如下。
（1）肾乳头坏死。
（2）肾周围脓肿。
（3）感染性结石。
（4）革兰阴性杆菌败血症。
（5）高血压。
（6）慢性肾衰竭。

八、随访

慢性肾盂肾炎多在停药后 2 个月内复发，因此，在尿菌转阴停药后的 2 个月内要追踪观察，每月复查尿常规和尿细菌培养，若尿菌持续阴性，可停药继续追踪观察。

九、预后

慢性肾盂肾炎的预后很大程度上取决于患者是否有导致发病的易感因素。另外与是否及时、有效治疗有关。若无明显的易感因素，急性期易被治愈，慢性期也可获得较好疗效而不易再发；反之，如有明显的易感因素，急性期则难以治愈，慢性期疗效更差，且常再发，影响肾功能而预后不良。

（赵郁虹）

第四节　肾结核

肾结核是全身结核病的一部分，绝大部分继发于肺结核，泌尿生殖道是主要的好发部位。泌尿系结核病从肾开始，以后蔓延到输尿管、膀胱和尿道。常因肺结核的无症状性菌血症所致。肾脏活动性结核可能数年内无临床表现，而常常是某一时期内有轻微的活动性肺结核表现。随着人民生活水平、健康水平的不断提高以及各种有效的抗结核药物的相继问世和应用，肾结核的发病率逐年下降，但仍有部分肾结核因症状隐匿或因患者未坚持长期治疗以及常用抗结核药物而致耐药菌株产生而导致肾脏的不可逆损害，因此，我们对该病仍应给予高度重视。

一、流行病学

近年来，随着全球结核病疫情的反弹，肾结核的发病也有所回升。据世界卫生组织估计，全世界每年新发生结核病患者约 1 000 万人，其中肾结核占 8% ~ 20%。由于喹诺酮类抗生素的应用等原因，不典型肾结核所占比例逐年上升，给肾结核的早期诊断带来困难，最终导致肾功能丧失。

Carrillo 等报道，西方发达国家结核病发病率 13/10 万，其中 8% ~ 10% 肺结核患者可发生肾结核，多见于老年人；而发展中国家发病率 400/10 万，其中 15% ~ 20% 肺结核患者可发展为肾结核，青少年或壮年发病率高。大部分肾结核，特别是早期病例，可通过药物治愈，早诊断、早治疗可大大减少失肾率。

有学者报道，326 例肾结核中，就诊年龄中位数为 38 岁，集中于 21 ~ 40 岁（54.6%）及 41 ~ 60 岁（38.3%）两个年龄段，可能与我国人口老龄化、肾结核临床不典型病例的增加，致使患者入院治疗时的年龄后移，且早期诊断较为困难有关。

二、病因及发病机制

肾结核的病原体是结核分枝杆菌。结核杆菌可经血液、尿液、淋巴管和直接蔓延到达肾脏，其中血行感染是公认的最主要的途径，原发病灶几乎都在肺内，其次为附睾、女性生殖器及附件、骨关节和淋巴结，偶见继发于肠和全身粟粒性结核。

原发病灶的结核杆菌经过血行进入肾脏，主要在肾小球的毛细血管丛中发展为结核病，形成双侧肾皮质多发性微结核病灶。其中大部分可全部愈合，不引起任何临床症状。这种在双侧肾皮质引起粟粒性结核病灶称为病理性肾结核。患者如机体免疫力较高，双侧肾皮质结核病灶可完全愈合，不发展为临床肾结核；相反，如机体免疫力较差，病灶不愈合，结核杆菌经肾小管侵犯髓质，发展为肾髓质结核，形成临床肾结核病，且多为单侧性。如病变继续进行性发展，肾乳头溃破、坏死，病变蔓延至肾盏形成空洞性溃疡。病变可随尿流直接蔓延播散、淋巴管散布或肾盂播散，累及全肾。有时病灶发生纤维化、钙化，可引起肾小盏颈部瘢痕狭窄，使肾盏形成闭合性脓腔，使病变加速发展，成为无功能脓肾。病变扩展至肾周围时，可发生肾周围寒性脓肿。肾结核病灶的钙化多呈散在钙化灶，亦可使全肾成为弥漫性的钙化肾。结核病灶的钙化常与结核病变的损害程度一致。结核杆菌随尿流播散，可引起输尿管，膀胱结核。

输尿管结核亦可发生干酪样坏死、纤维化和钙化。输尿管结核纤维化后管腔狭窄，影响尿流，加重肾结核病变的发展，可发展成为结核性脓肾。偶见输尿管完全闭合，含有结核杆菌的尿液不能进入膀胱，膀胱病变反而好转，膀胱刺激征缓解，尿常规无明显改变，即所谓"肾自截"。

膀胱结核继发于肾结核，病变从输尿管开口处开始。膀胱黏膜结核呈充血、散在浅黄色粟粒样结核结节，继而形成片状溃疡。病变侵犯健侧输尿管口或末段输尿管时，导致健侧肾的尿流发生障碍，形成肾输尿管积水。病变严重发生广泛纤维化时，可形成挛缩性膀胱，膀胱容量多不足 50mL，多有健侧输尿管口狭窄或闭合不全，从而引起肾积水。

尿道结核可从膀胱结核蔓延而引起，亦可因前列腺精囊结核形成空洞破坏后尿道所致。尿道结核亦可因纤维化而发生狭窄、排尿困难。

男性肾结核患者中有 50%～70%并发生殖系统结核病，在临床上最明显的是附睾结核，约 40%的附睾结核出现在肾结核之前或同时出现。

三、临床表现

肾结核好发于成年人，多见于青壮年，男：女比例约为 2：1。临床表现取决于病变范围，以及输尿管、膀胱继发结核的严重程度。

早期病变局限于肾实质时，可无临床表现，故本病早期多无明显症状及尿改变，多可愈合，这时尿检查可发现结核杆菌，是这个阶段唯一的有异常的检查结果。

结核病变发展到肾髓质时才成为临床肾结核病。由于双肾病灶的发展不一致，故临床上 90%表现为单侧性肾结核。早期仅有尿改变，当干酪样病灶向肾盏穿破后，可出现无症状性血尿、微量蛋白尿、白细胞尿、尿结核杆菌阳性等。

当病变蔓延至膀胱时，可出现尿频、尿急、排尿困难等膀胱刺激征。膀胱刺激征是肾结核最常见（约占 78%）的首发症状，特别是尿频，早期因结核杆菌和脓尿刺激所致，晚期则是膀胱挛缩引起。

其次为血尿，占 50%～85%，68%患者有肉眼血尿。常因结核性膀胱炎、结核溃疡出血引起，多为终末血尿，有时可表现为全程血尿，在排尿终末时加重。多在膀胱刺激征发生后出现。

肾结核患者均有脓尿，尿呈米汤样浑浊，可混有血丝或呈脓血尿。

在病变发展至相当严重时，有些患者可出现发热、盗汗、消瘦等结核病表现。晚期双肾结核或一侧肾结核，并发对侧严重肾积水时，可出现贫血、水肿、食欲缺乏、恶心呕吐等慢性肾衰竭症状，亦有突然发生急性无尿者。

肾结核的主要病变在肾脏，但病肾本身的症状并不多见，仅有少数患者有肾区疼痛和腰部肿物，常伴有发热，这时肾脏多已严重破坏，成为结核性肾脓肿。

除晚期病例外，肾结核患者全身情况多不受影响，体检时多无异常体征，部分患者可有肾区压痛和（或）叩击痛。约 50%患者有陈旧性肺结核病灶，部分可有淋巴结核或骨关节结核，并发附睾结核也较常见。并发尿路普通细菌感染和肾结石的发生率较一般人群高，肾结核伴有混合性尿路感染者可达 1/3～1/2。晚期病例可有继发性高血压。

四、辅助检查

（一）尿液检查

对肾结核的诊断有决定性的意义。

1. 尿常规　新鲜排出的尿呈酸性尿，是肾结核尿液的特点。尿蛋白±～+，常有镜下脓尿和血尿。但是在发生混合性尿路感染时则尿液可呈碱性反应，镜下可见大量的白细胞。

2. 尿沉渣找抗酸杆菌　由于肾结核的结核杆菌常呈间断、少量的从尿中排泄，故应连续多次检查（至少 3 次）。50%～70%的病例阳性，清晨第一次尿与留 24h 尿检查结核杆菌结果相似。但应注意，约有12%的假阳性，主要有阴垢杆菌、非典型分枝杆菌污染尿液导致假阳性，不能依靠一次阳性结果，尤其不能依靠找到几条抗酸杆菌便确定诊断。故阳性仅有参考价值，不能作为确诊依据。

3. 尿结核杆菌培养　阳性率达90%，培养出结核杆菌是确诊肾结核的关键。但培养时间较长，需1~2个月才能得到结果，一般认为，结核杆菌向尿中的排泄是间歇性的，应在抗结核治疗前至少留3次晨尿做结核杆菌培养。凡对结核杆菌有抑制的药物，应先停药1周，可提高阳性率。

4. 尿结核杆菌豚鼠接种　其结果对诊断肾结核的价值更高，可作为肾结核确诊的依据，其阳性率高达90%以上。但费时较长，需2个月才能得到结果。

5. 其他　①尿TB-DNA-PCR：特异性、敏感性高，可检出1~10个细菌水平，但假阳性率高，阴性意义较大；②尿PPD-IgG：阳性率可达89.1%，但阳性只提示既往有结核感染，特异性差；而且晚期病例肾功能严重损害不能分泌尿液，或肾结核并发输尿管梗阻，病例尿液不能排出，所检尿液来自健侧肾脏时，可出现假阴性。

（二）X线腹部平片

可见肾外形增大或呈分叶状，晚期缩小、钙化。4.5%~31%可显示肾结核的特征性改变：片状、云絮状或斑块状钙化灶，其分布不规则、不定型，常限于一侧肾脏。若钙化遍及结核肾的全部，甚至输尿管时，即形成所谓"肾自截"。早期诊断价值不大，约40%无异常表现。

（三）静脉肾盂造影（IVP）

除可明确肾脏病变外，还可以了解肾脏功能。早期可完全正常，当肾实质有明显的破坏时，IVP可在63%~90%的病例中发现异常。最先出现肾盏变钝，局限在肾乳头和肾小盏的病变为杯口模糊，边缘毛糙，不整齐，如虫蚀样变，或其漏斗部由于炎症病变或瘢痕收缩，使小盏变形、缩小或消失；随后是肾乳头小空洞形成、干酪性病灶内可有散在性钙化影。如病变广泛，可见肾盏完全破坏，干酪坏死呈现边缘不齐的"棉桃样"结核性空洞；局限的结核性脓肿亦可使肾盏、肾盂变形或出现压迹。其他还可见到肾集合系统狭窄、皮质瘢痕和充盈缺损等。晚期可见整个肾脏钙化（肾自截），多个肾盏不显影或呈大空洞。若全肾破坏，形成脓肾，肾功能丧失，则静脉肾盂造影检查时患肾不显影。输尿管结核可表现为输尿管管壁不规则，管腔粗细不均，狭窄及失去正常的柔软弯曲度，呈现僵直索状管道的"腊肠状""串珠状"特征性改变。IVP发现空洞形成和尿路狭窄，为诊断肾结核的强有力依据。可据此和肾结石、肾癌、单纯性肾积水、反流性肾病区别。

（四）逆行造影

患肾功能受损，IVP显影不佳或IVP有可疑病变，必要时可考虑逆行肾盂造影。

（五）CT

可提供病肾的结构和功能资料，对钙化、肾功能异常肾盂扩张较为敏感，能显示实质瘢痕及干酪样坏死灶，尤适用于一侧肾不显影或肾盏不显影，并有助于肾结核和肾肿瘤的鉴别。对肾结核的诊断有重要意义，对诊断肾内播散和肾周围脓肿亦有帮助。主要表现为大小不等的单发或多发性低密度区，边缘模糊，CT值为0~15Hu；可有肾盂肾盏扩大、变形，钙化灶，输尿管粗细不一，呈条状、索状边缘清楚等表现。

（六）B超

可表现为肾囊肿（单个或多个无回声区，边缘不规则，内有云雾状回声，周边可有斑点状强回声）、肾积水、肾积脓、肾钙化和上述混合性病变，此外，可利用超声引导，细针穿刺脓腔和抽吸坏死组织，进行细胞学、细菌学检查对诊断有帮助。亦可在B超引导下做肾盂穿刺造影，适应证为不能进行静脉或逆行肾盂造影，难以明确的病变，又不能肯定病变性质的病例。可在B超引导下进行直接肾盂穿刺后注入造影剂，同样可显示肾脏结核或其他病变的典型表现，起到决定诊断的作用。目前由于超声检查技术的提高，是一个安全准确的检查方法。

（七）膀胱镜检查

膀胱镜检查是了解膀胱黏膜病理改变的最直观方法，是肾结核的重要诊断手段，可以直接看到膀胱内的典型结核变化而确立诊断。病变多围绕在病肾同侧输尿管口周围，然后向膀胱三角区和其他部位蔓延。膀胱镜可见黏膜广泛充血水肿，有小溃疡和结核结节，黏膜壁易出血，输尿管口向上回缩成洞穴样变化，病理活检示于酪样坏死、结核结节、结核性肉芽肿。在膀胱镜检查的同时还可做两侧逆行插管，分别将输尿管导管插入双侧肾盂，收集两侧肾盂尿液进行尿常规、结核杆菌培养和结核杆菌豚鼠接种检查。由于这些是分肾检查数据，故其诊断价值更有意义。在逆行插管后还可在双侧输尿管导管内注入造影剂进行逆行肾盂造影，了解双肾情况。大多患者可以明确病灶的性质、发生的部位和严重程度。下列情况不宜做膀胱镜检查：①膀胱挛缩至膀胱容量过小（＜100mL）时难以看清膀胱内情况；②严重的膀胱刺激征。

（八）其他检查

①结核菌素试验：结核菌素试验是检查人体有无受到结核杆菌感染的一种检查方法，最常应用于肺结核病，但对全身其他器官的结核病变亦同样有参考价值。结核菌素的纯蛋白衍生物（purified protein derivative，PPD）由旧结素滤液中提取结核蛋白精制而成，为纯化结核菌素，不产生非特异性反应。皮内注射0.1mL（5U）硬结平均直径≥5mm为阳性反应（表10-1）。结核菌素试验阳性反应仅表示曾有结核感染，并不一定现在患病。若呈强阳性反应，常表现为活动性结核病。结核菌素试验阴性反应除表现没有结核菌感染外，尚应考虑以下情况：应用糖皮质激素等免疫抑制药物，或营养不良、严重结核病、各种重危患者、淋巴细胞免疫系统缺陷（如白血病、淋巴瘤、结节病、艾滋病等）患者或年老体衰者对结核菌素无反应，或仅出现弱阳性。②分枝杆菌抗体：在活动期结核病患者为阳性。③红细胞沉降率（简称血沉）：肾结核时慢性长期的病变，是一种消耗性疾病，因此血沉检查可以增快。但血沉对肾结核疾病并无特异性，血沉正常亦不能排出活动性结核，然对膀胱炎患者伴血沉增快常能提示有肾结核之可能，故可作为筛选检查之一。④X线胸片可发现肺有陈旧性结核灶。⑤血结核菌抗体测定（PPD-IgG）阳性，表示有过结核菌素感染。

表10-1　PPD试验的阳性标准

前臂局部红肿硬块直径	反应	符号
＜5mm	阴性	－
5～10mm	阳性	＋
11～20mm	阳性	＋＋
＞20mm	强阳性	＋＋＋
局部发生水疱或坏死	强阳性	＋＋＋＋

五、诊断与鉴别诊断

（一）诊断

肾结核起病潜隐，常易忽视，能否早期诊断，有赖于医生的警惕性。有如下情况存在时，应怀疑有肾结核存在，应做进一步检查：①慢性膀胱刺激征，经抗生素治疗无效，尤其呈进行性加重者；②尿路感染经有效的抗菌治疗，细菌阴转，而脓尿持续存在；③脓尿、酸性尿，普通细菌培养阴性；④有不明原因的脓尿和（或）血尿而普通细菌培养多次阴性；⑤有肾外结核，排尿检查有红细胞尿者；⑥男性附睾、精囊或前列腺发现硬结，阴囊有慢性窦道者。

有下列3项之中任何一项可确诊：①不明原因的膀胱刺激征，尿结核杆菌培养阳性；②有泌尿系统结核病的影像学证据；③膀胱镜检查有典型的结核性膀胱炎表现和（或）病理活检发现结核结节和（或）肉芽肿形成。

肾结核的早期诊断，不能单纯依靠临床症状，而应重视实验室检查。肾结核的早期，尿常规已有异常表现，如血尿和（或）脓尿，此时反复做结核杆菌培养，多能早期确诊（临床前期肾结核）。晨尿或 24h 尿沉渣找抗酸杆菌、PPD 皮试、尿 TB - DNA - PCR 检查、尿 PPD - IgG 测定，亦有助于诊断。IVP 对晚期肾结核的诊断有重要价值。此外，还可检查肺、生殖系统、淋巴结、骨关节等是否有肾外结核病存在。

（二）鉴别诊断

本病主要是膀胱炎和血尿的鉴别诊断，应与非特异性膀胱炎、肾盂肾炎、泌尿系统结石鉴别，有时两者可共存，值得注意。肾结核有时可与肾肿瘤、肾囊肿混淆，需做 IVP、CT、B 超，必要时做肾动脉造影加以鉴别。

六、治疗

肾结核在治疗上必须重视全身治疗并结合局部肾脏病变情况全面考虑，以选择最恰当的治疗方法才能收到比较满意的效果。

（一）一般治疗

包括充分的休息和营养，除需手术治疗者外，一般可在门诊治疗和观察。

（二）抗结核治疗

1. 标准疗法　若患者体内的结核杆菌对药物敏感，可采用标准疗法，分为两个阶段：①异烟肼 + 利福平 + 吡嗪酰胺治疗 2 个月；②异烟肼 + 利福平治疗 4 个月。无法耐受吡嗪酰胺的患者可用异烟肼 + 利福平治疗 9 个月。丘少鹏等报道，281 例肾结核患者，接受异烟肼 + 利福平 + 吡嗪酰胺三联治疗（疗程 6 ~ 8 个月），治愈率为 82%。

2. 强化治疗　适用于耐药性结核患者，治疗方案依据体外药敏实验。至少使用 2 种药物，并至少涵盖 1 种一线杀菌药。如果分离菌对 2 种杀菌药较为敏感，且患者能耐受，通常疗程为 6 ~ 9 个月。如果分离菌仅对 1 种杀菌药敏感，联合使用的辅助药剂为乙胺丁醇或氟喹诺酮，疗程至少延长至 12 个月。对于耐多种抗生素的结核杆菌引起的感染，应使用由二线杀菌药组成的多种药物治疗，疗程持续 24 个月。

常见抗结核药：由于各种抗结核药物有其药理特点，药物应用的要求和注意点也各有不同。

（三）手术治疗

手术治疗的指征：①一侧肾病变极严重，估计抗结核药物不能消灭结核菌和恢复肾功能而对侧肾功能无明显损害者；②进行性输尿管狭窄，造成尿路梗阻者；③肾血管受腐蚀，导致严重尿路出血者；④结核性闭合性脓腔，或有顽固性瘘管者。

双侧肾结核，若病情较重或肾外有活动性结核者，即使有手术指征，亦应暂缓手术。应治疗至病情稳定或有一侧肾显著好转后，方能手术，术前、术后必须进行积极抗结核疗。

七、并发症

（一）膀胱挛缩

膀胱挛缩产生的原因与病理变化从肾结核而来的结核杆菌经常反复侵袭膀胱，造成严重的结核性膀胱炎，在膀胱的黏膜膀胱肌层产生充血水肿、结核结节、结核溃疡、结核性肉芽，有大量淋巴细胞浸润和纤维组织形成，最后造成膀胱挛缩。在膀胱挛缩后，膀胱壁失去正常弹性，容量显著缩小。一般认为挛缩膀胱的容量在 50mL 以下。严重者膀胱可缩到数毫升容量。由于膀胱反复经常受到结核杆菌的感染，因此，膀胱内的病理变化是急性与慢性，炎症与纤维化反复交杂的并存过程。膀胱挛缩的患病率据上海中山医院 837 例肾结核的统计为 9.67%。

（二）对侧肾积水

对侧肾积水是肾结核的晚期并发症，由膀胱结核所引起。根据吴阶平（1954）报道，其发病率为13%；1963年综合4 748例肾结核病例中，继发对侧肾积水者占13.4%。

（三）结核性膀胱自发破裂

膀胱自发破裂较少见，国外文献报道80例中有10例（12.5%），国内报道23例中有15例为结核性膀胱自发破裂，因此临床上应予重视。

八、随访

抗结核治疗2个月后，应连续3d行尿结核杆菌培养。如果培养仍为阳性，应根据药敏试验调整治疗方案。在疗程结束后，所有患者应连续3次留取晨尿样本行结核杆菌培养，3个月及1年以后各应复查1次。在2个月末和治疗完成后应复查静脉肾盂尿路造影术以明确有无梗阻。因为结核杆菌可隐藏在钙化灶内，可能加重肾脏损害；肾脏钙化的患者应每年连续3次晨尿标本行结核杆菌培养和腹部X线片，需持续随访观察10年。

九、预后

影响肾结核预后的因素有下列几种：

1. 全身情况和泌尿系外的结核病状况　肾结核患者如果全身情况良好，泌尿系外结核病轻而稳定，则肾结核治疗效果较好。若全身情况不好，又有其他器官严重结核，则肾结核预后不好。

2. 膀胱结核的有无和结核病变的严重程度　膀胱结核的严重程度对预后的影响极大。肾结核在病灶波及膀胱之前进行病肾切除，或在早期输尿管阻塞的肾结核病例切除病肾，则患者可全部恢复，但结核性膀胱炎存在之时间与预后亦有很大关系。实际上炎症时间的长短提示炎症深入膀胱壁之深浅，代表着膀胱挛缩的机会。

3. 对侧肾有无结核病变和功能情况　结核肾脏切除的患者，其对侧肾的情况对预后至关重要。

4. 治疗的时机和正确性　随着抗结核药的不断发展，肾结核的治疗原则有了显著改变，大多数病例可以通过药物治疗得到痊愈。早期诊断和及时的确切治疗是治疗肾结核的关键。治疗措施必须符合具体情况的要求才能取得好的效果。对有些病例，如无功能肾或功能很差的一侧肾结核，或一些血运差、封闭堵塞性空洞，或病变广泛、破坏严重的病灶，抗结核药不能进入的病例，均需施行手术治疗。尤其是要掌握结核性膀胱炎的程度比较轻、炎症的时间较短对结核性病肾及时手术处理可以取得满意效果。对于肾结核发生晚期并发症的病例，也必须采用手术进行治疗。

（刘　丹）

第五节　淋菌性尿路感染

性病尿路感染可分为淋菌性及非淋菌性两种。非淋菌性尿路感染包括由支原体、衣原体、阴道毛滴虫、疱疹病毒和念珠菌等病原体引起的尿路感染。

淋病（gonorrhea）是淋球菌性尿道炎的简称，是由淋球菌感染引起的泌尿系统化脓性疾病，主要是通过性交传播，在西方及不发达国家甚为流行。美国估计每年约有2百万人感染淋病。我国在解放初期已基本消灭，但在20世纪70年代末，淋病的发病率呈逐年上升起势。女性易感性高于男性，但多数没有症状或有轻微症状。我国淋病的患病率居于各种性传播疾病的首位。

一、病因及发病机制

淋病的病原体是淋病奈瑟菌，又称为淋球菌或淋病双球菌。淋病奈瑟菌呈卵圆形或圆形，常成对排列，两菌接触面扁平或稍凹，呈双肾形。革兰染色阴性。淋病奈瑟菌为需氧菌，适宜在温暖、潮湿的环境中生长，初次分离培养时，需供 5% ~ 10% CO_2，营养要求高。最适宜生长温度为 37℃，最适 pH 为 7.2，孵育 48h 后，形成湿润、圆形、灰白色或半透明、光滑型菌落。

人是淋病奈瑟菌唯一的自然宿主，对人群大多有易感性，即一旦被淋球菌所感染，就很快发病，人体对淋病奈瑟菌无先天或后天免疫力，而淋病奈瑟菌对其他动物并不致病，在性传播疾病中，淋病奈瑟菌性尿道炎的流行最为广泛。

二、临床表现

（一）男性淋菌尿路感染的表现

1. 男性淋菌性尿道炎　主要表现急性尿道炎，潜伏期 3 ~ 5d。最初期的症状为尿道口红肿、发痒、有稀薄或黏脓性分泌物，24h 后症状加剧，出现尿痛、烧灼感，排出黏稠的深黄色脓液，患者可发生阴茎的"痛性勃起"，也可有尿频、尿急。个别患者还会出现全身症状，如发热、全身不适、食欲缺乏等。查体可见尿道口红肿充血，有时有小的浅表性脓肿、糜烂或小溃疡，严重时尿道黏膜外翻。两侧腹股沟淋巴结亦可受累，引起红肿疼痛，单随着尿道炎症的减轻而见减少。男性淋病急性期末及时治疗，病变可以上行蔓延引起下列并发症。

2. 淋菌性前列腺炎　为淋病后尿道炎的常见并发症，临床表现有发热、尿痛、尿频、尿急，会阴胀痛，前列腺肛检有明显压痛和肿大。前列腺分泌物中有大量脓细胞、卵磷脂减少，镜检和培养可查到淋球菌。

3. 淋菌性附睾炎、睾丸炎　该并发症发病急，初起时阴囊或睾丸有牵引痛，进行性加重，且向腹股沟处扩散，有全身症状，体温可升高至 40℃，检查可见附睾、睾丸肿大、压痛，病情严重时可触及肿大的精索及腹股沟淋巴结。患者由于睾丸病变疼痛而叉腿行走。病变晚期可引起附睾结缔组织增生，纤维化和输精管闭锁，丧失生育能力。

4. 其他并发症　还可并发尿道周围脓肿、蜂窝织炎、海绵体炎、淋菌性龟头炎或龟头包皮炎。

（二）女性淋菌尿路感染的表现

（1）淋菌性尿道炎：患者一般在性交后 2 ~ 5d 发病，由于女性尿道短而直，尿道发炎后易引起膀胱炎，患者有尿频、尿急、尿痛、尿血及烧灼感。尿道口充血发红，有脓性分泌物；症状比男性淋菌性尿道炎轻，部分有时可无症状。

（2）女性患者常并发外阴炎、前庭大腺炎、阴道炎、子宫内膜炎和输卵管炎。若双侧输卵管同时受累，以后可发生输卵管粘连梗阻而致不孕。

（3）其他部位的淋球菌感染，主要有口腔和直肠感染，临床少见。

（4）严重的淋球菌感染，如不及时治疗，淋球菌可经泌尿生殖系统侵入血循环，引起败血症、心内膜炎、心包炎、关节炎、脑膜炎、肺炎等，即淋球菌的血行播散。

三、诊断

根据病史、症状和实验室检查确定诊断：①有感染接触史及其他直接或间接接触患者分泌物史；②有化脓性尿道炎、宫颈炎症状、体征，或有眼、咽、直肠或其他系统的炎症症状或菌血症等；（尿道/阴道）分泌物涂片镜检见白细胞内革兰阳性双球菌和（或）淋球菌培养阳性可确诊，主要与非淋菌性尿道炎、念珠菌、滴虫所致生殖器感染相鉴别。

四、治疗

治疗时应注意以下几点：①检查有无其他性传播感染发生；②夫妻双方及性伴侣，应同时接受检查和治疗，淋球菌检验阴性和未发现症状者，也应进行预防性治疗；③停止危险性行为以防止性病的再次发生。

1. 一般处理　急性淋菌性尿道炎患者，应注意休息，避免过于劳累和剧烈活动。大量饮水，禁忌饮酒、饮浓茶、饮咖啡及食用辛辣等刺激性食物，在淋病治疗期间及治愈后10d内禁止性生活。保持局部清洁，严防脓液传染。注意隔离，污染物煮沸消毒，分开使用浴具，禁止与婴幼儿同床、同浴。

2. 治疗方案　急性期患者以抗生素治疗为主。绝大多数的抗生素对淋球菌有良效，90%以上急性期患者经足量有效的抗生素治疗后获得缓解，尿道分泌物常在几小时内消失，且很少出现并发症。

推荐方案：美国CDC推荐头孢曲松为治疗各类淋病的一线药物。①头孢曲松250mg，一次肌内注射；或②头孢克肟400mg，一次口服；或③氧氟沙星400mg，一次口服；或④环丙沙星500mg，一次口服。加用阿奇霉素1g，一次口服；多西环素100mg，2次/d，共7d。

替代方案：①大观霉素2g（女性4g），一次肌内注射；②头孢噻肟1g，一次肌内注射。大观霉素适用于治疗不能耐受头孢菌素及喹诺酮类药物的患者。

淋球菌尿道炎于亚急性期后，可施行尿道洗涤法。常用0.25%~1%的硝酸银或1%~2%的蛋白银溶液，每次注入尿道5mL，1次/d，留置2~3min后放出，并于20~30min不排尿。

慢性淋病：治疗可采取以下方法：①抗菌药物加大药物剂量；联合用药；延长治疗时间；交换抗菌药物等方法。②施行尿道洗涤法。③尿道狭窄排尿困难病例，可施行尿道扩张术。④对于较顽固而严重的尿道狭窄，扩张无效时，可经尿道镜做尿道内切开术。

治愈标准：治疗结束后1~2周复查。治愈标准为：经充分合理治疗后，临床症状体征完全消失，3~6个月无复发；尿检（包括前列腺液）每月复查一次，最少复查3~6个月均正常；阴道分泌物在3~6个月反复检查正常者。

（王秋媛）

第六节　非淋菌性尿路感染

非淋菌性尿路感染主要是指非淋菌性尿道炎，病原体以沙眼衣原体或支原体为主，通过性接触或同性恋传播，比淋球菌性尿道炎患病率高，在欧美国家已跃居性传播疾病的首位；在我国其发病率也呈逐年上升趋势。近年来，受耐药菌株增加及治疗不规范等诸多因素影响，沙眼衣原体和支原体感染的并发症逐渐增多，其症状趋于顽固持续。

一、病因及发病机制

引起非淋菌性尿道炎的常见病原体包括沙眼衣原体（chlamydia trachomatis，CT）、解脲脲原体、生殖支原体、人型支原体，少数为念珠菌、单纯疱疹病毒、腺病毒等。其中沙眼衣原体和支原体是其中主要病原体。衣原体为专性上皮细胞内寄生的原核细胞型微生物，有一个像革兰阴性菌的细胞壁。属于细菌，含有DNA和RNA，通过二分裂增殖，但又像病毒那样在细胞内生长。CT是衣原体属中与人类最密切的病原体，易侵犯泌尿道及生殖道上皮。CT分为15个亚型，亚型D-K可引起生殖道和眼部感染。CT感染以无症状为特征，主要引起男女泌尿生殖道感染，在男性可引起尿道炎、附睾炎、前列腺炎及直肠炎；在女性可引起尿道炎、宫颈炎、子宫内膜炎、盆腔炎，并可导致女性输卵管炎、异位妊娠及输卵管性不孕等严重的并发症。CT感染致病可能与沙眼衣原体热休克蛋白（HSP）有关，HSP是许多病原微生物的重要抗原，可诱发宿主免疫反应及免疫损伤。HSP以膜泡形式被转运至感染细胞表面并与宿主抗原提呈细胞相互作用诱发细胞和体液免疫反应。

支原体的致病机制尚不十分清楚。生殖支原体可通过其黏附蛋白黏附于机体的上皮细胞而致病。人型支原体吸附于宿主细胞表面后，通过磷脂酶水解宿主细胞膜上的磷脂，并通过精氨酸酶分解精氨酸产生NH_3，产生毒性作用；人型支原体易发生抗原变异而逃避宿主的免疫应答，也可能是其致病机制之一。

二、临床表现

沙眼衣原体、支原体引起的尿感，其临床表现与一般的细菌性下尿路感染相似。可有膀胱刺激征及尿沉渣白细胞增多等表现；男性患者常表现为尿道口潮红、少量稀薄分泌物，或伴尿道不适感，痒、刺痛或烧灼感，病情反复发作，有时并发附睾炎、前列腺炎及性功能障碍，给患者带来很大痛苦和巨大精神压力。女性患者症状轻微，病程迁延，主要临床表现为尿道炎、宫颈炎、子宫内膜炎，严重者可有输卵管炎及盆腔炎，易引起女性不孕不育及异位妊娠。部分患者可有发热、腰痛；部分患者可完全无任何尿感的症状和体征，尿沉渣也可无白细胞增多，仅尿支原体培养阳性。因此，临床上常易漏诊。

三、诊断

本病的临床诊断较难，提高诊断率需提高对本病的警惕性。凡临床怀疑尿感、而反复尿培养阴性者，均应及时做沙眼衣原体、尿支原体检查。沙眼衣原体、支原体尿感的诊断主要靠实验室检查。泌尿生殖道沙眼衣原体、支原体感染时多无特异性临床表现，常为无症状或亚临床症状。故患者常能携带很长时间不能被诊断，最终导致严重的晚期并发症。因此，对高危人群进行周期性的筛查显得尤为重要。目前，针对沙眼衣原体筛查方法包括培养法和非培养法，针对支原体筛查方法包括培养法和血清学诊断。

（一）分离培养

沙眼衣原体细胞培养分离法被认为是诊断 CT 感染的"金标准"，其特异性几乎是100%，但因为价格高，需要 3~7d 时间才能做出诊断，且其灵敏度低，仅为70%~90%，故未能得到广泛应用。

支原体细胞培养分离：取新鲜清洁中段尿液，接种于支原体培养基，在适宜的培养条件下，支原体易被分离。有的支原体（如 T 株支原体）菌落很小，肉眼很难看到，故要用显微镜放大才能观察到。当发现有菌落生长时，应做同型特异性抗体抑制试验，以作为支原体的分型（因支原体在培养基内，可被同型特异性抗体抑制其生长繁殖，这一特性可作为支原体分型用）。但其在培养基内生长相当缓慢，故临床较少采用此法进行诊断。

（二）沙眼衣原体非培养法

包括直接荧光抗体法（DFA）、酶免试验（EIA）、多聚酶链式反应（PCR）、连接酶链式反应（LCR）等。其中 DFA 和 EIA 的敏感性为86%~93%，特异性为93%~96%，但对低危人群及无症状人群，无法与 PCR、LCR 相比。PCR 是一种简便、快速、可靠的检验方法，尤其是在低危人群、无症状人群。已有研究证实 PCR 的敏感性和特异性分别为97.0%、99.7%，但在试验过程中如不严格操作规程，可有假阳性结果的出现。LCR 是另一种用于诊断 CT 的核酸扩增技术，具有反应快速、灵敏、特异性高、方法自动化等优点。Zenilman 等研究认为 LCR 诊断 CT 的灵敏度可达95%，特异度可达95.0%~99.9%。但 LCR 检测费用昂贵，在某种程度上限制了其临床应用。若能减少费用，有可能成为新的诊断 CT 的"金标准"。

（三）支原体血清学诊断

支原体血清学诊断是诊断支原体感染的实用方法。可用支原体制成抗原，与患者血清做补体结合试验，在疾病后期的血清补体结合抗体滴度比初期升高4倍或以上，有诊断意义。

四、治疗

1. 合理选择抗生素　针对实验室病原体检测结果及药敏试验选择敏感抗生素。由于衣原体和支原体缺乏细胞壁，干扰细胞壁合成的抗生素对其无效，而干扰细胞蛋白质合成的抗生素如大环内酯类、四环素类、喹诺酮类抗生素则对其有效。患者的性伴侣必须同时进行检查和治疗，同时予以隔离，治疗期间禁止性生活。抗生素治疗剂量及疗程大环内酯类：阿奇霉素 1g，单剂顿服。红霉素 250~500mg，4次/d，连服 5~7d。罗红霉素 300mg，1 次/d，连服 7d。四环素类：多西环素 100mg，2 次/d，连服

10d。米诺环素100mg，2d，连服10d。喹诺酮类：环丙沙星500mg，2d，连服7d；氧氟沙星200mg，2次/d，连服7~14d。盐酸莫西沙星400mg，1次/d，共12d。

2. 联合治疗及辅助治疗　应用抗生素治疗本病是至关重要的，但不是唯一，尤其是在患者抵抗力低下、同时伴有多重感染时，单纯使用抗生素难以达到预期效果，因而联合治疗显得尤为重要。因混合感染患者均较长时间滥用抗生素导致耐药菌株增多，且存在多重感染、抵抗力下降等问题，治疗中需谨慎选用敏感抗生素，提倡多靶点给药，采用二联或三联疗法，时间不超过10d。即使效果不好，也不要立即启用其他抗生素，待身体调理一段时间再进行下一疗程。联合使用抗生素不仅有较好协同作用，而且扩大抗菌谱，降低耐药菌株产生。常用联合方法：大环内酯类与四环素类、大环内酯类与氟诺酮类等。

还有抗生素联合免疫调节药、抗生素联合中药、抗生素联合物理治疗、尿道张力灌注以及心理干预等。

五、随访

痊愈为临床症状及体征消失，病原体检查均阴性；显效为临床症状及体征减轻，病原体检查均阴性；有效为临床症状及体征减轻，病原体检查阳性；无效为临床症状及体征无变化，病原体检查阳性。判愈试验的时间安排：抗原检测试验为疗程结束后的2周；核酸扩增试验为疗程结束后的3~4周。对于女性患者，建议在治疗后3~4个月再次进行沙眼衣原体、支原体检测，以发现可能的再感染，防止盆腔炎及其他并发症的发生。

（霍文杰）

参考文献

[1] 王尊送，崔美玉，王建宁. 肾脏病临床诊治. 北京：军事医学科学出版社，2010.

[2] 杨黄. 肾脏与高血压. 北京：人民军医出版社，2013.

[3] 赵金垣. 临床职业病学. 北京：北京大学医学出版社，2013.

[4] 陆再英，钟南山. 内科学. 第7版. 北京：人民卫生出版社，2011.

[5] 迟家敏. 实用糖尿病学. 第4版. 北京：人民卫生出版社，2015.

[6] 陈香美. 肾脏病学高级教程. 北京：人民军医出版社，2014.

[7] 邹万忠. 肾活检病理学. 北京：北京大学医学出版社，2010.

[8] 葛建国. 肾内科疾病用药指导. 北京：人民军医出版社，2012.

[9] 杨毅，于凯江. 重症肾脏病学. 上海：上海科学技术出版社，2014.

[10] 周巧玲. 肾内科临床心得. 北京：科学出版社，2016.

[11] 于为民. 新编肾内科住院医师问答. 湖北：华中科大出版社，2016.

[12] 李绍梅，傅淑霞. 肾内科主任医师查房. 北京：军事医学科学出版社，2011.

[13] 彭文. 肾内科疾病. 上海：第二军医大学出版社，2015.

[14] 畅洪昇. 泌尿系疾病经方治验. 北京：中国医药科技出版社，2016.

[15] 徐绍源. 中西医结合内科手册（第二版）. 北京：科学出版社，2008.

[16] 王勇，邵丽，贺先波，等. 临床中医诊治学. 吉林：吉林科学技术出版社，2012.

[17] 李德爱，孙伟，王有森. 肾内科治疗药物的安全应用. 北京：人民卫生出版社，2014.

[18] 余学清. 肾内科临床工作手册：思路、原则及临床方案. 北京：人民军医出版社，2013.

[19] 于为民. 肾内科疾病诊疗路径. 北京：军事医学科学出版社，2014.

[20] 陈楠. 肾小管间质疾病诊疗新技术. 北京：人民军医出版社，2012.

[21] 王海燕. 肾脏病学（第3版）. 北京：人民卫生出版社，2010.

[22] 孙世澜，关天俊，袁海. 肾脏病新理论新技术. 北京：人民军医出版社，2014.

[23] 黎磊石，刘志红. 中国肾脏病学. 北京：人民军医出版社，2012.

[24] 李绍梅. 进修医师回答丛书：肾内科进修医师问答. 北京：军事医学科学出版社，2013.

[25] 关光聚. 临床血液净化学. 济南：山东科学技术出版社，2013.

[26] 尹爱萍. 肾内科医嘱速查. 北京：人民军医出版社，2012.

[27] 梅长林. 肾内科临床实践（习）导引与图解. 北京：人民卫生出版社，2013.

[28] 石宏斌. 肾内科新医师手册. 北京：化学工业出版社，2013.

[29] 余毅，王丽萍. 肾内科医师查房手册. 北京：化学工业出版社，2013.